·中医名家经方治验丛书·

消化病经方治验

主编 金芬芳 钟相根

中国医药科技出版社

内容提要

本书为《中医名家经方治验丛书》之一，系统整理了诸多中医名家应用经方治疗消化系统疾病的临床验案。全书分为上、中、下三篇，上篇为西医疾病篇，介绍了名家治疗胃炎、肝炎、肝硬化、胆囊炎等多种消化系统疾病的经验；中篇为中医病证篇，介绍了名家治疗呕吐、呃逆、泄泻、腹痛等的经验；下篇为消化系统疾病常用经方篇，总结了治疗各种消化系统疾病经常能用到的且疗效满意的经方。

图书在版编目（CIP）数据

消化病经方治验／金芬芳，钟相根主编．—北京：中国医药科技出版社，2016.2（2024.12重印）

（中医名家经方治验丛书）

ISBN 978-7-5067-8046-9

Ⅰ.①消… Ⅱ.①金… ②钟… Ⅲ.①消化系统疾病-经方 ②消化系统疾病-中医疗法 Ⅳ.①R289.2 ②R259.7

中国版本图书馆CIP数据核字（2015）第311147号

美术编辑	陈君杞
版式设计	郭小平
出版	中国医药科技出版社
地址	北京市海淀区文慧园北路甲22号
邮编	100082
电话	发行：010-62227427　邮购：010-62236938
网址	www.cmstp.com
规格	710×1000mm $\frac{1}{16}$
印张	19¾
字数	218千字
版次	2016年2月第1版
印次	2024年12月第2次印刷
印刷	河北环京美印刷有限公司
经销	全国各地新华书店
书号	ISBN 978-7-5067-8046-9
定价	63.00元

版权所有　盗版必究

举报电话：010-62228771

本社图书如存在印装质量问题请与本社联系调换

《中医名家经方治验丛书》
编委会

总 主 编 吴少祯
副总主编 王应泉 许 军 刘建青
编　　委 （按姓氏笔画排序）
马　进　王　朔　李　配　李禾薇
李宇恒　张芳芳　陈　建　范志霞
畅洪昇　金芬芳　钟相根　段晓华
闻晓婧　贾清华　郭明章　郭新宇
党志政　高　爽　满　雪　潘　霏

《消化病经方治验》
编委会

主　编　金芬芳　钟相根
副主编　郑子安　邓秀兰　李　配　邓慧芳
编　者　（按姓氏笔画排序）
　　　　　王青青　邓秀兰　邓慧芳　刘　娟
　　　　　刘倩倩　张晓晶　李　配　李耘州
　　　　　杨晓敏　郑子安　赵娜妹　钟相根
　　　　　闻晓婧　韩　军　曾百惠　路琼琼
　　　　　潘　霏

出版者的话

本套丛书所言"经方"专指《伤寒论》《金匮要略》中的方剂,即张仲景方。

张仲景所创方剂,首首精当,方方奇妙,被誉为"医方之祖",一直以来,备受名家推崇。举凡中医大家,无不服膺仲景之学,精研仲景之书,善用仲景之方。

为了更好地总结经方应用成果,探索经方应用规律,我社组织专家教授编写了本套《中医名家经方治验丛书》。丛书共8个分册,分别为:呼吸病经方治验、心血管疾病经方治验、消化病经方治验、泌尿系疾病经方治验、内分泌代谢病经方治验、神经精神疾病经方治验、妇科疾病经方治验、肿瘤经方治验。

本套丛书全面收录了刘渡舟、关幼波、邓铁涛、张琪、何任、祝谌予、颜德馨、李今庸等中医名家临床应用经方的经典案例及治疗心得,最后,对临床各科经常用到的经方予以归纳总结,具有很强的实用性和文献参考价值。

希望本套丛书的出版,能加深读者对经方的理解和认识,提高诊疗水平,更好地服务于临床。

中国医药科技出版社
2016年1月

目录

上篇 西医疾病篇

第一章 胃炎 002
  案1 裴永清五苓散案 003
  案2 岳美中生姜泻心汤案 003
  案3 黄煌炙甘草汤案 004
  案4 黄煌柴胡加龙骨牡蛎汤案 004
  案5 黄煌半夏泻心汤案 005
  案6 黄煌小柴胡汤、四逆散、半夏厚朴汤案 006
  案7 黄煌栀子厚朴汤合半夏厚朴汤案 007
  案8 姜春华麦门冬汤案 008
  案9 姜春华四逆散合左金丸案 009
  案10 姜春华苓桂术甘汤合枳术丸案 009
  案11 姜春华大黄黄连泻心汤案 010
  案12 姜春华旋覆代赭汤合芍药甘草汤案 010
  案13 岳美中小陷胸汤、甘草泻心汤案 011
  案14 何任枳术丸案 012
  案15 陈伯涛当归芍药散案 012

第二章　消化性溃疡 ································· 014
案1　刘渡舟大柴胡汤案 ······················· 015
案2　姜春华旋覆代赭汤合加味乌贝散案 ············· 015
案3　姜春华旋覆代赭汤合下瘀血汤案 ··············· 016
案4　洪子云泻心汤案 ························· 016
案5　姜春华黄芪建中汤案 ······················ 018
案6　黄煌黄芪建中汤案 ························ 019

第三章　慢性腹泻 ····································· 020
案1　成肇仁葛根芩连汤案 ······················ 021
案2　郭子光理中汤案 ·························· 021
案3　陈亦人半夏泻心汤案 ······················ 022
案4　印会河大黄牡丹皮汤案 ···················· 022
案5　黄文东理中汤案 ·························· 024

第四章　溃疡性结肠炎 ······························ 025
案1　洪子云乌梅丸案 ·························· 026
案2　刘渡舟柴胡桂枝干姜汤案 ·················· 027
案3　冉雪峰桃花汤案 ·························· 027
案4　刘渡舟黄连汤案 ·························· 028

第五章　肠易激综合征 ······························ 030
贾春华柴胡桂枝干姜汤案 ······················· 030

第六章　肝炎 ………………………………………………… 032

案 1　刘渡舟柴胡桂枝干姜汤案 ……………………………… 033
案 2　刘渡舟茵陈蒿汤案 ……………………………………… 033
案 3　刘渡舟栀子柏皮汤合茵陈蒿汤案 ……………………… 034
案 4　岳美中大柴胡汤案 ……………………………………… 034
案 5　岳美中理中汤案 ………………………………………… 035
案 6　姜春华四逆汤案 ………………………………………… 036
案 7　岳美中大柴胡汤合小陷胸汤案 ………………………… 037
案 8　岳美中半夏泻心汤合厚朴生姜半夏甘草人参汤案 …… 038
案 9　姜春华茵陈蒿汤合四逆散案 …………………………… 039
案 10　姜春华茵陈蒿汤合栀子柏皮汤案 ……………………… 039
案 11　胡希恕柴胡桂枝干姜汤合当归芍药散案 ……………… 040
案 12　俞慎初四逆散案 ………………………………………… 041
案 13　印会河茵陈蒿汤案 ……………………………………… 042
案 14　原明忠小柴胡汤案 ……………………………………… 043
案 15　姜春华下瘀血汤合桂枝茯苓丸案 ……………………… 044
案 16　刘渡舟栀子厚朴汤案 …………………………………… 044

第七章　肝硬化 ……………………………………………… 045

案 1　姜春华下瘀血汤案 ……………………………………… 045
案 2　洪子云泻心汤案 ………………………………………… 047
案 3　杨扶国小陷胸汤案 ……………………………………… 048
案 4　陈瑞春四逆散案 ………………………………………… 049
案 5　姜春华四逆散合桂枝茯苓丸案 ………………………… 051
案 6　俞慎初茵陈蒿汤案 ……………………………………… 052

案 7　陈慎吾小柴胡汤、柴胡桂枝汤案 ……………………………………… 053
案 8　刘渡舟柴胡桂枝干姜汤案 …………………………………………… 053
案 9　刘渡舟桂枝去芍加麻辛附子汤案 …………………………………… 054
案 10　刘渡舟鳖甲煎丸合小柴胡汤案 …………………………………… 055
案 11　胡希恕四逆散合桂枝茯苓丸、大黄䗪虫丸案 …………………… 055
案 12　何久仁茵陈五苓散合十枣汤案 …………………………………… 056

第八章　胰腺炎 ……………………………………………………………… 058
案 1　陈慎吾四逆散案 ……………………………………………………… 059
案 2　刘渡舟大柴胡汤案 …………………………………………………… 059
案 3　姜春华大承气汤案 …………………………………………………… 060

第九章　消化道出血 ………………………………………………………… 062
案 1　张志民大黄黄连泻心汤案 …………………………………………… 062
案 2　蒲辅周柏叶汤案 ……………………………………………………… 063
案 3　何任黄土汤案 ………………………………………………………… 064
案 4　张德超芍药甘草汤案 ………………………………………………… 065

第十章　胆囊炎 ……………………………………………………………… 066
案 1　刘渡舟大柴胡汤案 …………………………………………………… 067
案 2　李寿山柴胡桂枝干姜汤案 …………………………………………… 067
案 3　谭日强小柴胡汤合小陷胸汤案 ……………………………………… 068
案 4　魏长春茯苓四逆汤合乌梅丸案 ……………………………………… 069
案 5　姜春华茵陈蒿汤合大柴胡汤案 ……………………………………… 069
案 6　岳美中大柴胡汤案 …………………………………………………… 070

案7　陈瑞春黄连汤案 ··· 071
　　案8　李士懋乌梅丸案 ··· 071
　　案9　姜春华四逆散合胆道排石汤案 ··································· 072
　　案10　俞慎初茵陈蒿汤案 ··· 072
　　案11　俞慎初四逆散案 ·· 074
　　案12　姚荷生乌梅丸案 ·· 075

中篇　中医病证篇

第一章　呕吐 ··· 078
　　案1　陆渊雷茯苓泽泻汤案 ·· 078
　　案2　姜春华芍药甘草汤合小半夏汤案 ································ 079
　　案3　岳美中苓桂术甘汤案 ·· 079
　　案4　刘渡舟小柴胡汤案 ··· 080
　　案5　刘渡舟温经汤案 ·· 081
　　案6　陈亦人乌梅丸案 ·· 082
　　案7　俞长荣栀子生姜豉汤案 ··· 083
　　案8　俞长荣半夏泻心汤案 ·· 083
　　案9　杨志一乌梅丸案 ·· 084
　　案10　何任大半夏汤案 ·· 085
　　案11　班世民吴茱萸汤案 ··· 085
　　案12　赵守真黄连汤案 ·· 086
　　案13　冯世纶小柴胡汤合茯苓饮案 ···································· 086
　　案14　傅宗翰旋覆代赭汤合小半夏汤案 ······························ 087

案 15　盛国荣橘皮竹茹汤案 …………………………………… 088
案 16　熊廖笙小柴胡汤案 ……………………………………… 089
案 17　黄文东旋覆代赭汤、橘皮竹茹汤、麦门冬汤案 ……… 091
案 18　李振华理中汤合吴茱萸汤案 …………………………… 092
案 19　俞长荣干姜黄芩黄连人参汤案 ………………………… 093
案 20　张子琳理中汤合良附丸案 ……………………………… 093
案 21　谢映庐小半夏加茯苓汤案 ……………………………… 094
案 22　张聿青小半夏加茯苓汤案 ……………………………… 095
案 23　刘渡舟干姜黄芩黄连人参汤案 ………………………… 095

第二章　呃逆 …………………………………………………… 097
案 1　李士懋乌梅丸案 …………………………………………… 097
案 2　刘渡舟生姜泻心汤案 ……………………………………… 098
案 3　俞长荣半夏泻心汤合旋覆代赭汤案 ……………………… 100
案 4　刘炳凡肾气丸案 …………………………………………… 100
案 5　范中林理中汤案 …………………………………………… 101
案 6　祝谌予柴胡桂枝汤案 ……………………………………… 102
案 7　何任橘皮竹茹汤案 ………………………………………… 103
案 8　何任竹皮大丸案 …………………………………………… 103
案 9　江尔逊旋覆代赭汤合橘皮竹茹汤案 ……………………… 104
案 10　李振华旋覆代赭汤案 …………………………………… 105

第三章　泄泻 …………………………………………………… 107
案 1　陈亦人四逆散案 …………………………………………… 107
案 2　陈瑞春桂枝汤案 …………………………………………… 108

案 3	曹颖甫大承气汤案	109
案 4	刘渡舟白头翁汤案	109
案 5	岳美中葛根芩连汤案	110
案 6	岳美中理中汤案	111
案 7	宋孝志附子汤案	111
案 8	范中林乌梅丸案	113
案 9	范中林四逆汤合理中汤案	113
案 10	范中林麻黄汤案	114
案 11	吴一纯黄连汤案	116
案 12	姜春华四逆散案	117
案 13	刘渡舟黄芩加半夏汤案	118
案 14	刘渡舟猪苓汤案	119
案 15	洪广祥乌梅丸案	119
案 16	俞慎初四逆散案	120
案 17	蒲辅周乌梅丸案	120
案 18	肖俊逸大黄黄连泻心汤案	121
案 19	刘渡舟桃花汤案	122
案 20	胡希恕生姜泻心汤案	122
案 21	刘渡舟黄芩汤案	123
案 22	俞长荣肾气丸案	123
案 23	刘渡舟干姜黄芩黄连人参汤案	124

第四章 胃痛 125

| 案 1 | 洪广祥乌梅丸案 | 125 |
| 案 2 | 李士懋乌梅丸案 | 126 |

案3　李士懋葛根汤案 ··· 127
案4　刘渡舟吴茱萸汤案 ····································· 127
案5　陈瑞春四逆散合小陷胸汤案 ······················ 128
案6　俞长荣半夏泻心汤案 ································· 129
案7　俞长荣小建中汤案 ···································· 129
案8　姜春华下瘀血汤合旋覆代赭汤案 ··············· 130
案9　姜春华甘草干姜汤合芍药甘草汤案 ············ 130
案10　刘赤选桂枝人参汤案 ······························· 131
案11　范中林四逆汤、甘草干姜汤案 ················· 132
案12　俞慎初四逆散案 ······································ 133
案13　伍炳彩温胆汤合小陷胸汤、四逆散案 ······ 134
案14　何任乌头赤石脂丸案 ······························· 135
案15　刘渡舟小陷胸汤案 ··································· 135
案16　胡希恕小建中汤案 ··································· 136
案17　姜春华芍药甘草汤合平胃散案 ················· 137
案18　姜春华瓜蒌薤白桂枝汤案 ························ 137
案19　刘渡舟柴胡桂枝干姜汤案 ························ 138
案20　沈之曾栀子豉汤合芍药甘草汤案 ·············· 138

第五章　腹痛 ··· 140

案1　郭惟一真武汤案 ·· 140
案2　刘渡舟桂枝加芍药汤案 ······························ 141
案3　俞长荣小承气汤案 ···································· 141
案4　李克绍大黄附子汤案 ································· 142
案5　陈瑞春四逆散案 ·· 143

案 6　赵守真乌头桂枝汤案 …………………………………………… 144
案 7　杨志一茵陈蒿汤案 ……………………………………………… 145
案 8　洪子云乌梅丸案 ………………………………………………… 145
案 9　江尔逊小柴胡汤合乌梅丸案 …………………………………… 146
案 10　江尔逊当归芍药散案 …………………………………………… 147
案 11　陈亦人芍药甘草汤案 …………………………………………… 147
案 12　蒲辅周乌梅丸案 ………………………………………………… 148
案 13　陈慎吾大柴胡汤案 ……………………………………………… 149
案 14　陈慎吾大柴胡汤、大承气汤案 ………………………………… 149
案 15　刘渡舟大柴胡汤案 ……………………………………………… 149
案 16　原明忠薏苡附子败酱散合大黄牡丹皮汤案 …………………… 150
案 17　杨志一理中汤案 ………………………………………………… 151
案 18　王琦四逆散案 …………………………………………………… 152
案 19　刘渡舟小建中汤案 ……………………………………………… 152
案 20　赵守真大黄附子汤案 …………………………………………… 153
案 21　赵守真甘遂半夏汤案 …………………………………………… 153
案 22　刘渡舟附子粳米汤案 …………………………………………… 154
案 23　何任大黄牡丹皮汤案 …………………………………………… 154
案 24　岳美中当归芍药散案 …………………………………………… 155
案 25　胡希恕下瘀血汤案 ……………………………………………… 155
案 26　张羹梅大黄牡丹皮汤案 ………………………………………… 156
案 27　熊魁梧当归四逆汤合吴茱萸生姜汤案 ………………………… 157
案 28　丁光迪下瘀血汤合桂枝茯苓丸案 ……………………………… 157
案 29　邓铁涛大黄牡丹皮汤案 ………………………………………… 159

第六章　腹胀 ··· 161

案 1　刘渡舟柴胡桂枝干姜汤案 ································· 161
案 2　岳美中半夏泻心汤案 ·· 163
案 3　江尔逊厚朴生姜半夏甘草人参汤案 ···················· 164
案 4　江尔逊理中汤案 ·· 165
案 5　江尔逊厚朴三物汤案 ·· 166
案 6　范中林大承气汤合大陷胸汤案 ·························· 167
案 7　路志正半夏泻心汤案 ·· 168
案 8　杨继荪厚朴生姜半夏甘草人参汤合大承气汤案 ···· 169
案 9　刘渡舟栀子厚朴汤案 ·· 170

第七章　便秘 ··· 171

案 1　刘渡舟小柴胡汤案 ··· 171
案 2　黄煌小建中汤案 ·· 171
案 3　黄煌栀子厚朴汤案 ··· 172
案 4　周凤梧苓桂术甘汤案 ·· 174
案 5　范文虎小承气汤案 ··· 174
案 6　岳美中甘草泻心汤案 ·· 175
案 7　陈瑞春四逆散案 ·· 176
案 8　俞长荣理中汤案 ·· 176
案 9　祝谌予桂枝加芍药汤案 ····································· 177
案 10　耿守绪芍药甘草汤案 ······································ 178

第八章　胁痛 ··· 179

案 1　刘渡舟小建中汤案 ··· 179

案2　李石青柴胡桂枝干姜汤案 ······ 180
案3　姜春华四逆散案 ······ 181
案4　姜春华柴胡加龙骨牡蛎汤案 ······ 182
案5　姜春华柴胡桂枝干姜汤案 ······ 182
案6　姜春华大柴胡汤合乌梅丸案 ······ 183
案7　俞慎初四逆散案 ······ 183
案8　刘渡舟旋覆花汤案 ······ 184

第九章　噎膈 ······ 186
刘赤选吴茱萸汤、温经汤案 ······ 187

第十章　痞满 ······ 190
案1　路志正附子泻心汤案 ······ 190
案2　姜春华半夏泻心汤案 ······ 191
案3　刘渡舟生姜泻心汤案 ······ 192
案4　刘渡舟小半夏加茯苓汤案 ······ 192

第十一章　黄疸 ······ 195
案1　沈敏南麻黄连翘赤小豆汤案 ······ 195
案2　俞慎初茵陈蒿汤案 ······ 196
案3　祝谌予小柴胡汤案 ······ 198
案4　刘渡舟茵陈五苓散案 ······ 199
案5　杨志一黄芪建中汤案 ······ 200
案6　原明忠大柴胡汤合茵陈蒿汤案 ······ 200

第十二章　痢疾 ………………………………………… 202

案1　刘渡舟调胃承气汤案 ……………………………… 202
案2　刘渡舟桂枝加芍药汤案 …………………………… 203
案3　姜春华桂枝加大黄汤案 …………………………… 203
案4　袁遵生附子泻心汤案 ……………………………… 204
案5　刘渡舟乌梅丸案 …………………………………… 205
案6　蒲辅周桂枝加葛根汤案 …………………………… 205
案7　范文虎理中汤案 …………………………………… 206
案8　范文虎四逆散案 …………………………………… 207
案9　范文虎白头翁汤案 ………………………………… 208
案10　范文虎黄连阿胶汤案 ……………………………… 209

下篇　常用经方篇

半夏泻心汤 ………………………………………………… 212
乌梅丸 ……………………………………………………… 213
柴胡桂枝汤 ………………………………………………… 216
柴胡桂枝干姜汤 …………………………………………… 218
理中汤（人参丸） ………………………………………… 219
四逆散 ……………………………………………………… 221
桂枝汤 ……………………………………………………… 222
小陷胸汤 …………………………………………………… 225
小柴胡汤 …………………………………………………… 226
大柴胡汤 …………………………………………………… 230

生姜泻心汤 ………………………………… 231

黄连汤 ……………………………………… 232

旋覆代赭汤 ………………………………… 233

桂枝人参汤 ………………………………… 234

麦门冬汤 …………………………………… 235

橘皮竹茹汤 ………………………………… 236

吴茱萸汤 …………………………………… 236

大黄黄连泻心汤 …………………………… 238

附子泻心汤 ………………………………… 239

芍药甘草汤 ………………………………… 240

小建中汤 …………………………………… 241

甘草干姜汤 ………………………………… 242

调胃承气汤 ………………………………… 243

小承气汤 …………………………………… 245

大承气汤 …………………………………… 246

白头翁汤 …………………………………… 250

小半夏汤 …………………………………… 251

小半夏加茯苓汤 …………………………… 252

茯苓泽泻汤 ………………………………… 252

茵陈蒿汤 …………………………………… 253

栀子豉汤 …………………………………… 254

栀子生姜豉汤 ……………………………… 256

甘草泻心汤 ………………………………… 256

苓桂术甘汤 ………………………………… 258

五苓散 ……………………………………… 258

茵陈五苓散 260
干姜黄芩黄连人参汤 261
大半夏汤 262
黄芩汤 263
黄芩加半夏生姜汤 263
真武汤 264
肾气丸 265
葛根汤 266
温经汤 267
当归四逆汤 268
麻黄汤 269
柴胡加龙骨牡蛎汤 270
旋覆花汤 271
厚朴生姜半夏甘草人参汤 272
厚朴三物汤 273
桂枝加芍药汤 274
桂枝加大黄汤 275
栀子厚朴汤 275
黄芪建中汤 276
炙甘草汤 277
葛根黄芩黄连汤 278
当归芍药散 279
乌头桂枝汤 280
干姜附子汤 281
乌头赤石脂丸 281

桂枝茯苓丸 …… 282
枳术汤 …… 283
下瘀血汤 …… 283
麻黄连翘赤小豆汤 …… 284
栀子柏皮汤 …… 285
柏叶汤 …… 286
桃花汤 …… 286
鳖甲煎丸 …… 287
薏苡附子败酱散 …… 288
大黄牡丹皮汤 …… 289
大黄附子汤 …… 290
附子粳米汤 …… 291

上篇
西医疾病篇

第一章 胃 炎

胃炎（gastritis）指的是任何病因引起的胃黏膜炎症，常伴有上皮损伤和细胞再生。我国2006年达成的中国慢性胃炎共识意见中，采纳了国际上新悉尼系统的分类方法，根据病理组织学改变和病变在胃的分布部位，结合可能病因，将慢性胃炎分成非萎缩性（以往称浅表性）、萎缩性和特殊类型三大类。

慢性非萎缩性胃炎是指不伴有胃黏膜萎缩性改变、胃黏膜层见以淋巴细胞和浆细胞为主的慢性炎症细胞浸润的慢性胃炎。根据炎症分布的部位，可再分为胃窦胃炎、胃体胃炎和全胃炎。慢性萎缩性胃炎是指胃黏膜已发生了萎缩性改变的慢性胃炎。慢性萎缩性胃炎又可再分为多灶萎缩性（multifocal atrophic）胃炎和自身免疫性（autoimmune）胃炎两大类。

胃镜检查并同时取活组织作病理组织学检查是诊断慢性胃炎的最可靠方法。

由幽门螺杆菌引起的慢性胃炎多数患者无症状；有症状者表现为上腹痛或不适、上腹胀、早饱、嗳气、恶心等消化不良症状，这些症状之有无及严重程度与慢性胃炎的内镜所见及组织病理学改变并无肯定的相关性。

对于幽门螺杆菌引起的慢性胃炎可根除幽门螺杆菌，特别适用于：①伴有胃黏膜糜烂、萎缩及肠化生、异型增生者；②有消化不良症状者；③有胃癌家族史者。有消化不良症状而伴有慢性胃炎的患者，可针对功能性消化不良治疗，抑酸或抗酸药、促胃肠动力药、胃黏膜保护药、中药均可试用，这些药物除对症治疗作用外，对胃黏膜上皮修复及炎症也可能有一定作用。

胃炎属中医学"胃痛""痞满""吞酸""嘈杂""纳呆"等病范畴。临床上应参照中医相关病证，观其脉证，知犯何逆，随证治之。

案1　裴永清五苓散案

胡某，男，38岁，1988年4月24日初诊。自觉胃部如有物梗塞于中，无按压痛，已7个月左右，诊为"慢性胃炎"，曾服香砂养胃丸、健脾丸及其他汤药。大便尚可，小便少，舌大苔滑，脉沉弦。诊为"心下痞"，属水饮内停所致之"水痞"，治以化气行水之法。茯苓30g，桂枝10g，白术10g，猪苓15g，泽泻18g，厚朴3g，陈皮3g。服上药3剂后症减，又以原方继进6剂而收全功。

【原按】

五苓散原为太阳蓄水证而设。仲景在《伤寒论》第156条用五苓散治心下痞（又称"水痞"），这一经验值得借鉴。其辨证论治之要点在于小便不利和舌苔水滑，脉沉弦。余以五苓散为主，时而加生姜（取茯苓甘草汤之义），治疗这类因水饮内停导致的"心下痞"证（常被诊断为"慢性胃炎"），收效满意，继以健脾丸善后。

摘自：裴永清．伤寒论临床应用五十论［M］．北京：学苑出版社，2003：209．

案2　岳美中生姜泻心汤案

胡某，男，患慢性胃炎。自觉心下有膨闷感，经年累月当饱食后嗳食气，所谓"干噫食臭"；腹中常有走注之雷鸣声。体形瘦削，面少光泽。认为是胃肠功能衰弱，食物停滞，腐败成气，增大容积，所谓"心下痞硬"；胃中停水不去，有时下走肠间，所谓"腹中雷鸣"。以上种种见证，都符合仲景生姜泻心汤证，因疏方予之：生姜12g，炙甘草9g，党参9g，干姜9g，黄芩9g，黄连3g（忌用大量），半夏9g，大枣4枚（擘）。以水8盏，煎至4盏，去滓再煎，取2盏，分2次温服。服1周后，所有症状基本消失，惟食欲不振，投以加味六君子汤，胃纳见佳。

摘自：中国中医研究院编. 岳美中医案集 [M]. 北京：人民卫生出版社，2006：43.

案3 黄煌炙甘草汤案

谢某，女，64岁，初诊日期：2006年12月19日。患者近3年来体重下降15kg，8月23日某院诊断为慢性浅表性胃炎。刻诊：形体瘦小、贫血貌。皮肤干燥而萎黄。胃中凉感明显、多食后胃胀，周身疲乏、手足冷，眠浅而小腿抽筋频繁，大便3~5天一次、干结多年。舌暗淡苔薄。有胆囊切除（胆结石）手术史。处方：党参10g，北沙参10g，麦冬10g，天冬10g，生地黄10g，阿胶12g，肉桂5g，炙甘草5g，枸杞子15g，龙骨12g，山药15g，干姜5g，红枣20g。服药半月后复诊，胃脘不适感明显好转，大便畅。坚持服用5个月，患者气色好转，食欲佳，大便通畅，体重增加2kg。

摘自：李小荣，薛蓓云，黄煌. 黄煌教授运用炙甘草汤经验 [J]. 上海中医药大学学报，2011，25（1）：43.

案4 黄煌柴胡加龙骨牡蛎汤案

某女，65岁，2006年4月29日初诊。患者上腹部不适2年，加重1周。近1周来胃部不适伴失眠、头晕、口眼干燥、大便秘结。每晚需服1粒舒乐安定方能入睡仅4小时左右，服麻仁丸后方能排便。近期胃镜示：

慢性浅表性萎缩性胃炎伴肠上皮化生。生化检查提示：三酰甘油、总胆固醇偏高。处以柴胡加龙骨牡蛎汤，药用：柴胡10g，黄芩6g，制半夏10g，党参10g，茯苓20g，肉桂6g，制大黄5g，龙骨10g，牡蛎10g，干姜6g，红枣20g。7剂，日2服。

2006年5月7日，二诊：胃部不适、失眠、便秘等情况改善较为明显，头晕仍有，但较以前好转，原方14剂继服。

【原按】

柴胡加龙骨牡蛎汤出自《伤寒论》："伤寒八九日，下之，胸满烦惊，小便不利、谵语、一身尽重、不可转侧者，柴胡加龙骨牡蛎汤主之。"这里的胸满可看为柴胡证的胸胁苦满；烦惊，可看成精神不安、紧张、惊悸、睡眠障碍等精神症状；谵语，可看作语言思维的障碍等。因此此方常用于慢性胃炎伴紧张、焦虑、易惊恐、严重失眠等表现的患者。黄煌教授将柴胡加龙骨牡蛎汤比喻为中医的镇静剂，堪称中医天然的"安定"。临床上失眠和慢性胃炎常可互为因果，因此黄教授从治疗病人的失眠入手，不单治疗病人的胃病，更主要的是抓住了病人的体质因素，整体调理，这正印证了黄教授常说的"不单治人的病，更要治病的人。"

摘自：刘婷婷．黄煌运用经方治疗慢性胃炎验案举隅［J］．辽宁中医杂志，2007，34（10）：1470-1471．

案5　黄煌半夏泻心汤案

某男，23岁，2006年5月20日初诊。自诉上腹部胀痛近10年，自中学开始胃痛至今，一直未正规治疗，因近期疼痛加重，发作频繁，空腹为甚，故来就诊。2005年10月7日曾于江苏省中医院胃镜检查显示：慢性浅表性胃炎、十二指肠球部溃疡、反流性食道炎、食道裂孔疝。刻诊：胃中泛酸，时恶心，咽喉红肿，舌红，苔黄微腻，脉细弦，睡眠尚可，便溏。处以半夏泻心汤加味，药用：姜半夏 12g，黄连 3g，黄芩 6g，茯苓 12g，党参 12g，肉桂 6g，炙甘草 5g，干姜 6g，红枣 6g。7 剂，日 2 服。

2006 年 6 月 3 日，二诊：症状明显好转，疼痛减轻，原方继服 14 剂并嘱其注意饮食宜忌。

【原按】

《伤寒论》载："满而不痛者，此为痞，柴胡不中与之，宜半夏泻心汤。"《金匮要略》又载："呕而肠鸣，心下痞者，半夏泻心汤主之。"故而心下痞即胃脘部的嘈杂不适感为本方运用的重要指征，慢性胃炎的患者多见此症。黄教授将典型的半夏泻心汤证概括为"上呕、中痞、下肠鸣"。患者常见上腹部满闷不适，有轻度胀痛，但按之无抵抗感，可伴有恶心、呕吐、腹泻或烦热感、多梦失眠等症状。黄教授认为半夏泻心汤证多为炎症性胃肠功能紊乱。这些炎症可以是外来的细菌感染，如 Hp，也可以是辛辣食物等刺激造成的黏膜损伤。其证特点为中虚热痞，寒热互结，使用半夏泻心汤能和胃降逆，开结除痞。

摘自：刘婷婷. 黄煌运用经方治疗慢性胃炎验案举隅 [J]. 辽宁中医杂志，2007，34（10）：1470-1471.

案 6　黄煌小柴胡汤、四逆散、半夏厚朴汤案

某女，57 岁，2006 年 10 月 28 日初诊。上腹胀 1 周。自诉近 1 周来腹胀，情绪不畅时加重，且夜间明显，伴有舌麻木。2003 年于某医院胃镜检查诊断为：慢性浅表性胃炎Ⅱ度伴十二指肠溃疡。患者体形中等偏瘦，皮肤黄，情绪低落，舌淡苔薄，脉弦，睡眠尚可，大便成形。处以小柴胡汤合解郁汤：柴胡 10g，黄芩 6g，制半夏 10g，党参 10g，炙甘草 3g，川厚朴 10g，茯苓 12g，苏梗 12g，枳壳 10g，白芍 10g，干姜 5g，红枣 20g。7 剂，日 2 服。

2006年11月4日，二诊：腹胀、舌麻好转，但睡眠不沉。舌暗胖，苔薄腻。嘱多晒太阳增加室外活动。处以解郁汤：柴胡10g，白芍12g，枳壳12g，生甘草3g，姜半夏12g，茯苓12g，川厚朴12g，苏梗12g，干姜6g，红枣20g。7剂，日2服。

2006年11月11日，三诊：上述症状明显好转。嘱多参加运动，放松心情，原方加川芎6g。继服7剂善后。

【原按】

初诊所用方为小柴胡汤合解郁汤，而解郁汤为四逆散和半夏厚朴汤的合方，黄教授认为解郁汤证多出现于柴胡体质人群，这类人外观常表现为体形中等或偏瘦，面色微黄暗，缺乏光泽，主诉以自觉症状居多，整体表现易气滞，易出现腹胀、嗳气或睡眠质量不稳定，对周围事物、环境的变化较为敏感。黄教授还认为四逆散是柴胡体质患者的胃肠动力剂，有解痉止痛的作用，通则不痛，故常用于胃肠动力不足柴胡体质患者的腹痛、腹胀、嗳气、胸骨后灼热感等。而半夏厚朴汤用于治疗以腹胀为主要表现的消化道疾病，也适用于敏感体质者的消化道疾病。两方合用有疏肝理气解郁之效。

摘自：刘婷婷. 黄煌运用经方治疗慢性胃炎验案举隅［J］. 辽宁中医杂志，2007，34（10）：1470-1471.

案7 黄煌栀子厚朴汤合半夏厚朴汤案

某男，40岁，2006年4月22日初诊。近来胃中不适伴胸骨后烧灼感2周。2006年4月1日江苏省中医院查胃镜示：慢性浅表性萎缩性胃炎、十二指肠炎。患者体形中等，皮肤较油腻，易紧张、烦躁，睡眠不佳，舌体胖大，舌尖红少苔，脉数。处以除烦汤：山栀10g，川厚朴12g，枳壳12g，制半夏12g，茯苓12g，苏梗12g，连翘20g，黄芩6g，干姜6g，红枣

20g。7剂，日2服。

2006年4月29日，二诊：胃中不适感、胸骨后烧灼感好转，睡眠改善明显。予原方14剂继服。

【原按】

除烦汤为栀子厚朴汤和半夏厚朴汤的合方加黄芩、连翘，是黄教授临床常用方。除烦汤在临床上多用于半夏体质患者，这类患者营养状况较好，两目有神，皮肤油腻，性情多愁善感、多疑多虑，主诉较多且相对怪异，易精神紧张，常出现恶心、咽喉异物感等症状。其中半夏厚朴汤多用于半夏体质的消化道疾病，栀子厚朴汤主治"心烦、腹满、卧起不安"，而心烦的表现常为胃液或胆汁返流入食管所致的烧灼感、不适感。细查患者为典型的半夏体质，且具有栀子厚朴汤证，因此处以除烦汤。两方合用还具有显著的清热除烦之效。

摘自：刘婷婷. 黄煌运用经方治疗慢性胃炎验案举隅[J]. 辽宁中医杂志，2007，34（10）：1470-1471.

案8　姜春华麦门冬汤案

郑某，男，52岁。患慢性萎缩性胃炎已3年，胃脘胀痛，食后显著，时有灼热感，嘈杂易饥，口干苦，有口臭，大便难、干燥。舌红少津，脉弦数。用麦门冬汤加减，处方：麦门冬12g，玉竹、石斛各9g，天花粉、太子参各15g，川楝子6g，佛手花3g，木瓜9g，黄连1.5g，5剂。药后胃脘痛减，灼热感消除，去黄连，续进5剂，症状消失。

【原按】

本案辨证为胃阴虚损，多为肝郁化火，灼伤胃阴所致。胃为中土，喜润恶燥。姜老说："对此证忌刚用柔，切不可用香燥理气之药。"用麦门冬汤加减，养阴益胃，即循此原则。川楝子平肝泄热，木瓜平肝舒筋。本案有气滞兼症，姜老选用川楝子、佛手花、绿萼梅、陈香橼等理气而又不伤阴液之品。兼有胃热者，酌配黄连，小量即可。

摘自：戴克敏. 姜春华治疗慢性胃炎医案五则［J］. 江苏中医，1988，(6)：14-15.

案9　姜春华四逆散合左金丸案

蒋某，女，37岁。患慢性胃炎已1年，胀痛连胁，时时嗳气，嗳气后则略舒，心下有灼热感，恶心欲吐，口苦。舌红、苔薄黄，脉弦。用四逆散合左金丸加味。处方：柴胡6g，白芍24g，枳壳9g，甘草6g，川连4.5g，吴茱萸0.8g，橘叶9g，九香虫3g。

服药5剂，诸症悉减，续方5剂，症状消失。

【原按】

《沈氏尊生书》说："胃痛，邪干胃脘病也——惟肝气相乘为尤甚，以木性暴，且正克也。"本案慢性胃痛连胁，嗳气欲吐，辨证属热，为肝火犯胃，治用左金丸合四逆散，泄肝和胃，佐以橘叶疏肝理气。姜老的经验："加大芍药剂量，可加强止痛解痉效果。九香虫可治疗肝胃气痛，临床效果明显。"

摘自：戴克敏. 姜春华治疗慢性胃炎医案五则［J］. 江苏中医，1988，(6)：14-15.

案10　姜春华苓桂术甘汤合枳术丸案

江某，女，51岁。平日心下觉寒，稍胀满，隔1周许则头晕、目眩，呕吐清水，吐尽水后眩晕始好，如此已2年。舌胖有齿印，脉滑。经某医院诊断为"萎缩性胃炎、幽门梗阻"。拟温阳化饮，以苓桂术甘汤合枳术丸加减。处方：茯苓15g，桂枝、白术各9g，枳实4.5g，干姜3g，炙甘草6g，半夏9g，陈皮6g。

服药5剂后，痰少，纳差，原方加砂仁4.5g，续方5剂，诸症若失。

【原按】

《金匮要略》说:"病痰饮者,当以温药和之。"本案属慢性萎缩性胃炎。《内经》谓病在胃,盖脾阳不振,水饮内停,随呕吐而上逆也。方用苓桂术甘汤佐干姜温阳化饮。半夏、陈皮和胃降逆。根据姜老的临床经验,"枳术丸能健胃助消化,消除痞闷,对萎缩性胃炎患者可防恶变。"

摘自:戴克敏.姜春华治疗慢性胃炎医案五则[J].江苏中医,1988,(6):14-15.

案11　姜春华大黄黄连泻心汤案

诸某,女,29岁。患慢性胃炎已1年,中脘有热感、痞闷,食欲减退,口干便秘,腹胀。舌红苔黄,脉数。拟投大黄黄连泻心汤。处方:大黄6g,黄连3g,黄芩6g,3剂。服药1剂,中脘立觉舒适,3剂诸症消失,随访1年未复发。

【原按】

本案慢性胃炎,辨证属脾胃湿热,所以用泻心汤清热泻火。由于药证相符,故取效甚捷。

摘自:戴克敏.姜春华治疗慢性胃炎医案五则[J].江苏中医,1988,(6):14-15.

案12　姜春华旋覆代赭汤合芍药甘草汤案

刘某,男,49岁。患慢性胃炎已多年,纳差,常呕吐。现脘腹痞闷胀痛,舌红,苔白厚,脉弦。以旋覆代赭汤加味:旋覆花9g(包),代赭石24g,姜半夏15g,紫苏15g(后下),生白芍30g,生姜3片,甘草6g,川黄连1.5g,7剂。药后呕吐缓解,但尚呕恶白沫,苔根白厚。上方去代赭石,加伏龙肝15g,续方7剂,治愈。

【原按】

本案慢性胃炎呕吐亦属胃气上逆，故姜老用旋覆代赭汤合芍药甘草汤加减，加紫苏和胃，川连健胃，果药后呕止痞消。

摘自：戴克敏. 姜春华教授运用旋覆代赭汤经验［J］. 辽宁中医杂志，1988，(8)：6-7.

案13 岳美中小陷胸汤、甘草泻心汤案

张某，男，军人，1975年10月9日来诊。患者喜饮酒，2个月前开始感到每酒后胃脘胀痛不适，渐至食后亦胀痛且有堵塞感，其后不时发作，夜眠常因痛而醒。饭量大减，不敢食辣味，不敢饮酒。无矢气嗳气。曾服胃舒平等西药，效果不显。X线钡餐透视确诊为胃窦炎。便结如羊矢，现已五六日未行，诊其心下拒按，脉浮缓而虚，用《伤寒论》小陷胸汤加枳实：

黄连6g，半夏9g，全瓜蒌9g，枳实6g

10月27日，二诊：前方服3剂，饭后及夜间胃脘痛减轻，怕冷，右脉滑大而缓，便仍稍干，此脾胃正气仍虚，寒热杂邪未能尽去，该与甘草泻心汤加吴茱萸、柴芍、龙牡，以辛开苦降：

甘草30g，黄芩6g，干姜6g，半夏9g，大枣4枚，吴茱萸3g，柴胡9g，白芍9g，龙牡各18g

10月30日，三诊：疼痛已止，大便仍干，右脉滑已减，仍用上方改吴茱萸为6g，改干姜为炮姜6g，再服数剂。

1976年2月1日来信云：愈后2个半月胃脘痛未发，食欲明显增加，辛辣亦不复畏。

摘自：中医研究院主编. 岳美中医案集［M］. 北京：人民卫生出版社，1978：46.

案14 何任枳术丸案

谢某,男,48岁,农民,1990年10月初诊。近年来脘腹胀满,食后为甚,自觉心窝下按之有坚实感。时有肠鸣,大便或艰或稀。苔白,脉细涩。当地医院X线钡餐检诊为慢性浅表性胃炎、胃下垂。诊毕,何老辨证为:脾胃虚弱,水饮痞结。盖心下胃也,胃气虚弱,升降乏力,运化失司,遂致水饮痞结于心下所致。病与《金匮要略·水气病脉证并治》"心下坚,大如盘,边如旋盘,水饮所作,枳术汤主之"方证相合。治宜行气消痞,健脾化饮,枳术汤主之。

处方:枳实15g,土炒白术20g。

服药7剂,症状减轻。28剂后,病已十去其九。再予原方加补中益气丸30g(包煎)。继服半月而收全功。

摘自:金国梁. 何任研究和运用仲景方一席谈[J]. 江苏中医,1994,15(7):4.

案15 陈伯涛当归芍药散案

黄氏,女,70岁,1988年9月10日初诊。慢性萎缩性胃炎,胃下垂病史5年余,迭经中西药治疗,收效浅微。左腹中部胀鸣疼痛,时欲矢气,消瘦,口干思饮,饮后有不适感,食欲不振,大便尚调,舌质红,苔薄黄,脉弦。责之肝脾不调,气血郁滞。治宜调和肝脾,行气和血。处方:全当归、炒白芍、大川芎、炒白术、泽泻、炒枳壳各10g,紫丹参、云茯苓各15g,升麻、柴胡各6g,鲜生姜3片。药进5剂,腹痛胀鸣显减,守上方共进30余剂,诸症告愈,体重增加3kg。

【原按】

当归芍药散为《金匮要略》方,由当归、芍药、川芎、茯苓、白术、泽泻组成。原治妇人妊娠腹痛及妇人腹中诸痛。陈老认为，本方配伍精当，气血兼顾，攻补兼施，祛瘀生新，药精而效宏。全方具有补虚扶正，活血化瘀，行气止痛，健脾利水，调和肝脾之功效。陈老灵活加减运用于内科临床，取效甚捷。本例胃痛患者，病历五载，久病多虚可知；再据叶桂"久痛入络"之训，其"瘀"当存，口干思饮，饮后不适感，此水饮内停之证，腹痛、胀、鸣，时欲矢气，肝脾不调之候。由此，虚、瘀、饮、肝脾不调俱在，颇合当归芍药散之病机。故投本方加柴胡、升麻、炒枳壳、丹参、生姜，以调和肝脾，健脾利水，行气和血。药证颇合，故效如桴鼓。

摘自：顾庆华. 陈伯涛经方治验举隅 [J]. 黑龙江中医药，1990，(6)：1-2.

第二章 消化性溃疡

消化性溃疡（peptic ulcer）主要指发生在胃和十二指肠的慢性溃疡，即胃溃疡（gastriculcer，GU）和十二指肠溃疡（duodenal ulcer，DU），因溃疡形成与胃酸/胃蛋白酶的消化作用有关而得名。溃疡的黏膜缺损超过黏膜肌层，不同于糜烂。幽门螺杆菌和非甾体抗炎药是损害胃十二指肠黏膜屏障从而导致消化性溃疡发病的最常见病因。

上腹痛是消化性溃疡的主要症状，但部分患者可无症状或症状较轻以致不为患者所注意，而以出血、穿孔等并发症为首发症状。典型的消化性溃疡有如下临床特点：①慢性过程，病史可达数年至数十年；②周期性发作，发作与自发缓解相交替，发作期可为数周或数月，缓解期亦长短不一，短者数周、长者数年；发作常有季节性，多在秋冬或冬春之交发病，可因精神情绪不良或过劳而诱发；③发作时上腹痛呈节律性，表现为空腹痛即餐前或（及）午夜痛，腹痛多为进食或服用抗酸药所缓解，典型节律性表现在 DU 多见。

胃镜检查是确诊消化性溃疡首选的检查方法。

治疗消化性溃疡的药物可分为抑制胃酸分泌的药物和保护胃黏膜的药物两大类，主要起缓解症状和促进溃疡愈合的作用，常与根除幽门螺杆菌治疗配合使用。其中抑制胃酸分泌的药物包括 H2 受体拮抗剂（H2RA，如西咪替丁、雷尼替丁、法莫替丁等）和质子泵抑制剂（PPI，包括奥美拉唑、兰索拉唑、泮托拉唑、雷贝拉唑和埃索美拉唑等）；保护胃黏膜的药物有硫糖铝、枸橼酸铋钾和米索前列醇等。

消化性溃疡属中医学"胃脘痛""痞满""反胃""嘈杂"等病范畴。临床上应参照中医相关病证，观其脉证，知犯何逆，随证治之。

案1 刘渡舟大柴胡汤案

贾某，男，60岁。患胃溃疡已多年不愈，近因气恼，又复发作。胃脘疼痛，呕吐酸水，夹有咖啡色物，不能进食，大便已5天不解。西医诊断认为胃溃疡有穿孔的可能，建议手术治疗，其子不肯。脉弦滑有力，舌苔黄腻。辨证：肝火郁于胃，灼伤阴络，则吐血如咖啡色物，火自肝灼胃，则呕吐酸苦，火结气郁，则腑气不通而大便不下。处方：柴胡12g，黄芩9g，半夏9g，大黄6g，白芍9g，枳实6g，生姜12g，大枣4枚。服1剂，大便畅行3次，排出黑色物与黏液甚多，而胃脘之痛，为之大减，其呕吐停止，但觉体力疲乏。后以调养胃气之剂收功。

摘自：刘渡舟．大柴胡汤治验5则[J]．陕西中医，1980，(3)：39．

案2 姜春华旋覆代赭汤合加味乌贝散案

薛某，男，56岁。患胃溃疡，常噫酸嗳气，呕去始快，食后腹胀。近10日来食量减少。苔腻，脉滑。用旋覆代赭汤合加味乌贝散治之：旋覆花、姜半夏、枳壳、乌药各9g，代赭石24g，丁香1.5g，3剂。又乌贼骨30g，大贝、乳香、延胡索各9g，共研细粉，每次服3g，每日3次。药后痛减，不噫酸嗳气，照前方继服5剂。

【原按】

本案胃溃疡，有嗳气噫酸症状，用旋覆代赭汤加减降逆温胃。另配加味乌贝散有制酸止痛作用，盖乌贼骨制酸，大贝有类似阿托品样的解痉及抑制胃酸分泌作用，乳香外用生肌收口，也可用于胃溃疡，延胡索理气止痛。

摘自：戴克敏. 姜春华教授运用旋覆代赭汤经验［J］. 辽宁中医杂志，1988，(8)：6-7.

案3　姜春华旋覆代赭汤合下瘀血汤案

沙某，男，53岁。患胃溃疡病多年，柏油样黑便，潜血试验（+++），每饥则腹痛，多食则吞酸，嗳气，乏力，头晕，大便常秘结，苔根白厚，边有瘀紫。用旋覆代赭汤合下瘀血汤加减：旋覆花、刺猬皮各9g，生大黄、野山参各6g，代赭石24g，䗪虫3g，黄芪15g，煅瓦楞30g，7剂。药后果黑便止，潜血试验阴性，精神亦佳。

【原按】

本案溃疡病出血，有胃逆嗳气及瘀血见症，故用旋覆代赭汤合下瘀血汤加减。代赭石降逆并有止血作用，生大黄能去瘀止血，佐䗪虫去瘀，配刺猬皮化瘀止血。加参、芪固气摄血防脱。

摘自：戴克敏. 姜春华教授运用旋覆代赭汤经验［J］. 辽宁中医杂志，1988，(8)：6-7.

案4　洪子云泻心汤案

戴某，男，36岁，职工，初诊日期：1979年5月17日。患者胃痛15年，经多次钡餐透视，确诊为胃溃疡。1974年因胁痛、食欲不振，经肝功检查诊断为慢性肝炎。自此以后，患者或胁痛，或胃痛，或胁胃皆痛，食欲不振，疲乏无力，明显消瘦。虽经中西医药治疗，但疼痛仍时愈时犯。最近1个月来胃痛加剧，持续不解，胁痛不明显，每天只能吃少量稀软食物，在当地服解痉、抗酸、保肝西药及疏肝理气中药皆无效果，遂来汉治疗。先在本院附院行胃镜检查，诊断为多发性胃溃疡，活组织切检排除癌变，建议行胃次全切除。患者不愿手术，特求诊于洪老师。当时症见：胃部灼痛，按之濡软，腹胀肠鸣，口干舌红，舌面虽无垢苔，但黏腻不爽，脉弦数。无呕吐，少有酸水，大便硬。此属肝气犯胃，气郁化火，火郁土中，宜辛开苦降，用泻心汤加减：法半夏 10g，云茯苓 12g，川黄连 6g，鲜生姜 6g，炒吴茱萸 6g，潞党参 10g，酒黄芩 9g，淡干姜 6g，炒白术 9g，煅瓦楞 14g，白蔻仁 10g，板蓝根 15g，14 剂。

二诊（6 月 10 日）：自云上药服至 5 剂，胃痛渐止，食量大增，每餐可吃四五两，软硬咸宜。病人根治心切，遂来复诊：法半夏 12g，川厚朴 10g，广陈皮 10g，潞党参 10g，川黄连 4g，藿香梗 10g，淡吴茱萸 6g，红丹参 15g，煅瓦楞 15g，鲜生姜 6g，白蔻仁 10g，生薏苡仁 15g。上方又服 10 剂，临床症状痊愈，3 个月后经当地医院钡餐透视，溃疡病灶基本愈合，近期疗效非常显著。据患者说，此方曾辗转传给好几位类型相似的溃疡病人，服后均能控制临床症状，故当地把它当作溃疡病验方流传。

【原按】

洪老师认为，本病初期多与肝郁气滞有关，故俗称"肝胃气痛"，用疏肝理气，散寒止痛法有效。若病程日久，往往出现气郁化火，古人所谓"久痛无寒""痛本于心（胃）火内郁"是也。火郁土中，上德必损，又容易形成虚实夹杂、寒热相兼的局面，然其中多以火郁为主，如本案便是。对这类病人的治疗，用芩、连苦寒直折容易理解，而用大队辛温通散，则非老手不敢施为。其实，在郁火的治疗中，辛温通散尤有深义：一取辛以开郁，郁滞则火泄，"火郁发之"也；一取辛通气机，气通则痛止，"通则不痛"也。因此，在苦降的基础上予以辛开，是本病治疗中很重要的一环，不得谓火郁于中而不敢施用辛温开通之品。洪老师为了加强辛温开通兼以芳化，方中又重用白蔻仁 10g，并用吴茱萸 6g，吴茱萸与川连合用即左金丸，亦是辛开苦降之意。此外，用板蓝根以解毒，煅瓦楞以制酸，红丹参以活血祛瘀。由于配伍周密，切中病机，宜其收效甚捷。又此法可用于寒热错杂或湿热互结之腹痛，尤其是小儿虫病日久或积滞日久病从火化者，用时酌加驱虫或消导之剂，此亦历验不爽。

摘自：戴玉. 洪子云运用泻心法的经验［J］. 湖北中医杂志，1981，(4)：12-15.

案5 姜春华黄芪建中汤案

李某，男，35岁。初诊：患溃疡病7年，曾经住院治疗，胃肠造影，诊断为十二指肠球部溃疡。近数月来饮食失调，症状加重。疼痛在饥饿时严重，进食则缓解，夜间疼痛尤剧，放射至腰背部，进食生冷则疼痛加剧。疼痛发作时恶寒，喜热喜按，乏力气短，纳食不佳，痛时有恶心，吐酸水，面色青白，舌质淡，苔白，伸舌颤抖，脉细而无力。拟黄芪9g，当归9g，桂枝9g，炙甘草9g，芍药18g，大枣7枚，高良姜4.5g，胶饴30g（冲），煅瓦楞16g，7剂。

二诊：药后，胃脘疼痛显著减轻，不嗳酸水，食欲增加。守上方，续服7剂。

【原按】

本案患十二指肠溃疡，辨证属于脾胃虚寒，故用黄芪建中汤补气温中、养血止痛。其中黄芪配饴糖益气健脾；桂枝配饴糖、高良姜温中补虚；黄芪加当归为补血汤，补气养血，又倍芍药伍甘草缓急止痛。甘草内含甘草次酸与饴糖相配能促使溃疡愈合，煅瓦楞子制酸，方药对症，故胃脘疼痛减轻，食欲增加。

摘自：戴敏. 著名中医教授姜春华治疗消化性溃疡医案选［J］. 中医药研究杂志，1984，(1)：42-43.

案 6　黄煌黄芪建中汤案

某男，67岁，2006年4月22日初诊：胃部隐痛多年。胃痛以空腹时明显，受凉易泛酸，咽干，口苦口黏，睡眠食欲尚可，大便溏。近期胃镜示：慢性胃炎，十二指肠球部溃疡，Hp（+）。患者面色黄暗，体形较瘦，舌暗红，苔白腻，脉沉缓。药用：黄连2g，黄芩6g，干姜10g，炙甘草6g，党参12g，肉桂10g，制附片10g，桂枝6g，红枣20g。7剂，日2服。

2006年4月29日，二诊：服药后整体感觉尚可，胃痛仍有反复伴下肢浮肿。夜间易盗汗，刻下腹诊按之腹部肌肉松软无力。处以黄芪建中汤加味：生黄芪60g，桂枝10g，肉桂10g，赤芍10g，白芍10g，白术20g，炙甘草5g，干姜10g，红枣30g。14剂，日2服。

2006年5月20日，三诊：服药后胃部不适症状明显好转，下肢浮肿不明显，舌暗红，苔白腻，脉沉缓，偶有便溏。原方14剂，另加附子理中丸，常规量，日2服。之后患者一直守方，2006年11月2日复诊，胃中不适感已无，大便成形，气色明显好转，下肢浮肿消失。嘱忌生冷，忌饿。

【原按】

《金匮要略》记载："虚劳里急，诸不足，黄芪建中汤主之。"其方证为：慢性腹痛、喜温喜按，易自汗或盗汗，形寒恶风、面色萎黄、身体重或有轻度浮肿，舌质淡红或淡暗，脉虚大。主要适用于以慢性腹痛为主要症状的胃及十二指肠溃疡、慢性胃炎、胃肠神经官能症等见黄芪建中汤证者。黄教授使用本方强调腹诊，整个黄芪体质的肌肉是松软的，而非坚紧，宛如"水囊袋"。因此黄芪体质者的腹部也是松软无力的，对于这类患者的慢性胃炎，使用黄芪建中汤具有显著疗效。

摘自：刘婷婷. 黄煌运用经方治疗慢性胃炎验案举隅［J］. 辽宁中医杂志，2007，34（10）：1470-1471.

第三章 慢性腹泻

健康人每日解成形便一次，便量 200~300g。腹泻，是指排便次数增多（>3次/日），便量增加（>200g/d），便质稀薄（含水量>85%）。腹泻超过6周或反复发作，即为慢性腹泻（chronic diarrhea）。

从病理生理角度分析，腹泻的发病机制主要有以下四种类型：渗透性腹泻、分泌性腹泻、渗出性腹泻和胃肠动力失常性腹泻。渗透性腹泻是由于肠腔内存在大量高渗食物或药物，体液水分大量进入高渗状态的肠腔而致。摄入难吸收物、食物消化不良及黏膜转运机制障碍均可致高渗性腹泻。分泌性腹泻是由于肠黏膜受到刺激而致水、电解质分泌过多或吸收受抑所引起的腹泻。渗出性腹泻是由于肠黏膜的完整性受到炎症、溃疡等病变的破坏而大量渗出所致。胃肠动力失常性腹泻是指部分药物、疾病和胃肠道手术可改变肠道正常的运动功能，促进肠蠕动，使肠内容物过快地通过肠腔，与黏膜接触时间过短，从而影响消化与吸收，发生腹泻。

腹泻是症状，治疗应针对病因，但相当部分的腹泻需根据其病理生理特点给予对症和支持治疗。

腹泻属于中医学"泄泻""痢疾"等范畴。临床上应参照中医相关病证，观其脉证，知犯何逆，随证治之。

案1 成肇仁葛根芩连汤案

某女，22岁，患者素有慢性肠炎史，2008年9月21日来诊，腹泻3天，大便偏稀，日行1~2次，伴脐周不适，舌暗红苔黄腻，脉弦滑。处方：葛根10g，黄芩10g，黄连6g，防风10g，白术12g，白芍15g，广木香6g，陈皮10g，焦三仙各15g，车前子30g，当归12g。二诊时诸症减轻，守上方继服。该患者乃老师之学生，后经询问，调理月余，多年痼疾基本解决。

【原按】

葛根升清又透邪，黄连厚肠止痢，主治外邪入里化热，下迫于肠之身热，下利，喘而汗出。本证"其邪阳于里者十之七，而留于表者十之三"，表里同治偏于治里，然凡热痢者均可用之。葛根入阳明经，黄连又具清利湿热之功，故亦可治湿热中阻所致之盗汗、面热等。

摘自：李玉玲. 成肇仁经方运用举隅［J］. 中医药临床杂志，2009，21（1）：55.

案2 郭子光理中汤案

韩某，男，20岁，教师。3年前患"急性肠炎"，服西药后基本治愈，次年因食不洁之物突然复发，服中西药物多剂未见明显好转，腹泻反复发作，持续2年余。2天前因过食生冷，又致腹泻发作，日4~5次，便带黏液，小腹冷痛，腹胀肠鸣，食欲差，四肢不温，服西药未效，故此来院就诊。检查：面色淡白无华，精神欠佳，腹部无压痛，四肢欠温，舌苔白滑，脉弦滑而数。此为中焦虚寒，脾阳不运，郁热内伏之象。治宜温中散寒，益气健脾，佐以清热，方予理中汤加味。处方：白术15g，炮姜12g，党参 15g，炙甘草 6g，附片 12g，乌梅 12g，黄连 3g。共进 3 剂，腹泻停止，后以理中丸调理月余，告愈。

【原按】

本案久泻达 3 年之久，致脾阳虚衰，阴寒内盛，脾失健运则水谷停滞，清浊不分，混杂而下，遂成久泻。理中汤有温脾散寒，振复阳气之功，故本例始终以此方加味而获效。

摘自：周天寒．郭子光应用经方验案［J］．实用中医药杂志，1994，(1)：6-7．

案3　陈亦人半夏泻心汤案

治一女性患者，33 岁，患慢性肠炎多年，大便每日 3~6 次，质稀溏，夹有不消化食物，色深黄，气臭，心下痞闷，腹中鸣响，舌苔微黄，脉沉。辨证为中气虚而湿热蕴滞。治以苦寒清泄湿热，辛甘益气和中，药用黄芩、半夏、茯苓、党参各 9g，枳实、干姜各 5g，黄连、炙甘草各 3g。服药 3 剂后大便成形，便次减少为每天 2 次，臭秽之气亦明显减轻，原方加大枣 4 枚，共服药 9 剂，基本痊愈。

【原按】

本案的下利夹有不消化食物，亦属于"邪热不杀谷"，不但痞属热，而下利亦属热，肠鸣属气虚。故用泻心汤加减，加入茯苓通阳利水，枳实行气除痞，可以提高疗效，且茯苓与人参、半夏同用，又能通补阳明，补而不滞。喻嘉言曾提出"泻心诸方，开结，荡热，益虚"，可算是高度概括。

摘自：王兴华．陈亦人老师论痞证［J］．新中医，1985，(11)：9-11．

案4　印会河大黄牡丹皮汤案

张某，男，32 岁，初诊：1992 年 8 月 17 日。主诉：慢性腹泻十多年，便有黏液，无脓血、腹痛、里急后重，痛时即有便意，每日解 1~5 次，急躁生气常为腹痛诱因，纳可，睡眠差。有急性菌痢史，否认肝炎、肺结核病史。

诊查：脉细，舌红苔微黄。中医辨证：肠道湿热。西医诊断：慢性结肠炎。

治法：清利肠道。

处方：条芩 15g，赤芍 30g，丹皮 15g，桃仁 12g，生薏苡仁 30g，冬瓜子 30g（打），马齿苋 30g，败酱草 30g，木香 6g，川连 6g，肉桂 1g。

二诊：1992 年 8 月 24 日。腹痛、腹泻等症状均减轻，腹部宽松，便无黏液，里急后重感消失。脉细，舌红苔少。原方加杏仁 10g。

三诊：1992 年 8 月 31 日。症状好转，腹痛消失，每日解溏便 2 次，有下坠感，腹部自觉较前宽松舒适。原方加煅牡蛎 30g，鸡冠花 15g。

四诊：1992 年 9 月 7 日。症状明显好转，便溏但爽。舌脉同前，原方巩固。

【原按】

此方系印会河教授研制的清利肠道方，主治大肠病，包括结肠炎、结肠溃疡在内的炎症性大肠疾患的最常用方剂，见大便肠垢不爽基本即以此方治之。此方系《金匮要略》中的大黄牡丹皮汤去硝黄等猛攻峻下，重用败酱草、马齿苋以清肠解毒。特别是马齿苋一药，民间用治菌痢，常以此味煎汤服之即愈。本方的优点在于：取效快，一般在一周内即有明显效果且无不良反应。此前印教授也曾用过枳实导滞、木香导滞等方，虽有疗效，但亦有其缺点。例如：通因通用，在初服时，欲通不通，常致腹痛加重，便频增加，而使用本方则此类弊端概无所见。

摘自：王诗雅，陈庆平．印会河教授医案选（四）[J]．实用中医内科杂志，1996，10（1）：4．

案5 黄文东理中汤案

谢某，女，44岁，初诊：1975年5月24日。患慢性腹泻已近4载。大便稀薄，近2个月来，日行3~5次，夹有黏冻，腹中冷痛即泻，泻后痛减，稍进油腻或情绪波动，则腹泻更甚，面色少华，精神疲惫，脉弦细，苔薄黄，舌尖红。脾气亏虚，健运失司，肝旺克脾，肠中湿热留恋。治拟健脾温中，抑肝清肠。处方：党参9g，炒白术9g，炮姜4.5g，炙甘草6g，白芍15g，炒防风9g，陈皮6g，秦皮12g，焦楂曲各12g，7剂。

二诊：5月31日。大便日行2~8次，呈糊状，腹中冷痛，减而未除，苔脉如前。原方加木香9g，7剂。以后原方加减，三诊时，大便糊状或呈细软条，腹痛续减，黏冻时有时无。七诊时，大便基本成形，日行1~2次，偶夹少量黏液，腹痛已除，面色红润，精神亦振。共调治4个月，症状全部消失。

【原按】

本例腹泻4年，久治未愈。1973年某医院用乙状结肠镜检查，诊断为慢性结肠炎。便检：稀薄、有黏液，少量红白细胞，培养阴性。黄先生综合脉证，认为证属脾胃虚寒，中阳不运，肝旺脾弱，肠中湿热留恋，乃本虚标实之证。故用理中汤以温运脾阳，痛泻要方以抑肝扶脾，焦楂曲以资助健运之力，配秦皮以苦化肠中之湿热。标本兼顾，寒温并服，配伍精当，药证合拍，使久泻得以痊愈。

摘自：胡建华．黄文东脾胃病验案三则［J］．中国医药学报，1986，1（1）：45-46．

第四章 溃疡性结肠炎

溃疡性结肠炎（ulcerative colitis，UC）是一种病因尚不十分清楚的直肠和结肠慢性非特异性炎症性疾病。病变主要限于大肠黏膜与黏膜下层。临床表现为腹泻、黏液脓血便、腹痛。病情轻重不等，多呈反复发作的慢性病程。本病可发生在任何年龄，多见于20~40岁，亦可见于儿童或老年。男女发病率无明显差别。本病在我国较欧美少见，且病情一般较轻，但近年患病率有明显增加，重症也常有报道。

本病临床分型：①初发型，指无既往史的首次发作；②慢性复发型，临床上最多见，发作期与缓解期交替；③慢性持续型，症状持续，间以症状加重的急性发作；④急性暴发型，少见，急性起病，病情严重，全身毒血症状明显，可伴中毒性巨结肠、肠穿孔、败血症等并发症。上述各型可相互转化。

本病严重程度分为轻度：腹泻每日4次以下，便血轻或无，无发热、脉速，贫血无或轻，血沉正常；重度：腹泻每日6次以上，并有明显黏液脓血便，体温>37.5℃、脉搏>90次/分，血红蛋白<100g/L，血沉>30mm/h；中度：介于轻度与重度之间。

结肠镜检查是本病诊断与鉴别诊断的最重要手段之一。

西医常用治疗药物有氨基水杨酸制剂（如柳氮磺吡啶、美沙拉嗪，奥沙拉嗪和巴柳氮等）、糖皮质激素（如泼尼松、甲泼尼龙和地塞米松等）和免疫抑制剂（如硫唑嘌呤、巯嘌呤等）等。

溃疡性结肠炎属中医的"痢疾""泄泻""便血"等范畴。临床上应参照中医相关病证，观其脉证，知犯何逆，随证治之。

案1　洪子云乌梅丸案

祝某，男，24岁，邮局职工，初诊：1982年4月5日。患慢性非特异性溃疡性结肠炎5年，严重时腹痛肠鸣，痛则欲泻，泻后痛减，泻出物有时带黏液，一日数次至十余次不等，服药后可缓解，但缓解期大便亦时硬时软，或先硬后溏，食欲差、消瘦、舌淡唇干，脉弦长。此乃肝气乘脾、中焦寒热阻结。处方：大乌梅10g，炒川椒10g，川黄连10g，川厚朴10g，北细辛3g，粉甘草10g，淡干姜6g，广陈皮10g，白云苓10g，怀山药10g，北枸杞10g，川郁金10g，6剂。

【原按】

慢性结肠炎以"久利"为主要临床表现，由于病程久，时愈时犯，往往导致寒热虚实夹杂。本病发作时腹痛欲泻，泻后痛减，诚如《伤寒论》第357条所述："伤寒四五日，腹中痛，若转气下趋少腹者，此欲自利也"，这是肝气乘脾的表现。缓解时，大便不成形，食不下，消瘦，显系脾虚不运之候。"穷必及肾"，严重时可发生五更泻。发作时以治实为主，故用乌梅、川椒、细辛、郁金，疏肝解郁、和脾止痛，用干姜、川连、川朴、陈皮辛开苦降，调和肠胃，用云苓、山药、枸杞平补脾肾，兼顾其虚和防其及肾。慢性结肠炎用此法治疗，一般可数剂而安。但停药后，恒有复发之虞，故服药期宜长。设或复发，证情当比第一次为轻，用此法仍然有效。再发再服，最后多能彻底治愈。

洪老师对乌梅丸的运用，主张"但见一证便是，不必悉具"，和小柴胡汤的用法相似。例如或以"消渴"（糖尿病、尿崩症）为主，或以"心中疼热"（胃脘灼痛，如萎缩性胃炎、胃癌等）为主，或以"气上撞心"（如奔豚气之属肝肾气逆者）为主，或以"食则吐蛔"（蛔厥即胆道蛔虫病）为主，或以久利（如慢性结肠炎等）为主，只要证属土木不和，寒热虚实夹杂者，皆可以乌梅丸加减治疗。此外，如巅顶痛、少腹痛，病属厥阴分野；疑难症、危重症，证属阴阳胜复不定，亦可治以乌梅丸。洪老师运用乌梅丸，常以乌梅、细辛、川椒为主体，其余姜附桂枝之辛热，连柏之苦寒，参归之补益气血，皆可随证损益，或易以其他效力更大的应证药物。

摘自：戴玉．洪子云运用乌梅丸的经验［J］．湖北中医杂志，1985，(2)：5-6．

案2　刘渡舟柴胡桂枝干姜汤案

齐某，男，42岁。患慢性溃疡性结肠炎已近5年。腹痛腹泻，午后为甚，大便有黏液，轻则每日3~4次，重则每日7~8次，往往因过食生冷或精神紧张而加重。伴见口苦心烦，失眠，口渴欲饮，不思饮食，小便短少，下肢肿胀。舌边尖红，苔白厚，脉弦而缓。证属太阴脾寒而肝胆郁热。柴胡10g，黄芩6g，桂枝12g，干姜12g，花粉12g，牡蛎20g，炙甘草10g。服药7剂后，腹泻减为每日1~2次，腹痛减，精神好转。续上方加党参9g，又连服20余剂，诸症皆消。后经纤维结肠镜检查，溃疡愈合。

摘自：刘渡舟．经方临证指南［M］．天津：天津科学技术出版社，1993：97．

案3　冉雪峰桃花汤案

患者，女，27岁，工人。患慢性非特异性溃疡性结肠炎3年，大便下脓血，日7~10次，便时里急后重，腹痛不爽。曾在北京某医院做乙状结肠镜检查，结肠部充血水肿，有出血点和溃疡灶，选用多种抗生素、磺胺类药物无效。患者年龄虽轻，但面色苍白，形体消瘦，四肢不温，舌质淡，苔薄黄腻，脉沉滑。方用：赤石脂30g（锉，2/3入煎，1/3分2次冲服），干姜6g，生薏苡仁30g，冬瓜子9g。服本方5剂，脓血便锐减，大便次数也减少，日2~3次，腹痛、里急后重也随之减轻。原方再进5剂，脓血便消失，大便色量正常，成形，日2次。继以四君子汤调理。

【原按】

薏苡仁，平养力较厚。薏苡仁伍瓜瓣，乃宗千金苇茎方义，排脓生肌，消肠部已消未消之痈肿。慢性非特异性溃疡性结肠炎，病变在远端结肠，以溃疡为主，主要症状是腹痛、腹泻及粪便中含有大量脓血和黏液。病情迁延，日久不愈者，用加减桃花汤推陈致新，排脓生肌。一般情况治疗半个月至3个月，可获痊愈。试之临床，效如桴鼓。加减桃花汤方：赤石脂60g，干姜3g（炮半黑），薏苡仁30g，瓜瓣12g。上4味，赤石脂2/3锉，1/3筛末，以水5杯，煮整块赤石脂、干姜、瓜瓣和薏苡仁令熟，取1杯半，去滓，纳赤石脂末，日2服，夜1服。

摘自：冉雪峰. 加减桃花汤治疗慢性非特异性结肠炎［J］. 中国乡村医生，2002，（4）：39.

案4 刘渡舟黄连汤案

林某，男，52岁，1994年4月18日初诊。患腹痛下利数年，某医院诊断为"非特异性溃疡性结肠炎"。选用抗生素及中药治疗，疗效不显。刻下：腹中冷痛，下利日数行，带少许黏液。两胁疼痛，口渴，欲呕吐。舌边尖红，苔白腻，脉沉弦，辨为上热下寒证，治以清上温下，升降阴阳，为疏加味黄连汤：黄连 10g，桂枝 10g，半夏 15g，干姜 10g，党参 12g，炙甘草 10g，大枣 12 枚，柴胡 10g。服药 7 剂，腹痛、下利、呕吐明显减轻，但仍口苦、口渴、胁痛，又用柴胡桂枝干姜汤清胆热温脾寒，服 7 剂而愈。

摘自：陈明，刘燕池，李方. 刘渡舟验案精选［M］. 北京：学苑出版社，2007：104-105.

第五章 肠易激综合征

肠易激综合征（irritable bowel syndrome，IBS）是一种以腹痛或腹部不适伴排便习惯改变为特征的功能性肠病，经检查排除可引起这些症状的器质性疾病。本病是最常见的一种功能性肠道疾病，在普通人群中进行问卷调查，有IBS症状者欧美报道为10%~20%，我国北京和广州的报道分别为7.3%和5.6%。患者以中青年居多，50岁以后首次发病少见。男女比例约1∶2。

本病病因和发病机制尚不清楚，与多种因素有关。肠道感染后和精神心理障碍是IBS发病的重要因素。

西医治疗主要是对症治疗。如给予胃肠解痉药以缓解腹痛；对于腹泻症状较重者，给予止泻药，如洛哌丁胺（loperamide）或地芬诺酯等；对便秘型患者酌情使用泻药，如聚乙二醇、乳果糖、山梨醇、欧车前制剂和甲基纤维素等。对腹痛症状重，上述治疗无效且精神症状明显者可试用抗抑郁药；其他肠道菌群调节药如双歧杆菌、乳酸杆菌、酪酸菌等制剂，可纠正肠道菌群失调，据报道对腹泻、腹胀有一定疗效，但确切临床疗效尚待证实。

肠易激综合征属中医学"泄泻""腹痛""郁证"等病范畴。临床上应参照中医相关病证，观其脉证，知犯何逆，随证治之。

贾春华柴胡桂枝干姜汤案

李某，男，38岁，职员。腹泻1年有余，每因饮酒或食用生冷后加重，发作时大便稀薄，日三四行或五六行，纤维肠镜、电子肠镜检查，无器质性病变。某医学院附属医院诊断为肠易激综合征。服用黄连素、氟哌酸、补脾益肠丸有所缓解，但效果不著。食用生冷食物或饮酒后仍然发作。1998年10月求诊于余。自谓：泻痢时作，腹胀腹痛，口苦咽干，两胁胀满。视其舌红苔腻，脉弦细数。辨为肝胆湿热，脾虚肠寒。治以柴胡桂枝干姜汤加味：柴胡、黄芩、清半夏、栝楼根、延胡索、干姜各10g，煅牡蛎30g，桂枝、黄连、甘草各6g。7剂，水煎服。7日后，病人复诊，自述大便日一两次，且已成形，其他诸症亦皆减轻。继予上方加减出入1月余而愈，随访未复发。

摘自：贾春华. 柴胡桂枝干姜汤及其合方治疗肠激惹综合征心法 [J]. 浙江中医杂志，2003，23（1）：36-37.

第六章 肝 炎

肝炎（Hepatitis）是由各种因素引起的肝脏炎症。这些致病因素，如病毒、细菌、寄生虫、化学毒物、药物和毒物、酒精等，侵害肝脏，使得肝脏的细胞受到破坏，肝脏的功能受到损害，进而引起身体一系列不适症状，以及肝功能指标的异常。

需要注意的是，通常我们生活中所说的肝炎，多数指的是由甲型、乙型、丙型、丁型、戊型等肝炎病毒引起的病毒性肝炎，这只是"肝炎"家庭中一个最重要的分支，而上文中所说的肝炎则是指广义上的肝炎，并不仅仅限于病毒性肝炎。有时人体营养不良、劳累，甚至一个小小的感冒发烧，都有可能造成肝功能的一过性受损。

肝炎通常可以分为多种不同的类型：根据病因来分，可以分为病毒性肝炎、药物性肝炎、酒精性肝炎、中毒性肝炎等；根据病程长短来分，可以分为急性肝炎、慢性肝炎等；根据病情轻重程度，慢性肝炎又可以分为轻度、中度、重度等。

肝炎的早期症状及表现有食欲减退，消化功能差，进食后腹胀，没有饥饿感；厌吃油腻食物，如果进食便会引起恶心、呕吐，活动后易感疲倦等。黄疸型肝炎患者还会出现巩膜或皮肤黄染，或"三黄"症状。少数重型肝炎出现蜘蛛痣和肝掌症状。西医针对不同病因引起的肝炎，有不同的治疗方法。

肝炎属中医学"胁痛""黄疸""胃痛""泄泻""痞满""鼓胀""积聚"等病范畴。临床上应参照中医相关病证，观其脉证，知犯何逆，随证治之。

案1　刘渡舟柴胡桂枝干姜汤案

肖某，女，34岁，1990年6月9日就诊。患慢性乙型肝炎3年余，上周化验肝功，TTT 12U，ALT 320U/L，HBsAg 阳性。主诉：纳差、腹胀。便溏每日3~4次，周身乏力，尤以双下肢酸软为甚，两胁作痛，而右胁明显。手指发麻，月经先后无定期，晨起口苦特甚，虽漱苦味不减，且口干欲饮。望诊，舌淡苔白，舌边红。切其脉，左脉沉弦，右脉缓而无力。证属胆热脾寒，治以清肝温脾。方药：柴胡桂姜汤。柴胡16g，黄芩6g，桂枝10g，干姜10g，花粉12g，牡蛎30g（先煎），炙甘草10g。7剂，每日2次，水煎服。服药5剂后大便溏泄消失，胁痛、口苦亦好转，效不更方，继7剂并佐入茵陈15g，土茯苓12g，凤尾草15g。先后20余剂，诸症消失，月事定期而至，饮食、精神转佳。1个月后复查肝功，ALT、TTT已恢复正常。

摘自：王洪延．刘渡舟教授运用柴胡桂枝干姜汤治验2则［J］．北京中医杂志，1993，（2）：47．

案2　刘渡舟茵陈蒿汤案

刘某，男，14岁。春节期间，因食荤腥肥甘太过，又感受时邪，因而发病。开始时发热恶寒，不欲饮食，心中懊恼，不时泛恶欲吐，小便黄赤。继而全身面目黄染，体疲乏力，大便尚可。经某医院确诊为"急性黄疸型肝炎"。脉弦而滑数，舌苔黄腻。此为外感时邪与内湿相合，蕴郁肝胆疏泄不利。茵陈30g，大黄9g，栀子9g，土茯苓12g，草河车9g，凤尾草9g。上方服3剂后，症情减半。去土茯苓，草河车，凤尾草，加柴胡12g，黄芩、半夏、生姜各9g，大黄减至6g，又服3剂，黄疸已退，诸症皆平，改用茵陈五苓散善后。

摘自：刘渡舟. 新编伤寒论类方 [M]. 北京：人民卫生出版社，1984：201-202.

案3　刘渡舟栀子柏皮汤合茵陈蒿汤案

康某，男，32岁。患者于1周前，中脘胀满，发热，体温38.5℃，在本厂医务室治疗，服西药无效。4天后热退，巩膜及皮肤即出现黄疸。ALT 300U/L，黄疸指数80μmol/L。诊为黄疸型肝炎，住院治疗。不思饮食，泛泛欲吐，小便色深似浓茶，大便3日未解，舌红，苔黄。此湿热俱重，以栀子柏皮汤合茵陈蒿汤加减：生大黄18g，田基黄、山栀各15g，木通、黄柏各9g，鲜茅根、茵陈各30g，黄连6g。服1剂后，大便即通，小便亦利，照原方治疗1周后，黄疸大减，呕恶亦除，ALT下降至70U/L，黄疸指数下降为40μmol/L。减大黄，加强健脾利湿，服药7剂后，黄疸全退，黄疸指数为10μmol/L，ALT下降至30U/L，住院3周后，康复出院。

摘自：戴克敏整理. 姜春华教授治疗黄疸验案五则 [J]. 安徽中医学院学报，1987，6（2）：19-20.

案4　岳美中大柴胡汤案

何某，女，35岁，工人，河北人，1975年4月3日初诊。

患者自觉胆囊区疼痛20多年，时轻时重，经治未愈，于1973年5月突然出现黄疸，当时诊断为急性黄疸型传染性肝炎，住院经服药及输液等治疗后，黄疸好转而出院。出院后胆区仍疼痛不减，于同年9月份，高热40℃后出现黄疸，同时于右肋下胆囊区出现一拳大肿块，遂急又入院，诊断为胆石症，医院在高热40℃下急予手术治疗，术中发现胆囊内有大量结石，因术中大出血无法取石，行胆囊、十二指肠吻合术及造瘘引流。此后因黄疸不退又行二次手术：胆总管切开"T"字形引流，胆囊、十二指肠吻合术；脾动脉结扎，胆囊、十二指肠吻合术，术后形成胆瘘、黄疸不退。于1974年10月10日转入北京某医院住院治疗，诊为：慢性胆囊炎，胆石症；胆道术后形成胆瘘；毛细胆管炎，间质性肝炎；门脉高压、脾动脉结扎术后。住院3月余期间，虽经多方治疗，黄疸等上述病情未改进，于1975年1月30日出院。于1975年4月3日来我院就诊，身面目黑黄，胆瘘不愈合，尿黄黑，大便时干，经常鼻衄，黄疸指数100μmol/L，血胆红素11μmol/L，舌苔黄腻，脉大。投予"大柴胡汤"加三金二石及茵陈：

柴胡24g，黄芩10g，半夏9g，白芍12g，酒军10g，生姜9g，大枣4枚，金钱草31g，郁金9g，海金沙12g，鸡内金12g，石韦12g，滑石24g，枳壳6g，茵陈31g，每日1剂，水煎2次分服。前方服用40剂，至1975年5月20日，患者一般情况明显好转，鼻衄减轻，结石陆续由瘘管排出，瘘管已愈合，面色黑黄变淡，大便发黑，尿由黑转黄。黄疸指数降至50μmol/L，血胆红素降至6.0μmol/L，舌质淡红，右脉偏数，仍用前方加栀子15g，每日1剂，继续服用至1975年7月19日，前方又服60剂，鼻衄已止，余症均消，食纳转佳，舌苔正常，左脉滑数，黄疸指数正常，胆红素降至1.46μmol/L。前方剂量减半，加桂枝9g，茯苓10g，嘱再服一段时期。1975年9月19日复查：胆红素0.93μmol/L，患者一般情况尚好，精神尚佳，只有嗳气、矢气、大便时稀，偶有胁胀痛背酸，出虚汗和背部发冷现象，且已恢复工作。舌质稍暗，脉大。此属病后体虚，正气未复，肝胃不和，给予柴胡桂枝汤加旋覆花，以舒肝和胃降逆，为其善后。

摘自：岳美中. 黄疸、胆石症［J］. 新中医, 1979, (6): 25.

案5 岳美中理中汤案

王某，男，11岁，学生。全身无力，双下肢沉重，尿微黄，大便溏泄，每日两三次。ALT波动在200~400U/L。2年来7次住院，均诊断为慢性肝炎，先后用过激素、三磷酸腺苷、辅酶 A 及利胆清热、解毒渗湿、平肝健脾、化痰软坚等中药，并较长时间于复方中配用五味子，或单用五味子降酶治疗，均未获效。查体温 36.8℃，脉搏 82 次/分，血压 114/72mmHg，精神欠佳，心肺无异常，肝在肋缘下 2cm、剑突下 5cm，脾可触及。舌质淡，苔白厚，脉沉濡滑。上消化道钡餐造影正常，ALT 330U/L，TTT 6U。诊断：慢性肝炎。辨证：寒湿困脾。拟温中燥湿法，用理中汤加味治之：党参 9g，白术 6g，苍术、干姜、炙甘草各 3g，五味子 15g，水煎服。

二诊：上方服 7 剂，精神好转，大便基本成形，每日 1 次，有时 2 次。白苔转薄，脉象濡滑渐减，他症如故。嘱停吃苹果，原方服 1 个月，复查肝功能后再诊。

三诊：ALT 36U/L，TTT 6U。大便日 1 次，成形。精力充沛，舌苔薄白，脉象沉缓。嘱停药观察，每 3~6 个月复查肝功能。2 年多来，肝功能始终在正常范围，已恢复上学。

摘自：王国三. 著名老中医岳美中治疗脾胃病的经验［J］. 上海中医药杂志，1980，（4）：5-7.

案 6　姜春华四逆汤案

沈某，男，31 岁。患肝炎已 3 年，面色如烟熏黄，1 分钟胆红素为 4.3μmol/L，总胆红素为 29.07μmol/L，畏寒肢冷，脘闷，腹胀，口淡，便溏，苔黄，舌胖，脉沉细。脾虚寒湿使然，以茵陈四逆汤加减：大黄、甘草各 6g，山栀、附子、党参、大腹皮、茯苓等各 9g，干姜 4.5g。7 剂药后黄疸减退，怕冷好转，再 7 剂而症除。

【原按】

本案为阴黄，系脾虚寒湿不运，胆液外侵肌肉所致，治取温阳健脾而获佳效。

摘自：戴克敏. 姜春华教授治疗黄疸验案五则［J］. 安徽中医学院学报，1987，6(2)：19-20.

案7　岳美中大柴胡汤合小陷胸汤案

姬某，男，33岁。患慢性肝炎，经某医院治疗，已1年余，仍有轻度黄疸不退，ALT高达1570U/L，于1971年6月15日会诊。切其脉左关浮弦，右脉滑大，望其舌中部有干黄苔。自诉胁微痛，心下痞满。综合脉舌症候，是少阳阳明并病而阳明证重。选用大柴胡汤，治少阳蕴热之黄疸与阳明痞结之胀满，更辅以涤热散结专开心下苦闷之小陷胸汤。处方：柴胡9g，枳实6g，白芍9g，川军6g，清半夏9g，黄芩9g，生姜12g，大枣4枚（擘），糖瓜蒌30g，川黄连3g。水煎服，7剂。

6月22日复诊，弦滑脉见减，舌黄苔见退，残余黄疸消失，痞满稍舒，ALT降至428U/L，是方药已对证，续进10剂，ALT正常，出院。

【原按】

大柴胡汤为治"少阳证少，阳明证多"者，能消除严重性胸胁心下郁窒感，舌多干燥有黄苔，易便秘，腹肌紧张。因少阳证少，阳明证多，故去小柴胡中之参草，以免助阳窒胃。大黄与芍药配合使用，可以治腹中实痛；枳实芍药配合使用，可以治腹痛烦满不得已。本方有解热、泻实、除烦、缓诸痛作用。

这一病例，按中医辨证，左脉浮弦为柴胡汤证，右脉滑大为陷胸汤证，因之取大柴胡汤小陷胸汤合剂治之，残余黄疸很快消失，自觉脘满亦基本解除，同时ALT亦随之下降至正常。

摘自：中医研究院主编. 岳美中医案集［M］. 北京：人民卫生出版社，1978：59.

案8　岳美中半夏泻心汤合厚朴生姜半夏甘草人参汤案

白某，男，39岁，住院病历号41193，于1964年1月24日初诊。患慢性肝炎6年，两胁间歇性疼痛，大腹胀满，纳食乏味，嗳气频频，肠鸣矢气，大便溏薄，一日2次或隔日一行，曾先后5次住院。经保肝、丙酸睾丸酮等治疗后，均可获暂时效果，工作一紧张辄又复发。曾用柴胡疏肝散等方治疗亦无明显效果。诊得六脉虚迟无力，舌胖大，苔腻而浮。缘起病于早年饥饱劳役，脾胃升降失职，健运无权，恰与《金匮要略》"呕而肠鸣，心下痞者，半夏泻心汤主之"之证相符，则予：

法半夏9g，萸炒黄连3g，枯黄芩9g，干姜片6g，炙甘草6g，潞党参9g，大枣（擘）4枚

二诊：1964年2月29日，前方日服1剂，1个月来纳差肠鸣矢气已大为减轻，但仍有腹胀胁痛，舌脉同前，拟《伤寒论》厚朴生姜半夏甘草人参汤：

厚朴9g，生姜6g，半夏6g，党参9g，炙甘草6g

三诊：又服药20剂，腹胀大减，基本消失，除胁有隐痛之外，余症均除，脉象较前有力，精神充沛，出院返四川工作，嘱再服一段时间半夏泻心汤及补中益气丸为善后调理。

【原按】

本例慢性肝炎的治疗，亦与一般常法不同，患者断续病程6年，腹胀纳差，肠鸣便溏，六脉虚迟无力，舌胖大等症，虽有胁痛，按疏肝理气用柴胡疏肝散治疗不效，则说明非"肝胃不和型"，而为脾胃阳虚之证，先用半夏泻心汤以"辛开苦降法"为治，经服药月余纳差嗳气肠鸣等症大为好转，然腹胀不效，六脉如前，则说明脾阳衰愈转甚。《伤寒论》："发汗后，腹胀满者，厚朴生姜半夏甘草人参汤主之。"所谓"发汗后"

是指其病因为汗后伤及脾阳所致，本例虽未发汗，但病程 6 年之久，具有明显脾阳虚衰，顽固性"腹胀"，六脉虚迟无力。病因虽异，其证候相同，故改用厚朴生姜半夏甘草人参汤之后，20 余剂即又进一步获得明显效果。

摘自：中医研究院主编. 岳美中医案集 [M]. 北京：人民卫生出版社，1978：60.

案 9　姜春华茵陈蒿汤合四逆散案

鲁某，男，38 岁。急性黄疸型肝炎，巩膜黄染，目络微赤，昨有鼻血，胁痛，唇、舌红，脉弦。ALT 150U/L。以茵陈蒿汤合四逆散加味：大黄、丹皮、赤芍、柴胡、大青叶、枳壳、茅花、山栀各 9g，茵陈蒿、鲜茅根各 30g，甘草 6g，7 剂。药后黄疸退，衄血止，ALT 下降至 80U/L，续方 7 剂遂愈，随访 1 年未发。

【原按】

本案为热重型黄疸型肝炎兼见胁痛，故用茵陈蒿汤及四逆散加味。大黄配柴胡、大青叶能控制肝炎病毒，降低 ALT，此为治本。本案血热重，以丹皮配赤芍、大青叶、山栀以凉血清热。茅花配山栀有止血作用治鼻衄。鲜茅根与茵陈蒿相配利湿退黄，此为治标。标本兼治，方药对症，病焉不愈？

摘自：戴克敏. 姜春华教授运用茵陈蒿汤的经验 [J]. 辽宁中医杂志，1989，(6)：1-3.

案 10　姜春华茵陈蒿汤合栀子柏皮汤案

康某，男，32 岁。患者于 1 周前即突感中脘胀满不适，发热曾至 38.5℃，服西药 4 天后热退，巩膜及皮肤即出现黄疸，经某医院检查 ALT 为 300U/L，黄疸指数为 80μmol/L。西医诊断为黄疸型肝炎，现住院治疗。不思饮食，泛泛欲吐，小便色深似浓茶，大便3日未解，舌红，苔黄，脉弦数。证属湿热俱重型黄疸，投以茵陈蒿汤合栀子柏皮汤加味。生大黄18g，山栀、田基黄各15g，黄柏、木通各9g，川连6g，茵陈蒿、鲜茅根各30g，7剂。服1剂后，大便即通，小便亦利。治疗1周后，遍身黄疸大减，胸闷烦恶亦舒。查：ALT 70U/L，黄疸指数40μmol/L。减大黄，加重健脾利湿药物，继续服药14剂后，黄疸全退，黄疸指数为10μmol/L，ALT下降至30U/L，食欲增加，于住院3周后出院。

【原按】

本案为急性黄疸型肝炎属于湿热俱重型，本方重用大黄、黄柏、川连、山栀清热解毒，田基黄亦为姜老治疗肝炎常用的主药，有清热解毒利湿作用，以上5味药以治肝炎为本；利胆的药物有大黄、山栀、茵陈等；利水则有茵陈蒿、木通及鲜茅根；通便则有大黄。使黄疸从二便中分消。

摘自：戴克敏. 姜春华教授运用茵陈蒿汤的经验［J］. 辽宁中医杂志，1989，(6)：1-3.

案11 胡希恕柴胡桂枝干姜汤合当归芍药散案

（1）胡某，男，14岁，1965年10月18日初诊。4年前曾患黄疸型急性传染性肝炎，经西药治疗黄退，但食纳不佳，肝功时有波动，时头晕目眩。近1年来大约每半月有1次癫痫发作，发作时先觉气上冲咽，旋即四肢抽搐，继则牙关紧闭，口吐白沫，不省人事。经常服用西药镇静药，但仍每半月发作1次。常感乏力，每发作过后尤为明显。因食欲不振而现身体瘦弱，舌净无苔，脉弦微数。予柴胡桂枝干姜汤合当归芍药散：柴胡12g，黄芩10g，天花粉12g，桂枝10g，赤芍、白芍各10g，生龙骨、牡蛎各15g，当归10g，川芎10g，生姜10g，苍术10g，茯苓10g，泽泻15g，炙甘草9g。上药服6剂食纳好转，他症如前，继服6剂头晕好转，未发癫痫，又服1周力气增加。仍宗原方稍增损，服1个月也未见癫痫发作。又服1个月停药观察也未见发作。

【原按】

胡希恕对于慢性肝炎乏力明显，大便偏干者，喜用柴胡桂枝干姜汤合当归芍药散。从方证上来讲，"头晕目眩、气上冲咽"为有气上冲，"脉弦"为柴胡证，"脉数"为有热，"身体瘦弱、舌净无苔"为津液亏虚之象，"乏力"在柴胡证的前提下，为柴胡桂枝干姜汤的重要指征，"口吐白沫"为内有痰饮，乏力体瘦说明虚象明显，病久则必有瘀血。虚性的瘀血证，加之有饮，为当归芍药散的明证，故取柴胡桂枝干姜汤与当归芍药散二方合用，疗效显著。

摘自：冯世伦，张长恩. 胡希恕经方理论与实践 [M]. 北京：中国中医药出版社，2008：309-310.

（2）伊某，女，26岁，病历号4216。自1976年4月起肝功一直不正常：麝香草酚絮状试验（TFT）（++），ALT 766U/L，HBsAg 1：32。症见：下肢酸软，右胁疼痛，恶心嗳气，纳差，夜间肠鸣，月经前期，苔薄微黄，脉弦细。证属肝郁血虚兼停饮，治以舒肝和血、化饮，予柴胡桂枝干姜汤合当归芍药散加减：柴胡18g，黄芩10g，天花粉12g，生牡蛎10g，桂枝9g，干姜6g，白芍9g，丹参30g，茵陈24g，茯苓15g，苍术9g，炙甘草9g。上方加减服用2个月，12月17日查肝功正常，HBsAg 1：16。

摘自：冯世纶. 胡希恕老中医治疗肝炎经验 [J]. 北京中医杂志，1986，（4）：2-3.

案12 · 俞慎初四逆散案

王某，男，25岁，1975年5月10日诊。患者于1970年在建欧县插队时染得肝炎,回榕治疗。经某医院检查,诊为慢性肝炎,服药 2 个多月,肝区仍不时作痛,转氨酶仍未降低,食纳不佳,舌苔薄白,脉象弦细。法用疏肝理脾为主,以四逆散加味治之。毛柴胡 6g,白芍药 9g,绿枳壳 6g,生甘草 3g,麦谷芽各 20g,板蓝根 9g,鸡内金 6g,川楝子 9g,广郁金 6g。水煎服,并以玉米须、糯稻根各 15g,水煎,代茶饮。

上方连服 10 余剂后,肝区痛除,转氨酶恢复正常,食量逐增。

【原按】

急性传染性黄疸型肝炎,呈现如橘子色的阳黄,舌苔黄腻,胸腹胀满,小便黄赤口渴或不渴,脉象弦而细数,可予四逆散与茵陈蒿汤合治。如为慢性肝炎,肝区作痛,食纳不佳,口苦、咽干、舌苔白、质绛,脉弦而细,以四逆散加板蓝根、川楝子、广郁金、玉米须等治之。

摘自:俞慎初. 四逆散的临床运用 [J]. 福建中医药,1983,(4):14-16.

案 13　印会河茵陈蒿汤案

刘某,女,15 岁,学生,1976 年 5 月 2 日初诊。7 天前因发热按感冒治疗无效,并出现厌油纳差、乏力、恶心呕吐、尿色深黄、大便秘结等症,近 2 天又发现巩膜黄染。苔黄腻,脉弦滑数。查肝功:ALT 302U/L,麝香草酚浊度试验(TTT)18U,硫酸锌浊度试验(ZnTT)17U,黄疸指数 22μmol/L。查体见身目黄染,肝大右肋下三指,质充实有压痛,脾肋下可触及。西医诊断:急性黄疸型肝炎。证属肝胆湿热。治拟清肝利胆、退黄。方用茵陈蒿汤加味:茵陈、大黄、山栀、黄芩、板蓝根各 15g,金钱草 30g,龙胆草 10g,陈皮 10g,焦三仙各 10g,茯苓、法半夏各 12g,甘草 6g。

二诊:服上方 10 剂,自觉精神明显好转,食欲增加,黄疸减轻,苔黄脉弦滑。前方减板蓝根、龙胆草,加柴胡、当归、赤芍各 10g。继服 15

剂，黄疸消失，二便正常，复查肝功，惟 TTT 偏高。前方减大黄，加泡参15g，再服 10 剂，诸症消失。

【原按】

本例患者为肝胆湿热炽盛，故方中重用茵陈、山栀、黄芩、大黄、金钱草、板蓝根、龙胆草清热利湿，解毒退黄，法半夏、陈皮、茯苓、焦三仙健脾开胃，以顾后天之本，柴胡、当归、赤芍理气活血，甘草调和诸药，药症相合，故获良效。

摘自：张忠会. 印会河教授治疗肝病的经验 [J]. 国医论坛, 1990, (5): 21-22.

案 14　原明忠小柴胡汤案

刘某，31 岁，1998 年 7 月 2 日初诊。无自觉症状，体检时查出 HBsAg（+），Pre-S2Ag（+），抗 HBc-IgM（+）。因无症状，中医"无证可辨"，用"类比法"辨治思路，病因感染乙肝病毒，病位在肝，应属中医湿毒侵袭。治以疏肝活血，解毒利湿。方用小柴胡汤加减：柴胡 10g，黄芩 10g，茵陈 30g，板蓝根 10g，白花蛇舌草 10g，郁金 10g，丹参 10g，当归 10g，黄芪 15g，赤芍 15g，甘草 10g，生姜 3 片，大枣 4 枚。水煎服，每日 1 剂，连服 3 月。

10 月 28 日二诊：复查除抗 HBc-IgM（+）外，其余均转阴，口干，尿黄，舌边齿痕、苔薄白，脉弦，上方再进 30 剂巩固疗效。

【原按】

小柴胡汤是《伤寒论》治少阳证主方，经加减治疗乙肝有较好疗效。现代研究证实其具有明显的解热、镇痛、抗炎、免疫调节、保护肝脏、刺激肝组织再生等药理作用。本例为乙肝病毒携带者，方中柴胡、黄芪、当归疏肝养肝扶正为君；茵陈、黄芩、板蓝根、白花蛇舌草解毒利湿，使病毒有排泄出路为臣；丹参、赤芍、郁金活血祛瘀，改善肝脏血液循环为佐；甘草、生姜、大枣解毒健脾胃为之使。配伍合理，切中病机，诸药合用共奏疏肝养肝，活血解毒利湿，增强免疫之效。原老将四诊方法与现代医学理化等辅助检查合参，可更加准确地辨别疾病的病因、病位、病机和病性，尤其对"无证可辨"者可拓宽辨证思路，从而提高临床疗效。

摘自：张永康，原道昱．原明忠应用经方经验举隅［J］．山西中医，2002，18（1）：5-6.

案15　姜春华下瘀血汤合桂枝茯苓丸案

蔡某，男，47岁。患慢性肝炎已3年，ALT持续在100U/L以上，服中西药ALT均不下降。现脐下痛，肝区刺痛。舌质紫暗苔白厚，脉细弦。治拟活血化瘀。

桃仁9g，制大黄9g，䗪虫6g，桂枝9g，丹皮9g，赤芍9g，田基黄30g，九香虫4.5g。14剂。

摘自：戴克敏．姜春华教授使用"下瘀血汤"之经验［J］，辽宁中医杂志，1986，（7）：1.

案16　刘渡舟栀子厚朴汤案

某男，27岁，1986年初诊。近1个月来，脘腹胀满，右肋下隐痛，心烦失眠，卧起不安，经常自服安眠药才能入睡。1个星期前，恶心呕吐，口苦口渴，厌油腻，小便短黄，大便秘结，昨日在某医院做肝功能检查异常，诊断为急性黄疸肝炎。查眼白睛及全身皮肤轻度黄染，舌质红，苔黄腻，脉滑数。证属阳黄，湿热熏蒸，热重于湿，治宜清热利湿、除烦，行气宽中消满。方药：生山栀15g，枳实10g，厚朴10g，茵陈蒿30g。水煎，日服1剂。服药7剂后，口苦及腹满减轻，纳可，心情舒畅，安卧如常。继以原方及甘露消毒丹加减，交替服用2个月而愈。

摘自：陈明，张印生．伤寒名医验案精选［M］．北京：学苑出版社，1998：84.

第七章 肝硬化

肝硬化（hepatic cirrhosis）是各种慢性肝病发展的晚期阶段。病理上以肝脏弥漫性纤维化、再生结节和假小叶形成为特征。临床上，起病隐匿，病程发展缓慢，晚期以肝功能减退和门静脉高压为主要表现，常出现多种并发症。肝硬化是常见病，世界范围内的年发病率约为 100（25~400）/10 万，发病高峰年龄在 35~50 岁，男性多见，出现并发症时死亡率高。

代偿期肝硬化症状轻且无特异性，可有乏力、食欲减退、腹胀不适等。患者营养状况一般，可触及肿大的肝脏、质偏硬，脾可肿大。肝功能检查正常或仅有轻度酶学异常。失代偿期肝硬化临床表现明显，可出现腹水及多种并发症。

西医治疗肝硬化，分为以下几个方面：治疗原发病、治疗腹水、对症治疗并发症。

肝炎属中医学"胁痛""黄疸""痞满""鼓胀""积聚"等病范畴。临床上应参照中医相关病证，观其脉证，知犯何逆，随证治之。

案1　姜春华下瘀血汤案

田某，女，38 岁。1976 年 4 月 1 日初诊。1971 年初发现下肢浮肿，当时查 ALT 400U/L，黄疸指数 25~30μmol/L。后经治疗 ALT 有所下降，但维持在 200U/L 左右。初诊见面色黧黑，巩膜黄染，伴有腹水、失眠、腹胀、肝区痛，舌红苔厚白。ALT 143U/L，ZnTT 37U，血清蛋白电泳 γ 球蛋白 44%。治以化痰软坚、利水：生大黄、桃仁各 9g，地鳖虫（研末吞）1.5g，炮山甲（研末吞）3g，田基黄、对座草、茯苓皮、岗稔根各 30g，紫丹参 15g，赤芍 6g。24 剂。

4 月 22 日二诊：面色稍好转，头晕也减，仍有腹胀、肝区痛、乏力、尿少、口干、口苦，舌红苔薄白、脉细。益气养阴利水为治：黄芪 15g，天花粉、黑大豆、茵陈、茯苓皮、对座草、陈葫芦、桑白皮、白茅根各 30g，皮尾参、麦冬、石斛、大腹皮、槟榔各 9g。7 剂。

4 月 29 日三诊：腹胀较好转，仍有肝区痛、乏力、口干、舌红、苔干白。益气养阴，化痰利水为治：上方去陈葫芦、桑白皮、白茅根、茯苓皮、麦冬、石斛，加郁金 15g，赤芍、桃仁各 9g，地鳖虫 3g。14 剂。

5 月 13 日四诊：腹胀及乏力好转，面色也好转，肝区仍痛，时有头昏，关节痛，口干、舌红，苔白干。ALT<40U/L，ZnTT 31U，血清蛋白电泳 γ 球蛋白 46%。再投化痰软坚、利水之剂，用 4 月 1 日方去对座草，加大腹皮、木通各 9g，玉米须 30g。14 剂。

6 月 17 日五诊：肝区痛减，头晕、关节痛也轻，舌苔同前。ALT<40U/L，ZnTT 24U，血清蛋白电泳 γ 球蛋白 40%。上方去大腹皮、茯苓皮，另用陈小麦 90g，西瓜皮 60g，玉米须、对座草、陈葫芦各 30g，煎汤代水。经 3 个多月治疗，面黑有所减轻，巩膜黄染全退，症状好转。ALT<40U/L，ZnTT<10U，血清蛋白电泳 γ 球蛋白 34%。

【原按】

本案为黑疸。现代医学诊断为肝硬化腹水。姜老在本案治疗过程中，活血化痰利水与扶正益气养阴互用，以求祛邪不伤正，扶正不恋邪。下瘀血汤（大黄、桃仁、地鳖虫）为姜老治疗肝硬化腹水之基本方，临床疗效较好。炮山甲、黑大豆有增加白蛋白的作用，能调整白、球蛋白的比例；陈小麦、玉米须、陈葫芦、对座草、西瓜皮能加速利尿，消除腹水及黄疸。诸药合用而使疸退大消，病情得以控制。

摘自：戴克敏. 姜春华教授治疗黄疸验案五则［J］. 安徽中医学院学报，1987，6（2）：19-20.

案2 洪子云泻心汤案

叶某，男，56岁，干部。初诊日期：1979年11月12日。病人身体一向壮实，1978年3月普查血吸虫时发现血吸虫卵，遂住院治疗慢性血吸虫病。住院不久，病人感到腹胀、下肢微肿、肝区不适，进食则腹胀益甚，大便溏酱状，有里急后重感。当时经西医检查，诊断为血吸虫性早期肝硬化。以后一直住院治疗，虽经中西药物迭施，病情却逐渐加重。患者因慕洪老师之名，遂执意出院来汉求治。当时主要见症：腹部撑急胀满，不敢进食，进食则撑胀愈甚，肝区隐痛不适，肠鸣，大便一日数次，便时里急后重，十分痛苦。面色虚浮苍黄，下肢微肿。舌质稍红，上覆厚腻苔，脉濡缓。此为湿热阻滞中焦，肝络不和，拟调和肠胃、疏肝活络为治：法半夏12g，川黄连6g，淡干姜6g，酒黄芩10g，党参12g，川厚朴10g，白云苓15g，郁金10g，红丹参25g，广陈皮10g，白蔻仁10g，鲜生姜10g，干橘叶12g，15剂。二诊（12月9日）：服上药后，腹部大为松动，每日食量由二三两增至八九两，大便由每日四五次减至一两次，苔腻未全化，肝区痛较前明显，宜击鼓再进：川郁金10g，红丹参15g，白蔻仁10g，川厚朴10g，炙甘草6g，潞党参10g，干橘叶10g，法半夏10g，陈佛手10g，淡干姜6g，川黄连6g，霜苍术10g，15剂。三诊（1980年1月8日）：上方服毕，病人主要症状基本消失，饮食可，大便正常，已上班恢复全日工作。建议病人检查肝脏，另拟丸药方以图缓治。炙鳖甲120g，制香附

120g，玫瑰花 90g，红丹参 150g，川郁金 120g，潞党参 120g，法半夏 60g，川厚朴 90g，陈佛手 60g，川黄连 30g，霜苍术 90g，干橘叶 90g。蜜丸如梧子大，每服 40 丸，日 2 次，白开水下。

【原按】

慢性肝病患者就诊于中医时，多数已经西医作过明确诊断，作为中医，固然可以鉴病，但千万不能为西医病名印定限目，应以辨证为主。审其证只要属湿热阻滞中焦，肠胃升降功能失常者，便可放手使用泻心法，从调理中焦入手。本例也曾经长期中药治疗，但因所用方药都是着眼于肝脏本身，故愈治肠胃功能愈差，肝病也愈趋恶化。经洪老师认证为湿热蕴结中焦，治以调和肠胃为主后，病人即腹松能食，脾胃功能逐渐恢复正常。后天之本既立，肝脏之病何忧？当然，在调理中焦的同时，兼用活络通瘀之品以软肝脏也是很重要的。在治疗过程中，病人曾因不慎风寒而引起肺系感染，当时嘱其立即停止中药，急则治标，迅速控制感染。这种情况在慢性病治疗过程中可以经常遇到，当权衡标本缓急以作相应处理。又，病人在服第二方时，曾试以红参替换党参，结果服后腹胀气壅，说明湿热中阻病人不宜"蛮补"，也说明了泻心法中的"益胃"之品不是十分重要的。此外，其他肝胆疾病，凡出现湿热蕴结中焦、肠胃升降功能失常时，泻心法用无不效。

摘自：戴玉. 洪子云运用泻心法的经验［J］. 湖北中医杂志，1981，（4）：12-15.

案 3　杨扶国小陷胸汤案

刘某，男，41 岁，已婚，机械检验师。初诊于 1993 年 6 月 23 日。患者 1992 年 7 月因胁痛腹胀而抽血检查，发现肝功能不正常，经多项理化检查诊为：慢性迁延型肝炎；肝硬化。现症：两胁及右背疼痛、麻木、胃脘部阻塞感，纳呆，稍食腹胀，口中时泛清水，大便时干时稀，小便多，夜麻差，舌胖、质紫暗、苔白，脉沉细弦。辨证为肝郁脾虚，痰饮水湿互结。治法拟疏肝理气，运脾和胃，涤痰开结。以小陷胸汤合温胆肠加减：瓜蒌皮 10g，黄连 5g，法半夏 12g，竹茹 10g，枳壳 10g，广陈皮 8g，茯苓 15g，柴胡 8g，郁金 10g，赤、白芍各 10g，5 剂。

二诊（1993 年 6 月 30 日）：服药后大便转为正常，精神较前清爽，纳食稍增，睡眠转佳；两胁及右背部疼痛、麻木及胃脘阻塞诸症稍有减轻，但未尽除，舌质紫暗、苔白，脉弦。处方：仍守上方去柴胡、白芍，加厚朴 10g，香附 10g，6 剂。

三诊（1993 年 7 月 7 日）：服药后胃脘阻塞、两胁及右背部疼痛、麻木诸症尽除，精神大为好转，纳食增进，大便每日 1~2 次，舌尖红、苔薄黄，脉沉细弦。改拟养肝柔肝、健脾和血法。以一贯煎化裁：生地 15g，丹参 15g，枸杞子 12g，北沙参 15g，赤小豆 15g，赤、白芍各 10g，田三七粉 3g（冲服），焦山楂 15g，7 剂。

此后年余，胃脘阻塞、右背疼痛、麻木症未再发。

【原按】

肝脏疾病的临床表现多虚实夹杂、寒热交错。先生在治疗肝脏疾病时，多遵仲景《金匮要略》"见肝之病，知肝传脾，当先实脾"之宗旨，常用的是柴芍六君汤，但对那些虚实夹杂、肝郁犯脾，或寒、痰、热互结所致的胸胁、胃脘痛者，每用小陷胸汤治之取效。

摘自：刘春援. 杨扶国运用小陷胸汤的经验 [J]. 江西中医药，1996，27（1）：4-6.

案 4　陈瑞春四逆散案

杨某，男，80 岁，教师。1993 年 4 月 10 日就诊。

病者有慢性肝病史，除外血吸虫病因。B 超提示：肝硬化伴中度腹水，胆囊壁粗糙,脾脏肿大。自觉症状:腹胀气滞,食之腹胀更甚,肝区隐痛,大便时干时稀,小便偏少。面色晦暗,形体偏瘦,精神疲惫,腹部脐周有青筋暴露,双手肝掌明显,颈下有两粒蜘蛛痣,双下肢轻度浮肿,脉细弱,舌淡润。病属中医的鼓胀。缘由肝郁气滞血瘀,脾胃不足所致。方拟四逆散加味:柴胡10g,赤白芍各10g,枳壳10g,炙甘草3g,怀山药15g,扁豆15g,郁金10g,炒鸡内金10g,大腹皮10g,海桐皮20g,茯苓皮15g,益母草15g,墨旱莲15g,青陈皮各10g。日1剂。

二诊(5月4日):服15剂后,腹胀明显减轻。食量增加,能食能化,食后无痞胀,大便偏软。精神好转,睡眠安静,脉缓有力,舌淡润。B超复查:腹水消退。守原方去大腹皮、海桐皮,加三棱、莪术各6g,白术10g。另服健脾益气冲剂(本院自制药品,以参苓白术散加味组成),每日1包(含生药15g),早间白开水冲服。

三诊(7月10日):上方40余剂,病者精神好转。食欲正常,睡眠安宁,形体略胖,腹无所苦,腹水未反复,大便正常,小便每日24小时量2000多毫升。自觉病去七八,并能上班工作。脉缓有力,舌淡苔润。仍守上方加减:柴胡10g,赤白芍各10g,枳壳10g,炙甘草3g,怀山药15g,扁豆15g,郁金10g,炒鸡内金10g,生黄芪15g,益母草25g,墨旱莲15g,青陈皮各10g,白术10g,香附10g,炒谷麦芽各10g。另每日服健脾益气冲剂1包。同时,嘱每半个月吃一次甲鱼(将甲鱼切细,文火炖8~10小时服用)旨在滋阴软坚,辅助治疗。

四诊(9月10日):服上药30余剂,B超复查,肝硬化未见腹水,脾脏缩小。偶尔有精神疲乏,四肢软倦,其他正常,脉缓不弦,舌苔薄润,守上方再进。

五诊(12月10日):病者先后服上方多剂,自觉身体状况正常,无腹胀,腹部青筋暴露减少,不浮肿,面色有泽润,脉缓不弦,舌苔淡润。拟以四逆散合五味异功散加味：柴胡 10g，白芍 10g，赤芍 10g，枳壳 10g，党参 15g，白术 10g，茯苓 15g，怀山药 15g，炒鸡内金 10g，炒谷麦芽各 10g，墨旱莲 15g，益母草 15g，生黄芪 15g，青陈皮各 10g，郁金 10g，三棱、莪术各 5g。

六诊（1995年2月10日）：服上方30余剂，自觉身体较前壮实，少有感冒，守上方长期服用，隔日1剂，以资巩固。1996年1月10日获知，病者仍坚持服上药，病情稳定，能坚持工作。

【原按】

本例肝硬化的治则，始终本着疏肝理气、健脾和胃、软坚散结、缓缓图治的治法。并遵《金匮要略》肝病实脾之旨，用药着力保护和补益脾胃，使消化吸收功能保持良好状态是稳定肝硬化的重要措施。至于软坚散结药，除用小量三棱、莪术外，他如郁金、青皮、内金等均取其柔中有刚。全方虽加味药稍多，突出调治肝脾，总以不伤正气，缓治图功的方法。前后共服200余剂，未见脾胃损伤，肝阴不足。因而达到了消除腹水，脾脏缩小，肝硬化稳定，临床痊愈的目的。

摘自：陈瑞春．四逆散新用［J］．江西中医药，1993，27（3）：25-27.

案5　姜春华四逆散合桂枝茯苓丸案

任某，男，58岁。两胁胀痛，肝区刺痛，腹胀，脉弦，舌右侧有瘀紫斑。西医检查为早期肝硬化。以四逆散合桂枝茯苓丸加减：柴胡 9g，白芍 9g，枳壳 6g，香附 6g，青皮 6g，桃仁 9g，桂枝 9g，延胡索 9g，五香虫 3g，川芎 4.5g。7剂，药后胀、刺痛减轻，续服7剂图治。

【原按】

本案早期肝硬化，血瘀兼气滞。用桂枝茯苓丸去茯苓，加五香虫、川芎活血化瘀，并治肝刺痛。用四逆散去甘草，加青皮、香附疏肝理气，治胁胀痛及腹胀。桂枝茯苓丸合四逆散活血理气相使互用,果药后取得显著进步。延胡索及五香虫为姜老治疗肝痛的有效药物。

摘自:戴克敏.姜春华教授运用柴胡剂验案八则[J].天津中医学院学报,1989,(1):34-36.

案6 俞慎初茵陈蒿汤案

翁某,男,60岁,患肝硬化症。患者得病年余,腹胀,气促,面色萎黄、便溏或秘,小便短,有时黄,舌苔白浊,脉象弦细。宜补中理脾,消导疏肝,利湿退黄治之。处方于下:绵茵陈12g、山栀子6g、生黄柏6g、怀山药15g、左牡蛎24g(先煎)、生鳖甲24g(先煎)、鸡内金10g、京丹参12g、茯苓皮15g,水煎服,连服7剂。茯苓皮15g、绵茵陈12g,水煎代茶,连服7剂。

次诊:服上药后,症状显著好转,精神转佳,惟食欲尚未增进,舌苔白、脉弦细。处方于下:绵茵陈12g、山栀子6g、生黄柏6g、绵黄芪15g、怀山药15g、漆白术10g、左牡蛎24g(先煎)、生鳖甲24g(先煎)、鸡内金10g、薏苡仁15g、谷麦芽各15g、茯苓皮15g,水煎服,连服5剂。茯苓皮、玉米须各20g,水煎代茶,连服5剂。服上药,诸症已完全消失,食量亦增,嘱以补中益气丸常服,以善其后。

【原按】

茵陈蒿汤对胆汁性或门脉性肝硬化合并黄疸者有一定疗效。其症状为肝脾肿大,持续黄疸,畏寒,面色萎黄,腹胀,纳呆,便溏,舌苔白腻,脉象弦细,以健脾消导,疏肝退黄,用茵陈蒿汤去大黄,加保和丸;胆汁性者则加枳壳、朴根、内金等;门脉性者则加丹参、牡蛎、鳖甲、山甲或三棱、莪术等。

摘自:俞慎初.茵陈蒿汤对肝胆疾患的治验[J].贵阳中医学院学报,1988,

(3): 19-22.

案7　陈慎吾小柴胡汤、柴胡桂枝汤案

丁某，男，7岁。初诊日期：1962年2月2日。该患者肝大，肋下4cm，伴有腹水，北京某医院诊为肝硬化。诊见面色萎黄，心烦，喜呕，不欲食，短气，大便带血，2日一行，小便短少，腹胀大，青筋暴露，脐凸、脐下痛，手凉时自发热，暮则头痛甚，舌润两边厚腻，中心斑剥，脉左细数，右芤。

辨证：该证邪实而正虚，不可补虚。腹水已成而青筋毕露，夜重昼轻，便血，邪实病血，破瘀为急，实邪去，则正自复。惟久病缓攻，急则生变。拟先以柴胡桂枝汤疏肝开郁，调理气血，加当归芍药散理血散瘀，兼服鳖甲煎丸以散血积，使气血稍和，攻破之法不能除外。

此方服之后改用小柴胡汤与血府逐瘀汤合方。至1962年4月13日来诊诸症皆轻，但腹仍胀大，在原方基础中加茯苓、白术。服药至5月8日食欲佳，小便量多，腹胀已轻。7月20日已无症状，只是舌苔斑剥，肝大，以小柴胡汤加鳖甲煎丸善后调理。1963年7月痊愈入学。

摘自：陈大启，孙志洁．陈慎吾老师对柴胡剂之运用[J]．北京中医杂志，1987，(1): 3-5.

案8　刘渡舟柴胡桂枝干姜汤案

张某，男，42岁，干部，于1986年11月17日初诊。患者肝硬化腹水反复发作已5年，曾3次住院治疗。近因病情复发，腹部胀满，下肢水肿来诊。腹部膨隆如鼓，腹水阳性，触之心下软、脐下硬，巩膜无黄染，头项部有散在蜘蛛痣，下肢浮肿，神疲乏力，小便少而不利，大便稀，日行4~5次，腹胀，两胁胀痛，口干口苦，口渴欲饮，手指麻木。血液检

查：ALT 130U/L，TTT 18U，TFT（+++），HBsAg 1256，血浆总蛋白5.3g/L，白蛋白2.3g/L，球蛋白3.0g/L。西医诊断：肝硬化腹水。查其舌质暗苔白腻，脉沉弦而缓。脉证合参，证属少阳肝胆郁热，太阴脾家有寒，三焦气化不利。治用柴胡桂枝干姜汤。柴胡12g，黄芩9g，桂枝10g，干姜10g，花粉14g，牡蛎40g，炙甘草10g，茵陈12g。7剂，水煎服。

11月24日复诊：大便较成形，日行1~2次，小便增多，腹水渐消，腹胀有减，继用上方加炮姜6g，红参3g，继用20剂。药后腹水消，大便成形，体力渐复。改用小柴胡汤去大枣加茯苓30g，红花10g，茜草10g。调服1月余，诸症愈。肝功正常：ALT 20U/L，TTT 6U/L，TFT（-），HBsAg（-），血浆总蛋白6.5g/L，白蛋白3.5g/L，球蛋白3.0g/L。病情稳定，又照常工作，随访1年未复发。

摘自：冯建春．刘渡舟教授运用柴胡桂枝干姜汤经验举隅［J］．山西中医，1989，5（3）：1-2．

案9　刘渡舟桂枝去芍加麻辛附子汤案

丁某，男，43岁。胁痛3年，腹鼓胀3个月，经检查诊为"肝硬化腹水"，屡用利水诸法不效。就诊时见：腹大如鼓，短气撑急，肠鸣漉漉，肢冷便溏，小便短少。舌质淡，苔薄白，脉沉细。诊为阳虚气滞，血瘀水停。

处方：桂枝10g，生麻黄6g，生姜10g，甘草6g，大枣6枚，细辛6g，熟附子10g，丹参30g，白术10g，三棱6g。

服药30剂，腹水消退，诸症随之而减，后以疏肝健脾之法，做丸善后。

【原按】

清·陈修园先生潜心临证，对桂枝去芍加麻辛附子汤证颇有心悟，云此证"略露出其膨胀机倪，令人寻绎其旨于言外"。根据刘老治腹水之经验，凡是大便溏薄下利，脉弦或脉沉，腹满以"心下"为界的，则用本方治疗，每用必验；腹胀而两胁痞坚的，则用柴胡桂枝干姜汤，其效甚捷；腹胀居中而且利益甚的，用理中汤，服致腹中热时，则胀立消；若小腹胀甚，尿少而欲出不能，则用真武汤，附子可制大其服，则尿出胀消。

摘自：陈明，刘燕华，李方. 刘渡舟验案精选［M］. 北京：学苑出版社，2008：72-75.

案10 刘渡舟鳖甲煎丸合小柴胡汤案

张某，"早期肝硬化"来诊。患者面色黧黑，左右两胁肝脾痛如锥刺，日轻夜重，小便色黄，大便尚可，惟饮食不馨，食后每见腹中夯胀为甚。切其脉弦而责责，舌质紫暗，苔则白润。余辨证为肝脾血络瘀滞。肝不疏泄，脾不运化，而气血凝滞，则三焦为之不利。

疏方：柴胡12g，黄芩6g，半夏10g，生姜10g，党参6g，炙甘草6g，桂枝10g，赤芍10g，鳖甲30g，生牡蛎30g，红花10g，茜草10g，䗪虫10g，蜣螂10g，射干10g，紫菀10g，石韦12g，瞿麦12g。

患者问余服药见效的时间，余曰：服此方15剂为1疗程，而汝之病症已入血分，大约在服60剂后（为4个疗程），可望病减而肝脾之痛得愈。患者按所嘱服药，2月后，面色变白，精神有增，肝脾之痛消失，而且胃开能食，腹胀不发，体力转佳。再三向余道谢！

摘自：刘渡舟. 使用"经方"应灵活变通［J］. 光明中医，1989，(2)：9.

案11 胡希恕四逆散合桂枝茯苓丸、大黄䗪虫丸案

武某，男，24岁，病历号13980，1961年4月6日初诊。1960年7月确诊为慢性肝炎，经服中西药治疗效果不明显。现仍肝脾肿大，两胁痛

闷，左侧尤甚，倦怠乏力，四肢皮肤甲错色紫暗黑，二便如常，苔白，舌有瘀斑，脉弦细。证属虚劳夹瘀，治以缓中补虚、活血祛瘀，予四逆散合桂枝茯苓丸加减，兼服大黄䗪虫丸：

柴胡 12g，白芍 12g，枳实 10g，炙甘草 6g，桂枝 10g，茯苓 12g，丹皮 10g，桃仁 10g，茵陈 15g，丹参 20g，王不留行 10g。大黄䗪虫丸每早 1 丸。

结果：上药加减服用约 3 个月，6 月 28 日来诊，胁痛已，肌肤甲错消失，继用丸药调理巩固。

摘自：冯世纶等. 经方传真（修订版）[M]. 北京：中国中医药出版社，2008：176-177。

案12　何久仁茵陈五苓散合十枣汤案

王某，男，45 岁，1982 年 1 月 5 日诊。患者 1978 年 3 月曾患急性黄疸型肝炎，住院治疗 2 个月后痊愈出院。6 个月前出现右上腹时隐痛，脘腹及两胁撑胀，知饥不能食，食后脘中胀闷加剧，经用保肝药物治疗，病情加重。经检查后诊断为：肝硬化腹水。其中 ALT 50U/L，补体结合试验（CFT）（+++），黄疸指数 40μmol/L，尿胆红素（+）。1 月 9 日，病人出现早期肝昏迷征象，神志淡漠，语言对答迟钝，黄疸加重，腹膨如鼓，按之坚满，纳呆脘闷，小便短少，大便干结 3 日未解，舌质红，苔黄腻，脉弦滑。揆度脉证，显系湿热蕴结，湿阻中宫，扰乱心神。治以利湿逐水，清热开窍。方用茵陈五苓散合十枣汤化裁：茵陈 60g，茯苓、猪苓、泽泻各 30g，白术、陈皮各 10g，大戟、甘遂各 5g，大枣 5 枚，石菖蒲 30g，每日 1 剂，水煎 200ml，分 2 次服完。服上药 2 剂后，大便呈稀薄状，每日 3~4 次，小便每日 800~1000ml，神志转清，腹围缩减至 31cm（服药前为 108cm）；上方去甘遂、大戟、大枣，加大黄 1g，赤小豆 30g。续服 5 剂，皮肤、巩膜黄染明显减轻，神志如常，饮食增进，上方去大黄，加黄芪

15g，党参 12g，再服 15 剂。1982 年 2 月 3 日复查肝功：黄疸指数 10μmol/L，ALT 30U/L，CFT（+）。后以四君子汤调理 2 个月，诸症悉除，肝功能检查正常。随访 7 个月，病情稳定。

摘自：杨德民. 何久仁老中医治肝病急重症验案举隅［J］. 国医论坛，1991，(2)：20.

第八章 胰腺炎

　　胰腺炎是胰腺因胰蛋白酶的自身消化作用而引起的疾病，分为急性胰腺炎和慢性胰腺炎两种。其中急性胰腺炎（acute pancreatitis）是多种病因导致胰酶在胰腺内被激活后引起胰腺组织自身消化、水肿、出血甚至坏死的炎症反应。临床以急性上腹痛、恶心、呕吐、发热和血胰酶增高等为特点。病变程度轻重不等，轻者以胰腺水肿为主，临床多见，病情常呈自限性，预后良好，又称为轻症急性胰腺炎（mild acute pancreatitis，MAP）。少数重者的胰腺出血坏死，常继发感染、腹膜炎和休克等多种并发症，病死率高，称为重症急性胰腺炎（severe acutepancreatitis，SAP）。而慢性胰腺炎（chronic pancreatitis，CP）是指由于各种不同原因所致的胰腺局部、节段性或弥漫性的慢性进展性炎症，导致胰腺组织和（或）胰腺功能不可逆的损害。临床表现为反复发作性或持续性腹痛、腹泻或脂肪泻、消瘦、黄疸、腹部包块和糖尿病等。

　　治疗上，急性胰腺炎应 ①禁食；②胃肠减压：必要时置鼻胃管持续吸引胃肠减压，适用于腹痛、腹胀、呕吐严重者；③静脉输液，积极补足血容量，维持水电解质和酸碱平衡，注意维持热能供应；④止痛：腹痛剧烈者可予哌替啶；⑤抗生素：由于急性胰腺炎属化学性炎症，抗生素并非必要，然而我国急性胰腺炎发生常与胆道疾病有关，故临床上习惯应用，如疑合并感染，则必须使用；⑥抑酸治疗：临床习惯应用 H2 受体拮抗剂或质子泵抑制剂静脉给药，认为可通过抑制胃酸而抑制胰液分泌，兼有预防应激性溃疡的作用。

慢性胰腺炎多对症治疗，如①腹痛：胰酶制剂替代治疗有一定止痛作用，止痛药尽量先用小剂量非成瘾性镇痛药；②胰腺外分泌功能不全症状，可用足量的胰酶制剂替代；为减少胃酸影响胰酶活性，可用抗酸药或 H2 受体拮抗剂抑制胃酸分泌，但应注意其不良反应；③合并糖尿病者可给予胰岛素治疗。营养不良者应注意补充营养、脂溶性维生素及维生素 B12、叶酸、铁剂、钙剂及多种微量元素。严重吸收不良应考虑要素食或全胃肠外营养。

胰腺炎属中医学"腹痛""胃痛""黄疸""胁痛"等病范畴。临床上应参照中医相关病证，观其脉证，知犯何逆，随证治之。

案1　陈慎吾四逆散案

一妇女，30余岁，上腹部疼痛，胀满，痛甚时四肢发凉，疼痛不能平卧，发热，呕吐，大便干，小便黄、量少，气短，舌苔黄、脉细数。化验：淀粉酶168U/L，白细胞 13.6×10^9/L，体温39℃以上。该患者因阳气郁结于中则腹中痛，阳气郁不能达于四肢故肢冷，气郁而使胃气上逆故呕吐。用四逆散加竹茹、半夏、香附、郁金解郁和胃。1剂后疼痛减轻，但未大便。原方加厚朴、大黄，再进1剂，服后疼痛除，仍未大便。原方加芒硝3钱，服后大便通畅，诸症皆除，化验亦正常。

摘自：陈大启，孙志洁. 陈慎吾老师对柴胡剂之运用［J］. 北京中医杂志，1987，（1）：3-5.

案2　刘渡舟大柴胡汤案

李某，女，54岁。该患者于3天前晚饭后，左上腹部隐痛，逐渐加重，至晚10点钟左右疼痛不能控制，遂去中日友好医院急诊。经查血常规：白细胞 20.6×10^9/L，中性粒细胞81%，尿淀粉酶256U/L，诊断为

"急性胰腺炎"。经西药治疗,痛势虽有所缓解但终未停止,于 1987 年 10 月 7 日上午来我堂就诊。自述左胁疼痛引及后背,身乍冷乍热,大便 3 日未行,且时时欲呕,口渴心烦,舌红,苔白厚,脉弦数。刘老谓:左胁疼痛,乃少阳之位,乍冷乍热而欲呕,乃少阳之证;口渴心烦不大便者,为阳明之证,故辨其为少阳阳明合病。处方:柴胡 12g,黄芩 10g,半夏 12g,生姜 10g,大黄 6g,枳实 10g,白芍 10g,大枣 7 枚。3 剂,水煎服。

二诊:上药进 1 剂,大便已通,且泻下黄黏液甚多,3 剂尽,腹痛顿消,但仍时有口渴心烦之症,于上方大黄减至 4g。3 剂。

三诊:服上药后,口渴心烦除,惟纳呆食少,刘老又处小柴胡汤加减,以善后。

【原按】

本方是由小柴胡汤去人参、甘草,加大黄、枳实、芍药而成。既可疏利肝胆之气滞,又可荡涤肠胃之实热,既治气分,又活血分。故临床用治多种急腹症,功效卓著。

摘自:陈宝明. 刘渡舟教授临证粹要 [J]. 山西中医, 1989, 5 (6): 15-17.

案 3 姜春华大承气汤案

苏某,男,18 岁。主诉及病史:上腹部剧烈疼痛持续不退,恶心呕吐,发热(38.8℃)。血常规:白细胞 $16×10^9$/L,中性粒细胞 88%。血淀粉酶 512U/L。诊断为:急性胰腺炎。

诊查:诊见脘腹满痛拒按,得呕而满痛不减,发热口渴,大便秘结,口臭,小便短赤,舌苔黄厚,质红,脉弦紧滑。

辨证:证属脾胃积滞,气腑内闭。病起于饮食。

治法:痞满燥实俱全,治宜苦寒通泄,截祛邪实为急。

处方：生大黄9g，枳实9g，延胡索粉6g（冲），大腹皮6g，藿苏梗各9g，黄芩9g，黄连6g，槟榔4g，生甘草3g，旋覆花9g（包）。

服药2剂，泻下垢便甚多，脘腹满痛顿松，呕吐亦止，体温下降至37.7℃。原方生大黄改为6g，去延胡索粉，继服3剂而愈。复检血常规及血淀粉酶均恢复正常。

摘自：董建华. 中国现代名老中医医案精粹（第1集）[M]. 北京：人民卫生出版社，2010：549.

第九章 消化道出血

消化道以屈氏韧带为界，其上的消化道出血称为上消化道出血，其下的消化道出血称为下消化道出血。上消化道出血的主要症状是呕血和黑便；而下消化道出血一般为血便或暗红色大便，不伴呕血。消化道急性大量出血，临床表现为呕血、黑粪、血便等，并伴有血容量减少引起的急性周围循环障碍，是临床常见急症，病情严重者，可危及生命。

上消化道大量出血病情急、变化快，严重者可危及生命，应采取积极措施进行抢救。抗休克、迅速补充血容量治疗应放在一切医疗措施的首位。下消化道出血主要是病因治疗，大出血时应积极抢救。

消化道出血属中医学"呕血""便血""远血"等病范畴。临床上应参照中医相关病证，观其脉证，知犯何逆，随证治之。

案1 张志民大黄黄连泻心汤案

钱某，男，45岁，职员，上海人。1956年10月6日初诊，胃溃疡10余年，曾出血3次。近日来劳烦，胃痛又发作。昨晚下班归来发脾气、饮葡萄酒、打小孩，一夜不得眠。今晨突然吐血，急来邀诊。见患者仰卧床上，不恶寒，床头置一面盆，盆内有鲜血块及食物，吐血直射，色鲜红。面赤目赤，胸脘及腹部均胀满，口臭，语声粗大，大便2日未解，小便少、短赤，舌红，苔黄厚，脉滑数。证属胃火上炎，血逆妄行。治宜清胃泻火，凉血止血。处方：生大黄9g（后下），黄芩9g，黄连5g，白及9g，地榆炭9g，茜草炭9g，乌贼骨30g，1剂。嘱流质饮食；如服中药后，血不能止，应急送医院。10月7日复诊，诉服药后3小时内，解黑色大便2次，甚多，大便后腹胀减。吐出紫黑色血块2块后，吐血渐止。进流质饮食，胸脘渐舒。舌红苔黄减，脉仍滑数。续上方1剂，生大黄减为5g，加白芍9g、生甘草9g，1剂。10月8日三诊，面黄，语气平和，大小便恢复正常，舌黄去，脉缓。予以白芍9g，生甘草9g，乌贼骨15g，生地15g，2剂善后。

摘自：张志民，周庚生. 大黄黄连泻心汤之临床应用［J］. 成都中医学院学报，1982，(1)：20-21.

案2　蒲辅周柏叶汤案

段某，男，38岁，干部，1960年10月1日初诊。

旧有胃溃疡病，并有胃出血史，前20日大便检查潜血阳性，近因过度疲劳，加之公出逢大雨受冷，饮葡萄酒1杯后，突然发生吐血不止，精神萎靡，急送某医院检查为胃出血，经住院治疗2日，大口吐血仍不止，恐慌导致胃穿孔，决定立即施行手术，迟则将失去手术机会，而患者家属不同意，半夜后请蒲老处一方止血。蒲老曰：吐血已2昼夜，若未穿孔，尚可以服药止之，询其原因由受寒饮酒致血上溢，未可以凉药止血，宜用《金匮要略》侧柏叶汤，温通胃阳，消瘀止血。

处方：侧柏叶3钱、炮干姜2钱、艾叶2钱，浓煎取汁，兑童便60ml，频频服之。次晨往诊，吐血渐止，脉沉细涩，舌质淡，无苔，原方再进，加西洋参4钱益气摄血，三七（研末吞）2钱，止血消瘀，频频服之。

次日复诊,血止,神安欲寐,知饥思食,并转矢气,脉两寸微,关尺沉弱,舌质淡无苔,此乃气弱血虚之象,但在大失血之后,脉证相符为吉,治宜温运脾阳,并养荣血,佐以消瘀,主以理中汤。加归、芍补血,佐以三七消瘀。服后微有头晕耳鸣,脉细数,此为虚热上冲所致,于前方内加入地骨皮2钱,藕节3钱,浓煎取汁,仍兑童便60ml续服。

复诊:诸症悉平,脉亦缓和,纳谷增加,但转矢气而无大便,继宜益气补血,养阴润燥兼消瘀之剂,处方:

白人参3钱、柏子仁2钱、肉苁蓉4钱、火麻仁4钱(打)、甜当归2钱、藕节5钱、新会皮1钱、山楂肉1钱。

浓煎取汁,清阿胶4钱(烊化)和童便60ml纳入,分4次温服。服后宿粪渐下,食眠俱佳,大便检查潜血阴性,嘱其停药,以饮食调养,逐渐恢复健康。

【原按】

本例旧有胃损之症,素不饮酒,骤因受寒饮酒,寒热相攻,致血上溢,非热极吐血可比,故主以温降之法,采用侧柏叶汤。柏叶轻清,气香味甘,能清热止血,佐以姜、艾辛温,合以童便咸寒降逆消瘀,温通清降并行,故服后血即渐止。再剂加三七、洋参,益气消瘀止血,因而得以避免手术,给我们很大的启发。继以理中法温运脾阳,盖因脾胃为中州之司,而甘温有固血之用。服后微见头晕耳鸣,知其虚热上冲,则佐以地骨皮凉血不滞,藕节通络消瘀,使以童便降火,服后诸症悉平,脉和睡安。终以益气补血,滋阴润燥而善其后。蒲老指出:此非热邪传经迫血妄行,故不用寒凉止血之法。若不知其所因,误用寒凉,必然血凝气阻而危殆立至。

摘自:高辉远. 蒲辅周医案[M]. 北京:人民卫生出版社,2005:34-35.

案3 何任黄土汤案

李某,女,46岁,工人。1971年6月4日初诊。素有溃疡病,胃脘剧痛，近半月来，大便次数多，如柏油，隐血强阳性，四肢不温，面色苍黄，脉细无力，苔白，治拟温健脾土并止血。

炙甘草9g，白术12g，伏龙肝30g，干地黄15g，制附子4.5g，炒阿胶12g，黄芩9g，党参9g，白及9g，三七粉3g（分吞）。5剂。

药后便次减少，便色转正常，续予调治，隐血转阴。

【原按】

本案病人由于中阳不振，统血无权，故投黄土汤原方温阳健脾，滋养阴血。再加党参补气摄血，三七、白及祛瘀止血，确有良效。

摘自：何任，张志民，连建伟．金匮方百家医案评议［M］．杭州：浙江科学技术出版社，1991：284．

案4　张德超芍药甘草汤案

韩某，男，40余岁。宿患消化性溃疡已4年，脘痛时轻时重，因饮食过急和郁怒致胃络受伤，吐血盈碗，脘痛，脉弦。证属胃络受伤，肝旺上逆。治宜柔肝缓急，护胃止血。处方：白芍15g，甘草9g，白及30g，浓煎，频频缓服。服1剂后，吐血减少。连服2剂，吐血全止，脘痛消失。

【原按】

起于郁怒和饮食过急，肝气犯胃，胃络损伤而吐血，故用芍药甘草汤柔肝缓急以治本，加白及降逆止血以治标，标本同治，则气平而血止。

摘自：张德超．芍药甘草汤的临床应用［J］．陕西新医药，1979，（9）：31．

第十章 胆囊炎

胆囊炎是细菌性感染或化学性刺激（胆汁成分改变）引起的胆囊炎性病变，为胆囊的常见病。有急性胆囊炎和慢性胆囊炎之分。本病多见于35~55岁的中年人，女性发病较男性为多，尤多见于肥胖且多次妊娠的妇女。

急性胆囊炎的症状主要有右上腹疼、恶心、呕吐和发热等。治疗措施有：1. 一般治疗：卧床休息，给易消化的流质饮食，忌油腻食物，严重者禁食、胃肠减压，静脉补充营养、水及电解质。2. 解痉、镇痛药物治疗：阿托品0.5mg或山莨菪碱5mg肌内注射；硝酸甘油0.3~0.6mg，舌下含化；维生素K_3（8~16）mg，肌内注射；杜冷丁或美散痛等镇痛，不宜用吗啡。3. 抗菌治疗氨苄青霉素、环丙沙星、甲硝唑；还可选用氨基糖甙类或头孢菌素类抗生素，最好根据细菌培养及药敏试验结果选择抗生素。必要时可给予外科手术治疗。

慢性胆囊炎是最常见的一种胆囊疾病，病人一般同时有胆结石。慢性胆囊炎有时可为急性胆囊炎的后遗症，但大多数病人过去并没有患过急性胆囊炎，由于胆囊长期发炎，胆囊壁会发生纤维增厚，疤痕收缩，造成胆囊萎缩，囊腔可完全闭合，导致胆囊功能减退，甚至完全丧失功能。慢性胆囊炎症状、体征不典型，多数表现为胆源性消化不良、厌油腻食物、上腹部闷胀、嗳气、胃部灼热等，与溃疡病或慢性阑尾炎近似；有时因结石梗阻胆囊管，可呈急性发作，但当结石移动、梗阻解除，即迅速好转。查体，胆囊区可有轻度压痛或叩击痛；若胆囊积水，常能扪及圆形、光滑的囊性肿块。治疗上多采用对症治疗。

胆囊炎属中医学"胁痛""腹痛""胃痛""黄疸"等病范畴。临床上应参照中医相关病证，观其脉证，知犯何逆，随证治之。

案1　刘渡舟大柴胡汤案

李某，女，54岁。右胁疼痛，旁及胃脘，痛势剧烈难忍，满床乱滚，大汗淋漓，只有注射杜冷丁后才能勉强止痛一时。其形体肥胖，面颊红赤，口苦泛恶，不能饮食，大便已4天未解，小便黄赤涩痛。舌体红绛，苔根黄腻，脉沉滑有力，西医确诊为胆囊炎，但不排除胆石症。中医认为病位在肝胆，气火郁结，肝气横逆，旁及胃肠，腑气不利，故大便秘结。六腑以通为顺，气火交阻凝结，所以疼痛剧烈难忍。柴胡18g，黄芩9g，半夏9g，生姜12g，大黄9g，枳实9g，白芍9g，郁金9g，陈皮12g，牡蛎12g。药煎成后，1剂分温3次服下。一服后痛减；再服后大便通行，心胸得爽，口苦与恶心皆除；三服尽则疼痛止。

摘自：刘渡舟，经方临证指南［M］．天津：天津科学技术出版社，1993：91．

案2　李寿山柴胡桂枝干姜汤案

1980年晚秋，治一壮年男子，久病胆囊炎，平日常服利胆片疏之便浩，可得症状缓解，本次发病因暴饮暴食而急性发作，右胁下及胃上脘胀痛难忍，泛恶呕吐，伴发冷热，体温38.7℃，白细胞高达$16×10^9/L$，诊脉弦大而数，舌苔白腻。曾自服加倍之利胆片不效，遂来院急诊，予抗生素静脉滴注，口服阿托品等抗痉挛止痛药不效。遂邀余诊，见其胆囊炎急性发作，剧痛高热，脉数苔腻。按常规治疗，投予大柴胡汤加芒硝，日夜进

2剂，药后泻下多次，而病未稍减，体温及白细胞仍高，舌苔白腻益甚，脉转濡滑而数。结合病史，仔细推敲，病者苔腻而滑，脉数不实，虽有高热，此非结热，乃寒湿阻遏，胆失通降，阳浮于外，呈现一派假热象。遂停西药，改投温化寒湿之柴胡桂枝干姜汤加减：柴胡15g，桂枝、干姜、姜半夏各10g，香附15g，生牡蛎30g，茯苓15g，炮附子10g，郁金15g。水煎服，昼夜进2剂，6小时服药1次。翌日痛减热降，再进2剂，诸症霍然而愈。后遇此等病例，常用柴胡桂枝干姜汤增减每获良效，且有的患者能排出胆石。回顾用此法之效，皆在辨证正确与否。利胆以通是为常法，知常达变尤为重要，湿热证当用清热利湿泻下之通法，寒湿证则非所宜。柴胡桂枝干姜汤虽无大黄之通下，然从广义上讲，温化寒湿亦属通法之属，可见医者辨证施治之重要。

摘自：李寿山. 疗胆胀，以通为法［J］. 辽宁中医杂志，1992，(4)：18-19.

案3 谭日强小柴胡汤合小陷胸汤案

王某，女，38岁，职工，患急性胆囊炎。其症寒热往来，胸胁苦满，心烦喜呕，面目发黄，口苦不食，右上腹部及右肩胛下胀痛，大便干结，已服轻泻剂，小便深黄，住院已1星期，未见好转，正准备行胆囊摘除术，因患者不同意，邀我会诊。查舌苔黄腻，脉弦滑数，此湿热侵胆，影响及胃，致胆失清净之职，胃失和降之常，治宜清热利胆，和胃降逆，用小柴胡合温胆汤加味：苦参10g，柴胡10g，黄芩6g，法半夏10g，茯苓10g，陈皮5g，枳实6g，水竹茹10g，郁金10g，茵陈10g，碧玉散10g（布包煎）。

服上方7剂，寒热呕吐已止，但头目昏眩，胸胁苦满，右上腹部及右肩胛下胀痛如前，仍依前法，用小柴胡合小陷胸汤加味：苦参10g，柴胡10g，黄芩6g，半夏10g，枳实6g，瓜蒌12g，黄连3g，郁金10g，茵陈

10g, 陈皮 5g, 碧玉散 10g（布包煎）。服上方 5 剂, 胸满心烦已止, 惟右上腹部仍痛, 原方去瓜蒌、黄连, 加白芍、川楝子, 连服 10 剂, 痊愈出院, 随访 5 年, 未见复发。

摘自：谭日强. 验案六则 [J]. 湖南中医学院学报, 1985, (1): 26-27.

案 4 魏长春茯苓四逆汤合乌梅丸案

某女, 右胁下剧痛 4 天。曾发热恶寒, 有胁痛病史。诊见：神疲, 形瘦, 面黄, 头痛, 夜寐不安, 大便 4 日未行, 四肢清冷, 体温偏低, 虚里跃动。舌淡、苔白腻, 脉沉微。西医诊断为急性胆囊炎。证属厥阴寒盛, 治拟温阳壮神为主, 酸甘辛苦疏泄为辅, 茯苓四逆汤合乌梅丸加减。药用：茯苓 9g, 党参 9g, 淡附子 9g, 干姜 3g, 炙甘草 3g, 川椒 3g, 桂枝 3g, 乌梅 6g, 黄连 3g, 白芍 6g。服上药 1 剂后胁痛缓解, 3 剂后疼痛不作, 脉转和缓, 四肢已温, 病情缓解。继用利胆通腑、清热化湿、健脾和胃法, 调治 10 天而愈。

【原按】

本案看似"急性炎症", 从大便未行、苔黄腻看, 确有湿热滞留之象。但患者剧痛、肢冷、脉微、舌淡、虚里跃动, 属本元不足, 阳气已衰, 阴寒内盛无疑, 当务之急是温阳救逆, 故用附子、干姜、川椒、桂枝温阳散寒, 党参、茯苓益气壮神, 乌梅、黄连通降泄热, 白芍、甘草缓急止痛。阳气来复, 疼已缓解, 病情稳定, 再图祛邪清利。

摘自：陈永灿, 魏睦森. 魏长春运用茯苓四逆汤验案四则 [J]. 中医文献杂志, 1999, (4): 33.

案 5 姜春华茵陈蒿汤合大柴胡汤案

何某, 50 岁。急性胆囊炎发作, 上腹骤然疼痛, 拒按, 两目巩膜发黄，口苦咽干，呕吐黄水，高热，体温39℃，时恶寒，腹胀，大便3日未解，舌红，苔黄腻，脉弦数。此湿热蕴结，用利胆攻下法：生大黄、元明粉、柴胡、虎杖、枳实、半夏、黄芩、生山栀各9g，茵陈、对座草各30g，生姜3片，大枣5枚。5剂而症平。

【原按】

本案由湿热内蕴，肝失疏泄，胆失通降，郁而化火所致。疏肝利胆，清热解毒，通里攻下为治则，以茵陈蒿汤合大柴胡汤加减，一切合病机，故速效。

摘自：戴克敏.姜春华教授治疗黄疸验案五则［J］.安徽中医学院学报，1987，6（2）：19-20.

案6 岳美中大柴胡汤案

李某，女，患胆囊炎，右季肋部有自发痛与压痛感，常有微热，并出现恶心，食欲不振，腹部膨满，鼓肠嗳气，脉弦大。投以大柴胡汤加味。柴胡12g，白芍9g，枳实6g，川军6g，黄芩9g，半夏9g，生姜15g，大枣4枚（擘），金钱草24g，滑石12g，鸡内金12g。连服7剂，食欲见佳，鼓肠嗳气均大减。再进原方4剂，胁痛亦轻，惟微热未退，改用小柴胡汤加鳖甲、青蒿、秦艽、郁金治之。

【原按】

仲景《伤寒论》大柴胡汤，以柴胡疏解少阳胆经之热，更有黄芩助之。枳实合芍药能除心下郁塞感，大黄能诱导瘀热下行，半夏、大枣以和胃，重用生姜以制止呕恶；外加金钱草利胆清热，滑石利尿泻热，鸡内金克化积热。此方用以治黄疸及胆结石亦有效。

摘自：中医研究院主编.岳美中医案集［M］.北京：人民卫生出版社，1978：52.

案 7　陈瑞春黄连汤案

唐某，女，50岁，经确诊为慢性胆囊炎。自觉症：胆囊区及右肩胛、胁间放射性疼痛，腹胀气滞，大便稀软，嗜油荤则大便溏泄、口苦舌黄腻，脉弦缓。拟用黄连汤加味：川黄连10g，干姜10g，法半夏10g，西党参15g，炙甘草6g，桂枝6g，郁金10g，瓜蒌壳20g。服5剂后，大便成形，疼痛已失，惟口苦舌腻仍前，继进上方7剂，诸症痊愈。

摘自：陈瑞春.《伤寒论》脾胃治法的临床运用［J］.江西中医药，1986，(5)：3-5.

案 8　李士懋乌梅丸案

梁某，女，45岁，1997年11月14日初诊。患者右上腹非持续性疼痛，胃脘部不适已5年，经省某院彩超诊为"慢性胆囊炎"，时有恶心、口苦、大便干燥，睡眠亦差、形体尚胖、面色苍白。经多方求医，服用中、西药效不佳。脉沉无力，舌质淡苔根黄腻，投以乌梅丸加减：乌梅、川椒各4g，炮附子9g，干姜4g，桂枝9g，党参、当归各10g，细辛4g，半夏8g，黄连7g，黄柏3g，吴茱萸5g。7剂后，疼痛程度减轻，次数减少，饮食稍增，大便日1次，脉象寸尺沉弱，右关弦滑，左关弦细，苔腻减，前方加生黄芪10g，继服7剂。患者疼痛未作，饮食正常，大便日行1次，脉象和缓而愈。随访1年，右上腹疼痛未作。

【原按】

吾师认为此方针对了厥阴病的基本病理变化，乃由肝虚、肝阳不足而肝寒，"积阴之下，必有伏阳"，以致寒热错杂、阴阳气不相顺接，进而导致脾胃不和，升降失常。反映到脉象上，当为弦而无力或弦而不任重按或弦缓。推而广之，本方除可用于治疗蛔厥外，还可用于治疗"消渴，气上撞心，心中疼热，饥而不欲食"以及肝虚引起的寒热往来、头晕、胁胀、脘满疼痛、阴疝等的厥阴寒热错杂证。

摘自：国万春，魏彦国. 李士懋教授乌梅丸应用点滴 [J]. 河北中医药学报，1999，14（2）：28.

案9　姜春华四逆散合胆道排石汤案

陆某，男，61岁。患胆囊结石，消瘦，胆区胀痛，反射到两胁及后背两肩，恶心，纳差，腹胀，大便秘结，大便2日未解，舌苔黄腻，脉弦数。治拟疏肝利胆，用大柴胡汤合胆道排石汤加减：柴胡9g，黄芩9g，大黄6g，枳实9g，大叶金钱草30g，虎杖12g，郁金12g，姜半夏9g，大腹皮、子各9g。服药7剂，大便通，腹胀痛缓解。续方7剂。

【原按】

本案胆囊结石疼痛，有胁痛及恶心均为热郁少阳；腹胀、大便秘结为阳明腑气不通，故姜老用大柴胡汤合胆道排石汤加减，疏理肝胆，排石为根本，辅以泄热、理气药，和解泄平并施，宜乎缓解也。

摘自：戴克敏. 姜春华教授运用柴胡剂验案八则 [J]. 天津中医学院学报，1989，(1)：34-36.

案10　俞慎初茵陈蒿汤案

（1）王某，40余岁，干部。患者1星期前，右胁部有胀痛感，并有发热，体温38℃多，经检查肝胆道感染。患者几天来胸闷、便秘、溲赤，巩膜发黄、舌苔黄厚，按脉弦数，此为湿热郁蒸所致，乃用茵陈蒿汤加味治疗，处方：绵茵陈15g、生栀子6g、川黄柏6g、制大黄6g、绿枳壳6g、川朴根6g、川楝子10g、川郁金6g、玉米须12g、白毛藤12g，水煎服。连服5剂。并以玉米须20g、白毛藤20g代茶。服药后，诸症显著好转，并以前方去大黄，继续服用5剂而愈。

（2）林某，男，60余岁，福清籍，华侨。患者侨居印尼40余年，4年来得胆道结石症，经常右胁部胀痛，多在清晨四五点左右，因年纪大不愿动手术，此次以家乡六十甲子灯会，特回国观光，前来求治。余鉴其以往，多服西药，乃处以利胆消石之中草药治之。嘱其连服30剂，以观后效，未服药前，往医院作乙型超声波检查，服药30剂后又作检查。处方于下：绵茵陈15g、山栀子6g、川黄柏6g、制大黄10g（便通不用）、海金沙15g、金钱草20g、鸡内金20g、川郁金10g、川楝子12g、京丹参12g，水煎连服30剂，日以金钱草20g、玉米须20g，水煎代茶。患者服上药30剂，经做乙超检查，胆囊未见结石，右胁腹痛亦除。患者喜甚，登门道谢，嘱其原方带往印尼，如再有发现，可照方再服。

（3）陈某，男，12岁。得胆道蛔虫症，患者曾有吐蛔史，此次有发热恶寒，巩膜黄染，右上腹痛，拒按、恶心、呕吐、便秘、舌苔微黄、脉数。以清热利胆，安蛔止吐为主，拟茵陈蒿汤去大黄，用元明粉，加柴胡、白芍、枳壳、甘草、胡黄连、川椒、乌梅、川楝子、使君子等，连服3剂，痛止、吐平。后用驱蛔灵12片，分2次服，下蛔虫30~40条。

【原按】

肝胆道感染、胆道结石或胆道蛔虫合并黄疸。有发热恶寒，口苦，胁痛，或右上腹痛，拒按，恶心，呕吐，便秘，舌苔黄腻，脉象弦数。宜清热，疏肝，利胆，用茵陈蒿汤加柴胡、白芍、枳壳、甘草、川楝子、延胡索等；胆道结石加金钱草、海金沙、鸡内金、川郁金、元明粉等；胆道蛔虫症加胡黄连、川椒、乌梅等。

摘自：俞慎初.茵陈蒿汤对肝胆疾患的治验［J］.贵阳中医学院学报，1988，（3）：19-22.

案 11 俞慎初四逆散案

(1) 陈某,女,38 岁,1982 年 3 月 5 日诊。患者右侧肝胆区经常剧痛如针刺,有时寒热交作,胸脘胀闷,恶心呕吐,小便短赤,舌苔白而带黄,脉弦急,胆囊炎急性发作,拟四逆散合蒿芩清胆汤加味:北柴胡 6g,杭白芍 9g,绿枳实 9g,粉甘草 9g,青蒿叶 6g,条黄芩 4.5g,竹茹绒 9g,制橘皮 4.5g,结茯苓 9g,法半夏 4.5g,碧玉散 12g(包)。

水煎服。上方服 3 剂,痛消失,吐亦平,寒热止。

(2) 吴某,女,52 岁,1982 年 2 月 3 日诊。患者去年秋天发觉胆区作痛,痛甚则发寒热,经造影检查,为胆石症。症状除寒热外,尚有胸闷、欲呕、便秘、溲赤,舌苔黄,脉弦数。以疏肝利胆排石为治,拟四逆散合五金汤加味。处方:毛柴胡 6g,赤白芍各 9g,绿枳实 6g,粉甘草 3g,海金沙 12g,金钱草 15g,鸡内金 9g,金铃子 9g,川郁金 6g,元明粉 12g(后入)。

水煎服,上方连进 20 余剂,所有症状消失。

(3) 林某,女,58 岁,1968 年 6 月 5 日诊。患者有吐蛔史,近来右胁下经常作痛,有时寒热交作,便秘、溲赤,胸闷欲呕,按脉弦急,舌苔薄白带黄。法宜疏肝利胆驱虫为主,拟拨萃四逆散加减。处方:北柴胡 6g,杭白芍 9g,绿枳实 6g,粉甘草 3g,胡黄连 4.5g,川花椒 2g,乌梅肉 5 枚,川楝子 9g,使君子 10 枚。

水煎服,上方连进 3 剂,痛止,呕平,寒热亦除。

【原按】

如急慢性胆囊炎、胆石症、胆道蛔虫症等,有寒热往来,右胁及上腹部作痛,恶心呕吐,口苦,舌苔黄腻等,用四逆散加减。如有寒热往来,恶心呕吐,则加青蒿、黄芩、竹茹、橘皮等。如系胆石症,胆囊胀痛,则加五金汤即金钱草、海金沙、鸡内金、金铃子、川郁金等。如系胆道蛔虫症，肝胆区阵痛，呕吐，喉间觉有物塞住，并有吐蛔史等，则加胡黄连、川花椒、使君子、乌梅肉、川楝子、元明粉等。

摘自：俞慎初．四逆散的临床运用［J］．福建中医药，1983，（4）：14-16.

案12　姚荷生乌梅丸案

张某，34岁，干部。1966年4月15日初诊。患者素有胃痛史，近来疼痛频繁，曾作胆系造影，发现胆囊内有数个绿豆大透光结石；4天前突然觉剑突下剧痛，向背部放射，急诊住院，前日出现畏寒发热，右肋缘下可触及鸭蛋大包块，确诊为胆结石并发胆囊炎，因患者拒绝手术而保守治疗，用药后病虽稍减，但疼痛仍较剧烈，故自动出院前来我处。症见心下阵痛而拒按，痛引胁背，痛甚则身恶寒而肢厥，痛减则四肢微转温，不欲食，稍食则恶心呕吐，心下灼热，口渴欲热饮，大便5日未行，小便黄、尚利，面微黄而隐现红色，目不黄；脉沉弦、略数，舌质淡红、苔略浮黄。遂邀姚荷生老中医会诊，诊断为厥阴阴阳错杂证，投以乌梅18g、炮附片6g、干姜6g、蜀椒4.5g、桂枝4.5g、北细辛3g、黄连7.5g、黄柏6g、党参4.5g、当归4.5g。

患者服药3剂后，肢厥已除，心下疼痛大减，知饥欲食，大便每日1行，脉沉已起，但全身微热而发痒疹，面红，头昏头痛，口苦而渴，故改投连梅汤合金铃子散加减，共服5剂，继用丹栀逍遥散6剂，其病即愈。13年来从未复发。

【原按】

本例有以下几个症状符合《伤寒论》厥阴病提纲：渴，心中疼热，不欲食，食即吐；再结合其面色隐红、便秘、舌苔浮黄、脉略数等热症，以及身恶寒、肢厥、胁痛、脉沉弦等寒症，其病机确属厥阴阴阳寒热错杂，故投以乌梅丸。患者服药后，脉沉见起，肢厥转温，此为阳胜阴却，病情向愈之佳象。

摘自：姚梅龄，王磊帼．乌梅丸的临床运用［J］．江西医药，1980，（2）：35-38.

中篇
中医病证篇

第一章 呕 吐

呕吐是指胃失和降，气逆于上，迫使胃中之物从口中吐出的一种病证。一般以有声有物谓之呕，有物无声谓之吐，无物有声谓之干呕，临床呕与吐常同时发生，故合称为呕吐。

呕吐的病因是多方面的，外感六淫、内伤饮食、情志不调、禀赋不足均可影响于胃，使胃失和降，胃气上逆，发生呕吐。

根据本病的临床表现，呕吐可以出现于西医学的多种疾病之中，如神经性呕吐、急性胃炎、心源性呕吐、胃黏膜脱垂症、幽门痉挛、幽门梗阻、贲门痉挛、十二指肠壅积症等。肠梗阻、急性胰腺炎、急性胆囊炎、尿毒症、颅脑疾病以及一些急性传染病早期，当以呕吐为主要表现时，亦可参考本症辨证论治，同时结合辨病处理。

案1 陆渊雷茯苓泽泻汤案

一妇二十四五，患呕吐，三四日或四五日一发，发必心下痛，如此者二三月，后至每日二三发，甚则振寒昏迷，吐后发热。诸医施呕吐之治或驱蛔之药无效。余诊之：渴好汤水甚，因与茯苓泽泻汤，令频服少量，自其夜病势稍缓，二十余日诸症悉退。

摘自：陆渊雷. 金匮要略今释［M］. 北京：人民卫生出版社，1955：301.

案 2　姜春华芍药甘草汤合小半夏汤案

（1）刘某，男，43岁。十二指肠球部溃疡，每食必吐，已2个月，住院治疗无效。脉弦，苔根黄。姜老认为神经性呕吐，用芍药甘草汤合小半夏汤加味。生白芍30g，甘草9g，姜半夏15g，生姜3片，苏叶15g（后下），旋覆花9g，方3剂。

【原按】

本案虽属十二指肠球部溃疡，但呕吐为主要矛盾，急则治其标。姜老的经验用芍药甘草汤合小半夏汤治疗神经性呕吐有效。按芍药甘草汤可以缓解胃痉挛呕吐。芍药有镇静作用，与半夏同用有协同作用，佐苏叶、旋覆花下气止呕，果1剂即呕止。

摘自：戴克敏. 著名中医教授姜春华治疗消化性溃疡医案选［J］. 中医药研究杂志，1984，（1）：42-43.

（2）梁某，女，36岁。1975年11月27日诊。患神经性呕吐不止，已3日，服药无效。求治于姜老。诊见面色㿠白，舌淡，脉弦。以芍药甘草汤合小半夏汤加味。处方：芍药24g，甘草6g、半夏9g，生姜3片。药服1剂呕吐即止。

【原按】

姜老认为神经性呕吐，可能由于胃平滑肌痉挛所致，用芍药甘草汤可以缓解胃平滑肌痉挛，又小半夏汤有止呕作用，与芍药甘草汤同用，止呕作用加强。按芍药有镇静作用，与半夏有协同作用，故止呕效果显著。果1剂呕止。

摘自：戴克敏. 姜春华教授运用经方治疗杂病［J］. 河南中医，1988，（4）：29.

案 3　岳美中苓桂术甘汤案

1967年五六月间，一卢老太太，身体矮瘦，患心下水饮已数年。平日心下觉寒、稍胀满（西医确诊是幽门狭窄），积五六日则头晕呕吐清水，吐尽方休。如此反复数年，愈演愈重，近又犯病而住院，服中西止呕药无效。余考虑其病系胃寒积饮，积久则吐，且在心下有时逆满，颇与《伤寒论》苓桂术甘汤证相近。此证非温阳涤饮莫治，因久病寒甚，稍加干姜，处方如下：云苓30g，桂枝10g，焦白术24g，炙甘草10g，干姜5g，嘱服3剂，以观后效。时隔10余日，其夫卢某告余："仅服2剂则呕立止，近2日仅有反酸感"。嘱其前方减半并加吴茱萸，水炒黄连少许，煅牡蛎12g，常服。

【原按】

本方系出《金匮要略·痰饮咳嗽病脉证并治》主治心下有痰饮，胸胁支满，目眩者。证是因脾胃阳虚，健运无力，气不化水，聚湿成饮所致。由于心下伏饮，则清阳不升，浊阴不降。饮属阴邪，治宜温化，故前人有"治痰饮者，当以温药和之"的经验总结。方中茯苓健脾渗湿利水为主药，桂枝平冲逆通阳化气、温化水饮为辅药。焦白术健脾燥湿为佐药。甘草补脾益气调和诸药为使，四药合用，温运脾胃之阳实为治本之剂。治水气之剂，尚有五苓散、真武汤方剂。但此病非五苓散和真武汤证。五苓散证为下焦水湿困阳，阴不行水兼有表证口渴，水入则吐，故为苓桂术甘汤去甘草加猪苓、泽泻，增强中下焦渗利作用。真武汤证为少阴病，脾肾阳虚，水气内止，肢体浮肿，故以附子之大热温肾之阳，术附合用能温壮脾肾，以祛水邪兼能除湿痛。

摘自：岳美中. 水饮呕吐一例. 江苏中医药（中医分册）[J]. 1979，(1)：27.

案4 刘渡舟小柴胡汤案

（1）顽固性呕吐案

徐某，女，29岁。患顽固性呕吐已3年多，往往在进食后1~2小时即呕吐酸苦而多涎。右胁发胀，连及胃脘疼痛。脉沉弦而滑，舌苔白滑。柴胡 12g，黄芩 9g，半夏 14g，生姜 14g，党参 6g，炙甘草 6g，竹茹 12g，陈皮 12g，郁金 9g，香附 9g，牡蛎 12g。上方共服 6 剂，呕吐再未发作。

摘自：刘渡舟．经方临证指南［M］．天津：天津科学技术出版社，1993：86．

【原按】

《伤寒论》说："呕而发热者，小柴胡汤主之"，又说"脏腑相连，其痛必下，邪高痛下，故使呕也。小柴胡汤主之"。由此观之，小柴胡汤确实是治疗气郁呕吐的良方。

（2）经前呕吐案

杨某，女，20 岁。初诊日期：1991 年 11 月 5 日。呕吐久治不愈。其症每逢月经来潮之前呕吐不止，不能饮食，待月经行后则呕吐随之而愈。平素静默寡言。脉弦，舌苔白滑。证属少阳、肝胆气郁所致。治法：疏利肝胆，和胃降逆。方宜小柴胡汤：柴胡 20g，黄芩 10g，半夏 15g，生姜 15g，党参 8g，炙甘草 8g，大枣 7 枚。连服 7 剂呕吐未作，续服 7 剂并间服逍遥散治疗月余，病获痊愈。

摘自：刘渡舟．经方临证指南［M］．天津：天津科学技术出版社，1993：86．

（3）长期呕吐兼低热案

李某，女，38 岁。长期呕吐，兼见低烧，服药已百余剂不效，舌苔白滑，时有进修医生陈君在侧，问曰："此何证也？"余曰："呕而发热者，小柴胡汤主之。"果服 3 剂，呕止烧退。

摘自：刘渡舟．对《伤寒论》一书几个问题的探讨［J］．新医药学杂志，1978，（1）：18．

案5 刘渡舟温经汤案

渐某，女，成人。恶心呕吐 3 年，西医诊断"神经性呕吐"，经中西医久治不愈，于 1986 年 10 月 4 日来我堂就诊。主要症状：恶心呕吐，伴有心悸，畏寒肢冷，少腹两侧冰凉，时时有拘急之状，行经时腹部疼痛，月经色黑有块不畅，白带清稀量多，舌苔薄白而水滑，脉见弦紧。刘老谓：此呕发下焦，治当温下和中，遂处大温经汤：吴茱萸 7g，桂枝 10g，生姜 12g，党参 10g，半夏 12g，当归 10g，白芍 10g，川芎 6g，阿胶 10g（烊化），丹皮 10g，炙甘草 9g。

10 月 11 日，服上药 6 剂，呕恶明显减轻，且四肢少腹转温，心悸恶寒亦除，白带减少，舌苔始退，脉弦而不紧，又于上方党参改太子参 10g，继服 6 剂，恶心呕吐全然消失，诸症尽除，其病告瘥。

摘自：陈宝明. 刘渡舟教授验案按（二）[J]. 大同医专学报，1997，17（2）：37-40.

案6 陈亦人乌梅丸案

江某，女，22 岁。1984 年 2 月 23 日初诊。饭后呕吐已 1 年余。自云患病以来，常喜稀食，然食已即吐，若进硬食，则口渴思水，水饮罢与食物一同吐出，吐后又嘈杂饥渴。时作肠鸣，大便稀溏，日一二行。经用西药及化痰降逆中药等治疗，偶尔减轻，旋又如故。舌质偏红，苔少，脉细。证候颇为复杂，然食已即吐，嘈杂饥渴，属胃热无疑；嘈杂饥渴，乃中虚之象；舌红苔少，为吐后阴伤。此非厥阴病提纲证乎？当与乌梅丸化裁：乌梅肉 10g，白芍 10g，黄连 3g，生石膏 15g，炒川椒 3g，干姜 3g，潞党参 10g，炙甘草 3g，制半夏 10g。药进 5 剂，嘈杂、口渴明显好转，少食已不作吐。原方去石膏，加麦冬 12g。续服 10 余剂，病遂告愈。

【原按】

《伤寒论》326 条："厥阴之为病，消渴，气上撞心，心中疼热，饥而不欲食，食则吐蛔，下之利不止。"丹波元坚注云："厥阴病，里虚而寒热相错证是也……其为证也，消渴，气上撞心，心中疼热，饥而不欲食，上热之征也；食则吐蛔，下之利不止者，下寒之征也。""故治法以温凉兼施为主，如乌梅丸，实为其对方。"该方寒热补泻合用，以乌梅为主药，其养阴作用，不可忽视，且临证可根据病情寒热轻重，以增减方中寒热药物。本案所见诸症，乃胃热中虚，胃阴已伤，故以乌梅、白芍合黄连酸苦泻热；合甘草酸甘化阴；石膏清热生津；椒、姜与参、草相伍，辛甘化阳，温中益气，半夏降逆止呕。再诊时胃热减轻，故去大寒之石膏，加麦冬以增强养阴之功效。

摘自：黄胜光.陈亦人老师运用经方治验三则［J］.辽宁中医杂志，1985，（1）：23-24.

案7　俞长荣栀子生姜豉汤案

郑某，胃脘疼痛，医治之，痛不减，反增大便秘结，胸中满闷不舒，懊憹欲呕，辗转难卧，食少神疲，历七八日。适我下乡防疫初返，过其门，遂邀诊视。按其脉沉弦而滑，验其舌黄腻而浊，检其方多桂附、香砂之属。此本系宿食为患，初只需消导之品，或可获愈，今迁延多日，酿成"夹食致虚"，补之不固不可，下之亦不宜。乃针对"心中懊憹""欲呕"二症，投以栀子生姜豉汤：栀子9g，生姜9g，香豉15g。分温作2服，若一服吐，便止后服。

摘自：俞长荣.伤寒论汇要分析［M］.福州：福建人民出版社，1964：66.

案8　俞长荣半夏泻心汤案

郑某，男，32岁。1964年3月21日就诊。2年来不时发生朝食暮吐或暮食朝吐。近来发作更频，每一二日便呕吐一次。呕吐物除食物外，尚有多量酸水。平时口淡无味，食后胃脘胀满，郁闷不舒，心中嘈杂，腰酸，肢末欠温。大便尚可，小便清长，次数增多。唇色红赤，舌质红，舌苔薄白而滑，脉沉细弱。诊为土虚木乘，胃气上逆。治拟抑肝和胃，予半夏泻心汤合左金丸。半夏、白皮参各9g，黄连、黄芩、干姜、吴茱萸各6g，炙甘草3g，大枣3枚。服4剂。

4月9日二诊：治疗以来，仅轻微呕吐2次。吐出物系清水、痰涎，夹少许食物，无酸味。心中嘈杂已除，但时时清涎自涌，肢末欠温，小便仍清长而频。唇色、舌质转正常，舌苔薄白而滑。予半夏泻心汤去芩、连，加附子、炒白术、补骨脂各9g，煨肉蔻6g、肉桂1.2g（另冲）白皮参易白晒参。嘱每3日服1剂，连服10剂，诸症基本消除。

【原按】

本例反胃已久，显系脾胃虚寒、运化无权、通降失度而致。口淡、脘胀、肢末不温，小便清长而频，脉沉细弱，乃一派虚寒之象，治宜温补中阳。然唇舌红，心中嘈杂，多吐酸水，又系内有郁火现象。总缘脾胃虚寒，膈间有热，形成上热下寒、虚实并见之候。初诊即拟苦辛以通胃之阳，苦寒以制肝之逆，更参以奠安中土。次诊上热已除，倒逆之势渐缓，则宜专温其中下，故去苦寒之芩、连，加桂、附、术、骨脂、肉豆蔻以温中祛寒。

摘自：俞长荣. 半夏泻心汤的临床应用［J］. 福建中医药，1981，(3)：30-33.

案9 杨志—乌梅丸案

孙某，女，52岁。因子宫颈癌而手术，术后呕吐不能食已5天。诊得患者头痛目眩，耳鸣口苦，心中疼热，呕吐涎沫，食不得入，渴不欲饮，大便先泄而后闭，小便短黄，唇暗红，舌苔边白中黄，脉弦不数。认为病在厥阴，寒热夹杂，肝风扰胃，肝胃不和。治宜泄肝和胃，平调寒热。处以乌梅丸加减：乌梅10g，川连6g，花椒3g，西党10g，当归8g，黄柏5g，干姜3g，代赭石15g，橘皮5g，竹茹5g，水煎服。1剂呕吐即止，涎沫减少，能进饮食，心中疼热亦减，腑气得行，并下蛔虫1条，但仍口苦溺黄，脉细弦，苔黄舌质红。知其胃气渐降，而肝胃阴伤，余邪未清，再守原方去花椒、代赭石，加玉竹、丹参。4剂后诸症好转，但夜间觉腹部灼热，大便结，脉细弦，此乃肝胃渐和而气阴未复，再以党参、白芍、麦冬、玉竹、丹参、火麻仁、甘草等，益气滋阴柔肝。4剂后诸症大减，精神食欲均大有进步，呕吐未再作。

【原按】

乌梅丸对厥阴寒热错杂所致之厥热往来，胃腹疼痛，呕吐下利，以及蛔厥崩漏诸病证，常可收到显著效果。本案见呕吐涎沫且又头痛，似属厥阴吴茱萸汤证，但彼为肝寒浊气循经上逆，纯寒无热，尚有面白肢冷，口淡不渴，舌苔白滑，小便清长诸症，和本案之寒热错杂大不相同。

摘自：杨扶国．杨志一老中医临床经验选录［J］．江西医药，1980，（3）：27-30.

案10　何任大半夏汤案

赵某，男，62岁，1971年6月12日初诊。胃反呕吐，食不能多，气机不舒，面色不华，脉弱无力。经医院检查，未发现实质性病变，乃予大半夏汤加味：党参15g，姜半夏12g，沉香曲9g，白蜜2勺（冲），生姜2片（各药浓煎后，再加蜜）。5剂。服药后，呕反停止，能得嗳气，调治而痊。

摘自：何任．金匮要略新解［M］．杭州：浙江科学技术出版社．1981：149.

案11　班世民吴茱萸汤案

某女，言称曾在沈阳某医院就诊，始朝食暮吐，后则呕吐频繁，甚则食入即吐，诊断为"幽门梗阻"，医生欲施刀以解，无奈患者因恐惧而拒绝，只得保守治疗，并以输液维持多日，苦不堪言。经人介绍求余诊治。症见其面色㿠白，倦怠无力，喜暖恶寒，频欲呕吐，上腹饱满，舌质淡，苔厚腻，脉微弦。四诊合参，此为中焦寒滞，脾胃升降失司，即阳明寒呕也。宗仲景之法，以吴茱萸汤原方加三蔻（草蔻、红蔻、草果）投之。1剂呕轻，腹满锐减。2剂吐止，诸症渐退。遂感饥饿，向其女索食，竟顿餐面条4两，仍嫌不足。众亲皆愕然，慌延余请定夺之。余谓之曰：大病初经，脾胃尚弱，骤然暴食，有损无益，当节度。病家言然，守前方再服2剂，诸症霍然，饮食如常，病者亲属皆雀跃而称谢。

摘自：夏洪生. 北方医话·班世民医案［M］. 北京：北京科学技术出版社，1988：134.

案12　赵守真黄连汤案

陈某，男，25岁。久泻愈后，又复呕吐，医者以为虚也，近以参、术、砂、半；又以为热也，复进竹茹、麦冬、芦根，诸药杂投，终属无效。其症身微热，呕吐清水，水入则不纳，时有冲气上逆，胸略痞闷，口不知味，舌尖红燥，苔腻，不渴，脉阴沉而阳则浮数，乃上热中虚之证。治之以黄连汤。此用姜、桂、参、草温脾胃而降冲逆，黄连清胸热，伴半夏以止呕吐，为一寒热错综之良方。服药呕吐渐止，再剂，症全除，能进稀糜，后用五味异功散加生姜温胃益气而安。

摘自：赵守真. 治验回忆录［M］. 北京：人民卫生出版社，2008：32.

案13　冯世纶小柴胡汤合茯苓饮案

患者，女，40岁，就诊时间：2008年11月27日。主因呕吐1天，失眠、乏力四五天就诊。患者于2008年11月26日无明显诱因晨起开始剧烈呕吐，呕吐物为前日未消化食物，呕吐性质为间歇性，吐前明显恶心，吐后为快，但稍事缓和又复发作，一直持续至当日下午 13 时（当日中午并未进食）胃内食物完全吐空为止。患者三四天前出现失眠多梦，白天上眼皮明显发沉，全身乏力，头昏沉，两胁略胀，大便偏干，无其他明显不适，发病前日饮食完全正常，呕吐时胃肠亦无明显不适。直至 2008 年 11 月 27 日 17 时就诊时，患者一直无饥饿感，仅少量进食稀粥，曾有极度渴感并饮水数大杯，身上微有汗出。请经方家冯世纶教授诊治。查舌红苔薄白，脉弦浮。冯老师当即诊为少阳证合水饮证，处方小柴胡汤合茯苓饮。药物：柴胡 12g，黄芩 10g，清半夏 15g，党参 10g，炙甘草 6g，泽泻 18g，生白术 18g，陈皮 30g，茯苓 12g，生姜 3 片，大枣 4 枚。1 剂，水煎服。

当日晚上 21 时左右，患者进食中药后，感觉全身舒适，头清目爽，胸部畅快，当晚 10 时上床睡觉时并无困意，但很快安然入睡。第二天服完第二煎药身体已经如释重负。真是效如桴鼓。

摘自：芮立新. 经方一剂，效如桴鼓 [J]. 中国民间疗法，2009，17（1）：66.

案 14　傅宗翰旋覆代赭汤合小半夏汤案

卓某，女，20 岁。初诊：1981 年 2 月 19 日。主诉及病史：食后呕吐已 2 年余，常于餐后 10～30 分钟即发呕吐。有呕吐之征，而无恶心之感，至吐出所进饮食遂安，脘腹无明显胀痛不适感。餐后口干，喜进汤饮或喝水，但饮后又复呕吐。大便干结不畅，形体消瘦。患者一度不思饮食。曾查肝功能、上消化道钡餐均无异常发现，诊为"神经性呕吐"，屡经中西药物治疗，效果不彰。

诊查：患者诉自发生呕吐以来，月经不潮长达 7 个月之久，去年一度潮后又复闭经，迄今未潮，且常感头昏，面色略显晦滞，但形体不变，性情沉闷，寡言不欢，懒于动作，时易气恼，大便 5 日一更，苔薄脉和弦小。

辨证：为肝胃冲三经之疾，藏血之脏郁而失疏，水谷之海滞而不纳，经血之海阻而不盈。处方：旋覆梗（包）4g，代赭石20g，合欢皮10g，半夏12g，茯苓12g，麦冬5g，石斛10g，丹参6g，红花5g，生姜1片，全瓜蒌10g。5剂。另：蛇胆陈皮末10支，每日2次，每次吞服1支。

二诊：2月26日。久病呕吐次量均有减少，知饥思纳，大便较前爽畅，但诉疲乏头昏，治用原法再进一筹，并嘱怡情自朗，宽怀达观以助药饵。原方加太子参12g，枳实6g。5剂。

药后呕吐显著好转，原方又进5剂后停药，半年后随访，呕吐未再发作，经事亦能应期来潮。

摘自：董建华．中国现代名中医医案精粹［M］．北京：人民卫生出版社，2010：172．

案15　盛国荣橘皮竹茹汤案

李某，女，28岁。初诊：1966年5月26日。

主诉及病史：1959年施行阑尾手术，术后时觉腹胀痛伴恶心呕吐，屡经中药及针灸治疗，症状有所好转，惟呕吐仍旧。1965年赴广州某医院治疗，亦未见效验，呕吐依然如故，而体质日趋虚弱。于1965年底进行X线胃肠钡剂透视，发现十二指肠球部黏连转位（幽门管及十二指肠向胃小弯侧移位）于结肠处结肠迂回呈重叠；局部有压痛。建议再行外科手术治疗。由于患者病经数年，体质虚羸，拒绝再行外科手术，而求诊于中医。

诊查：患者面色白，气弱言微。据诉：呕吐已2个多月，朝食暮吐，暮食朝吐，四肢无力，时时昏倒。近日竟至饮水亦吐，全赖静脉滴注葡萄糖液以维持生命。口渴，腹胀，大便不通，舌绛苔少，脉微如丝。

辨证：此乃脾胃气阴两虚，升降失宜。

治法：法当滋养胃阴、和中降逆。拟《金匮要略》橘皮竹茹汤化裁为治。

处方：太子参 12g，麦冬 12g，麦芽 12g，赭石 12g，枇杷叶 9g，姜竹茹 9g，赤茯苓 9g，黄芩 9g，陈皮 6g，生姜 4.5g，甘草 3g。另用西洋参 3g 炖冲服，嘱服 10 剂。

二诊：6 月 8 日。上方药服至第 6 剂后，患者觉腹中雷鸣，腑气乃通，大便所下均如龙眼核样之坚硬物；呕吐锐减，食欲稍进，口已不渴。前方已见效机，乃守前法，于上方去生姜、黄芩，加火麻仁、郁李仁以润肠通便。再服 6 剂。

三诊：服药 10 余剂后，症状明显好转，呕吐痊愈，二便通畅，食欲增进，已能进稀粥，惟时觉腹稍胀。继于上方化裁进退。服药月余，诸症均失，体渐康复。随访 10 余年，呕吐从未再复发，偶有便秘及腹部不适，恒以二诊处方服药一二剂，大便即通畅，顿感舒适，而体质尤健于昔。

【原按】

本例患者系施行阑尾手术后肠黏连，致呕吐频作，经多方诊治未见显效，乃致食入则吐，病属反胃。虽王太仆有"食不得入是有火也，食入反出是无火也"之说，即认为膈食属热，反胃属寒。但盛老治此反胃患者，不拘泥于此说，根据患者呕吐时久，胃阴耗损，升降出入失宜，食入则吐，水谷精微变化无源，胃气亦虚，治疗上弃温补而不用，选用《金匮要略》橘皮竹茹汤以滋养胃阴，加赭石、西洋参以清补降逆，药仅 10 余剂，即化险为夷。再宗此法，灵活施治，病日有起色，最后不仅痼疾冰解，且体壮于昔。

摘自：董建华. 中国现代名老中医医案精粹（第 1 集）[M]. 北京：人民卫生出版社，2010：342.

案 16 熊廖笙小柴胡汤案

胡某，女，15 岁。主诉及病史：患者 1 年多来，每月必发呕吐 1 次，先吐水，后吐食物，曾中西药治疗，均无效。近半年来，病发加勤，1个月二三次，发则粒米不进，惟卧床休息二三日，慢慢缓解。去某医院检查，诊断为神经性呕吐，服药半月效不显，远道就诊于余。

诊查：当时适值病发后5日，精神困乏，胃纳甚差，胸胁苦满，时欲呕逆，口苦，苔薄白舌质边微红，六脉弦细。

辨证：诊毕细问其每当发病前有何征兆？曰：病发前均出现外感症状，冷热阵阵发作，似疟非疟。予曰：得之矣，此病乃足少阳胆经之证，证属半表半里，少阳中风，枢机被郁，不能上冲，故下克脾胃而呕吐，饮食难进。病前发寒热者，以少阳经行半表半里，少阳受邪，邪并于阳则热，邪并于阴则寒故也。

治法：但得少阳之枢机利，则病发可止，胃气和而能食矣。拟小柴胡汤加味和解表里，输转枢机，止呕降逆为治。

处方：柴胡9g，党参12g，姜半夏9g，酒炒黄芩9g，炙甘草3g，生姜3片，大枣5枚，炒黄连3g，吴茱萸1.5g。3剂，每日1剂，水煎，分3次服。

医嘱：此方无论病已发或未发，均可服用。后随访。药服3剂，病发稀疏，呕吐减轻，连服药1个月；2年之病，1个月而愈，后未复发。

【原按】

本案为少阳气郁而不伸，故用小柴胡汤加味以转输气机。柴胡解半表半里之邪为主药，其气轻清，外达胆气，胆气条达，则肠胃结气皆能疏散。凡饮食入胃，散精于肝，而肝之疏散又赖胆为生发之主，柴胡升达胆气，则肝能散精，而饮食可入，呕吐可止矣。黄芩退热清里，用之使半里之邪内彻。半夏、生姜，降逆和胃止呕。党参补虚为生发之气。甘草佐柴、芩以调和内外，姜、枣佐参、夏以通营卫而止寒热之预发，加吴茱萸、黄连者，因口苦舌红，肝胆郁结已有化火之势，用之以清肝也。

摘自：熊廖笙.《中国现代名老中医医案精粹》选登［J］. 中医杂志，2011，52（1）：87.

案17 黄文东旋覆代赭汤、橘皮竹茹汤、麦门冬汤案

叶某，女，29岁。初诊1980年2月28日。婚后3年不孕，抑郁寡欢，形体消瘦，精神萎靡。半年前开始恶心，逐渐泛吐清水，味苦微酸，终至呕吐食物，口干不敢多饮，纳少，夜寐不安，经临少腹作胀，舌质红，苔薄微黄，脉弦细带数。肝气横逆，郁而化火，胃阴耗伤，和降失司。治拟泄肝和胃，养阴清热。处方：旋覆花9g（包），代赭石30g，陈皮9g，淡竹茹9g，川黄连4.5g，姜半夏9g，枇杷叶9g，北沙参12g，辰麦冬9g，合欢皮15g，川楝子9g。7剂。

二诊：4月4日。呕吐大减，泛恶已除，胃纳略增，夜寐稍安，惟神疲乏力如前。上法尚合病机，再宗原意。处方：旋覆花9g（包），代赭石30g，陈皮9g，姜川连4.5g，枇杷叶9g，北沙参12g，太子参12g，辰麦冬9g，绿萼梅6g，川楝子9g。7剂。

三诊：4月25日。呕吐已止，胃纳已馨，能吃软饭，夜寐渐安，面色好转，精神亦振，舌质微红，苔薄腻，脉弦细。病已向愈。再予顺气和胃。处方：太子参12g，北沙参12g，茯苓15g，白术12g，生甘草6g，白芍12g，当归12g，陈皮9g。7剂。

【原按】

本例由于情志失调，肝郁化火犯胃，气机上逆，以致呕吐不止。黄先生认为患者肝胃不和，胃阴亏虚，投药以轻灵流通，顺气和降为主。理气而忌温燥，养阴避免滋腻。故融旋覆代赭汤、橘皮竹茹汤、麦门冬汤、黄连温胆汤数方于一汤，并具辛开苦降，泄肝和胃，养阴清热之功。更佐以川楝子泄肝理气，枇杷叶以加强降逆止呕之力，病情复杂，而指挥若定，

足见其辨治疑难复杂病症的学养功夫。

摘自：胡建华. 黄文东脾胃病验案三则［J］. 中国医药学报，1986，1（1）：45-46.

案18　李振华理中汤合吴茱萸汤案

患者，女，21岁，售货员。患者食后呕吐2年，曾2次做上消化道造影均未见异常。多方求治不效，精神极为痛苦。于1978年5月18日收入院治疗。

初诊：呕吐多在饭后数分钟至10余分钟内，频频呕吐，吐物为胃内容物及清水，吐量不多，甚则饮水亦吐，吐物亦不甚酸，食欲不振，食后腹部胀满，口干不欲饮水，畏寒肢冷，语言低微，倦怠无力，大便偏稀，日1~2次，舌质淡红苔白，脉沉细无力。综其脉症，属脾胃虚寒。拟健脾和胃，温中降逆法。方用理中汤、吴茱萸汤加减，处方如下：党参12g，吴茱萸10g，白术10g，陈皮10g，干姜3g，姜半夏10g，砂仁4.5g，大枣5枚（擘），炙甘草6g。嘱浓缩，频服。

二诊：服上方4剂，呕吐明显减轻，呕吐物仍有少许胃内容物，饮水已不吐，食欲仍差，时有脘痛，畏寒减轻，大便每日1行，为正常便，舌质淡红苔薄白，脉沉细，较前稍有力。服药症减，为加强降逆之功，更方如下：旋覆花12g（布包），代赭石30g（布包），姜半夏12g，姜厚朴10g，淡竹茹10g，吴茱萸6g，生杷叶24g，广陈皮10g，伏龙肝30g（先煎）。水兑上药。

三诊：上方连服半月，呕吐已止，脘痛消除，谷纳渐增，精神转佳，四肢转温，舌质红略淡，苔薄白，脉弦细，继服药5剂，以巩固疗效。

【原按】

2个月后随访未再复发，究其病源，患者自幼体弱，纳谷较少，久则损及脾胃。胃主受纳，以通降为顺，胃中虚寒，寒邪阻滞，受纳失司，胃失降浊而为呕吐,脾主运化,失于健运,脾不升清而作泻。本例以理中汤、吴茱萸汤加减。方中以吴茱萸、干姜片、姜半夏温中散寒降逆,党参、白术、大枣、甘草补气益脾和中,陈皮、砂仁理气醒脾,共奏温阳散寒,降逆止呕之功。升降得宜,诸症全释。

摘自:陈愉之. 李振华老中医治验二则 [J]. 天津中医,1990,(4):2-3.

案19　俞长荣干姜黄芩黄连人参汤案

白叶乡林某,50岁,患胃病已久。近来时常呕吐,胸间痞闷,一见食物便产生恶心感,有时勉强进食少许,有时食下即呕,口微燥,大便溏泄,一日两三次,脉虚数。予干姜黄芩黄连人参汤。

处方:横纹潞党参15g,北干姜9g,黄芩6g,黄连4.5g,水煎,煎后待稍凉时分4次服。

服1剂后,呕恶泄均愈。

【原按】

因病者中寒为本,上热为标;现标已愈,应扶其本。乃仿照《内经》"寒淫于内,治以甘热"之旨,嘱病者购生姜、红枣各1斤,切碎和捣,于每日三餐蒸饭时,量取一酒壶置米上蒸熟,饭后服食。取生姜辛热散寒和胃气,大枣甘温健脾补中,置米上蒸熟,是取得谷气而养中土。服1疗程后(即尽2斤姜枣后),胃病几瘥大半,食物大振。后病又照法服用1疗程,胃病因而获愈。

摘自:俞长荣,伤寒汇要分析 [M]. 福州:福建人民出版社,1964:173-174.

案20　张子琳理中汤合良附丸案

患者,男,49岁。初诊:面色㿠白,食欲不振,恶心,呕吐,脘腹疼痛,泛酸,日久不愈,素体虚弱,小腹抽痛、憋胀,肠鸣,自觉有气自脐下向上顶冲，出虚汗，倦怠无力，大便偏溏，小便发黄，并偶带白浊。舌淡苔白，脉象沉弱。此为脾虚胃寒兼冲气上逆之证，治宜温中健脾，平冲止呕。方用理中汤合良附丸加味。

处方：党参10g，白术10g，炙甘草6g，茯苓10g，陈皮6g，半夏10g，吴茱萸6g，川楝子10g，荔枝核10g，延胡索6g，香附6g，高良姜6g，乌药10g，生姜3片，大枣3枚。水煎服。

二诊：上方服5剂，食欲好转，呕吐、泛酸、积气顶冲、出虚汗等症均显著好转，小腹仍憋胀跳动，舌淡，苔白，脉沉弱。仍遵原方，加茯苓12g，广木香5g，怀牛膝10g，大腹皮6g，水煎空腹服。

三诊：上方服9剂，食欲倍增，已经恢复至病前水平。呕吐、积气顶冲、小腹憋痛等症状已愈。近1月来，只觉阴囊发冷，出汗，苔白，脉沉。

处方：党参10g，白术10g，炙甘草6g，茯苓12g，半夏10g，陈皮6g，吴茱萸6g，良姜6g，炒小茴香10g，乌药6g，肉桂6g，草蔻6g。水煎服。4剂后，诸症遂安。

摘自：赵尚华等整理．张子琳医疗经验选辑［M］．太原：山西人民出版社，1978：180-181．

案21　谢映庐小半夏加茯苓汤案

付某，时当暑月，天气亢燥，饮水过多，得胸痛病，大汗呕吐不止。视之口不渴，脉不躁，投以温胃之剂，胸痛遂愈，而呕吐未除，自汗头眩加甚。再以温胃方加黄芪予服，服后亦不见效，惟汗出抹拭不逮，稍动则眩晕难支，心下悸动，举家咸以为脱，吾许以1剂立愈。半夏15g，茯苓9g，生姜1片。令即煎服，少顷汗收呕止，头眩心悸顿除。

【原按】

饮水过多，消化不及，停于心下，蕴郁胸膈，而致胸痛、汗出、呕吐不止。虽无阳热见症,但继用温胃,饮邪不能尽去,惟宜小半夏加茯苓汤降逆止呕,导水下行,竟 1 剂呕止,其效如神。

摘自:谢映庐. 谢映庐医案 [M]. 上海:上海科学技术出版社,2010:24-25.

案 22　张聿青小半夏加茯苓汤案

朱某,停饮凝痰,聚于胃府,胃府之气,升多降少,50 日辄呕黏痰涎水,二便不利,脉象沉弦。夫痰之与津,本属同类,清气化则津随气布而上供;津气不化,则液滞为痰而中阻。气之化与不化,悉视阳之转运如何,所以《金匮要略》有"饮家当以温药和之"之例也。然刚燥之药,多服劫阴;攻逐之剂,正虚难任,惟有分其清浊,使清津上升,浊液下降,虽难霍愈,或可减轻耳。

制半夏 6g,云茯苓 24g,老生姜 3g。来复丹 3g,药汁送下。

【原按】

痰饮聚于胃府,胃气上逆,辄呕痰水,宜小半夏加茯苓汤治之。加用来复丹,以促阳气来复也。

摘自:张聿青. 张聿青医案 [M]. 北京:人民卫生出版社. 2006:193.

案 23　刘渡舟干姜黄芩黄连人参汤案

王某,男,29 岁。夏月炎热时贪食寒凉之物,以致吐泻交作,但以呕吐为主,伴见心烦、口苦等症。舌苔黄而润,脉滑数。黄连 6g,黄芩 6g,人参 6g,干姜 3g。另捣生姜汁一盅,兑入药中服。只服 1 剂而吐止而安。

摘自:刘渡舟. 经方临证指南 [M]. 天津:天津科学技术出版社,1993:130.

结　语

呕吐的发病机理总为胃失和降,胃气上逆。其病理表现不外虚实两类,实证因外邪、食滞、痰饮、肝气等邪气犯胃,以致胃气痞塞,升降失调,气逆作呕。虚证多为胃虚水逆或胃阴虚,虚火上扰。病变脏腑主要在胃,还与肝、脾有密切的关系。

外邪犯胃,可用小柴胡汤、栀子豉汤等;痰饮犯胃,可用小半夏汤、小半夏加茯苓汤、大半夏汤、茯苓泽泻汤、苓桂术甘汤、旋覆代赭汤等;肝气犯胃,可用小柴胡汤、乌梅丸等。脾胃阳虚者,可用理中汤、吴茱萸汤、温经汤等。胃阴不足者,可用芍药甘草汤、橘皮竹茹汤、麦门冬汤等。若脾胃素虚,复因饮食所伤,而出现虚实夹杂、寒热错杂之证,可用半夏泻心汤、黄连汤、干姜黄芩黄连人参汤、乌梅丸等。

第二章 呃 逆

呃逆是指胃气上逆动膈，气逆上冲，喉间呃呃连声，声短而频，难以自制为主要临床表现的病证。呃逆的病因多由饮食不当、情志不遂和正气亏虚等所致。胃失和降、气逆动膈是呃逆的主要病机。

呃逆相当于西医学中的单纯性膈肌痉挛，其他疾病如胃肠神经官能症、胃炎、胃扩张、胸腹腔肿瘤、肝硬化晚期、脑血管病、尿毒症，以及胸腹手术后等所引起的膈肌痉挛之呃逆，均可参考本病辨证论治。

案1 李士懋乌梅丸案

赵某，女，56岁，2005年7月26日初诊。呃逆3年余，按压身体任何部位皆呃，呃后则舒，伴有胸胁胀痛，手指肿胀麻木，关节僵硬，周身疼痛，腹胀，大便稀薄，每日3次，舌淡苔薄白，脉弦缓按之无力。此为肝阳虚馁，厥阴寒气犯胃，胃失和降之呃逆证。治宜温阳益肝，降逆通络。方以乌梅丸加减：乌梅6g，桂枝15g，炮附子12g（先煎），干姜5g，花椒5g，细辛5g，黄连8g，当归10g，党参12g，吴茱萸6g，黄芪12g，白芍12g，炙甘草7g，鸡血藤18g，穿山龙30g，沉香10g。3剂，每日1剂，水煎服。7剂后诸症减轻，上方加减连服21剂诸症消失。随访1年未复发。

【原按】

　　肝阳虚馁，厥阴寒气犯胃，胃失和降则呃逆；阳虚气机不畅，十二经脉气机壅滞，按压身体任何部位气机流窜而为呃，呃后气机暂通则舒，肝经布于胸胁，肝阳虚馁疏泄不利则胸胁胀痛；厥寒凝滞经脉，营卫不行则手麻肿胀、关节僵硬、全身痹痛；肝寒土虚，运化失常而腹胀、大便下利。脉弦缓按之无力，舌淡、苔薄白为肝阳虚馁之征。故治宜乌梅丸加吴茱萸温阳益肝，加黄芪、炙甘草增其补益中气之力；沉香行气降逆调中；白芍酸甘敛阴柔肝；鸡血藤、穿山龙通经活络止痛。肝阳复，胃气和，诸症均除。

　　李老师应用乌梅丸所掌握的主要指征有：①脉弦，按之减。脉得血以充盈，气以鼓荡，脉方调畅，徐缓悠扬。弦脉主肝，肝为阴尽阳生之脏，阳气始萌而未盛，若气至而未及或六淫七情戕伐阳气，易致肝寒气馁，脉弦无力而懒惰，故见脉弦而无力，当知为肝之阳气不足，其中可兼濡、滑、缓、细、数等；②具有厥阴肝经之症状，如：脘胁胀痛、呕吐嗳气、胸痛心悸、头昏厥、痉痛转筋、阴痛囊缩、懈怠无力、寒热交作等，或仅见一症。脉证合参、灵活选用，故功效卓著。

　　摘自：陈金鹏．李士懋运用乌梅丸举隅［J］．中医杂志，2007，48（5）：401-402。

案2　刘渡舟生姜泻心汤案

　　（1）潘某，女，49岁，湖北潜江人。主诉心下痞塞，噫气频作，呕吐酸苦，小便少而大便稀溏，每日三四次，肠鸣漉漉，饮食少思。望其人形体肥胖，面部水肿，色青黄而不泽。视其心下隆起一包，按之不痛，抬手即起。舌苔带水，脉滑无力。辨为脾胃之气不和，以致升降失序，中夹水饮，而成水气之痞。气聚不散则心下隆起，然按之柔软无物，但气痞耳。

遵仲景之法为疏生姜泻心汤加茯苓：生姜12g，干姜3g，黄连6g，黄芩6g，党参9g，半夏10g，炙甘草6g，大枣12枚，茯苓20g。连服8剂，则痞消大便成形而愈。

【原按】

本案为胃不和而水气痞塞心下。其病机在于脾胃气虚不运，水气内生波及胁下，或走于肠间。《伤寒论》概括为"胃中不和……胁下有水气"，故用生姜泻心汤治疗。本方为半夏泻心汤减干姜加生姜而成，重用生姜之理，借助其辛散之力，健胃消水散饮。临床上，凡见有心下痞塞，噫气，肠鸣便溏，胁下疼痛，或见面部、下肢水肿，小便不利者，用本方治疗，效果甚佳。如水气明显，水肿、小便不利为甚，宜加茯苓利水为要。

摘自：陈明，刘燕华，李方. 刘渡舟验案精选［M］. 北京：学苑出版社，2007：230.

（2）郭某，男，46岁。患有呃逆，连作不休，病已8月有余，服药已百剂计，始终不能控制，以致周身疲倦，不能坚持工作。观其所服之方，不外丁香柿蒂、旋覆代赭、香砂六君等方。切其脉沉弦无力，视其舌苔略呈水滑。问其大便，则称每日一二次，溏薄而不成形。小便则无复可言。余谛思良久，认为此证上有呃逆之气，下有泻利之情，是必先病其中，为脾胃不和之兆。如是顺藤摸瓜，而指其心下曰："此处难受否？"患者恍然曰：余心下素觉堵塞，甚不畅快，因打嗝为甚，以致顾此失彼，未能说出。余笑曰：君子之病已得之矣。此乃脾胃升降失司，而寒热错杂，胃气上逆之病也。必使脾胃气和，升降调顺，则病可愈。

处方：生姜12g，干姜3g，半夏12g，黄连6g，黄芩6g，党参10g，炙甘草10g，大枣7枚，刀豆子10g。

此方连服6剂，则呃逆不作，心下痞与下利同时俱蠲，病遂告愈。

摘自：刘渡舟. 经方临证治验［J］. 中医杂志，1984，（3）：10-12.

案3 俞长荣半夏泻心汤合旋覆代赭汤案

陈某，男，40岁。1974年5月7日就诊。自诉胃脘部窒塞感、隐痛，时时呃逆持续1个多月未解，经福州市某医院检查发现十二指肠球部痉挛。在外治疗效果不显。伴见口苦，食欲不振，食后脘胀，二便正常。脉弦缓，舌质略红、较干，苔薄白。诊为木乘土位、胃气上逆。治拟疏肝降逆和胃，予半夏泻心汤合旋覆代赭汤。潞党参、代赭石各15g，半夏、黄连、黄芩、旋覆花各6g，干姜、炙甘草各4.5g，生姜2片，大枣3枚，服2剂。5月9日二诊：自觉诸症减轻，但食欲不振。脉较平和，舌可。当和胃理气，予橘皮竹茹汤加味。至5月26日询知，诸症兼本皆除。

【原按】

呃逆系胃气上逆所致，治则以和胃降逆平逆为主，针对其病因，分别用祛寒、清热、化痰、滋养胃阴、温补脾肾等。由于胃气虚弱、寒热交结者多兼有胃脘胀痛，嗳腐吞酸等，治则和胃降逆，苦辛并进，方用半夏泻心汤。呃逆甚者，配合旋覆代赭汤。本例呃逆不止，系由胃失和降而致；口苦、舌红而干为胃有郁热；食欲不振、脉弦缓、舌苔薄白又系脾胃虚寒之象。总缘虚实寒热错杂，故治以寒热互用、辛苦并进、补泻同施。

摘自：俞长荣.半夏泻心汤的临床应用［J］.福建中医药，1981，(3)：30-33.

案4 刘炳凡肾气丸案

袁某，女，40岁。患气冲作呕，食入反出，已半年余，检查未发现器质性病变。自诉有气体自小腹上冲咽喉，头晕心悸，食难吞咽，勉强吞下后2小时即大部分吐出，口不渴，喜热饮，大便干，小便短。时值6月炎暑，双下肢仍怕冷，腰酸膝软。月经量少，经期推迟。舌淡红而润，边有齿印，脉沉细。以肾气丸去丹皮加菟丝子、骨碎补、牛膝、砂仁水煎，另用伏龙肝、锈铁烧红淬水兑药服。7剂后呕吐渐止，气不上冲；续服14剂而下肢渐温，食纳转佳。

【原按】

食入反出，受纳无权，为无火之象，症见于胃而根在于肾，归于肾虚气衰。肾阳虚而阻气上冲，故治以温肾纳气佐以重镇降逆。

摘自：吴永贵. 师宗仲景，知常达变——学习刘炳凡研究员运用仲景方之体会[J]. 国医论坛，1991，(1)：14-16.

案5 范中林理中汤案

罗某，男，25岁。四川新津县某乡，农民。1969年冬，时感胃脘隐痛，按之似包块。便秘而腹不满，未予治疗。翌年，胃脘持续疼痛，嗳气吞酸，呃逆气阻，嗳出始舒。曾按"胃炎"治疗数年，后转成都某医院诊为"胃神经官能症"，后改由中医按"肝胃不和"等论治，时痛时缓，迁延至1973年冬，病情加剧。1974年4月初来诊。初诊：形体消瘦，面色不荣，阵阵呃逆，胃脘疼痛，遇寒加剧。数月来，只能食稀粥流质，饮入频频发呕，泛吐清涎。大便先结后溏，数日一次。舌质偏淡，苔白滑，脉沉。此为足太阴脾虚寒呃，法宜温中健脾，行气化浊，以理中汤加味主之。处方：党参20g，干姜15g，白术15g，炙甘草6g，茯苓20g，砂仁12g，白蔻仁10g，法半夏15g。3剂。二诊：呃气减少，腹痛缓解，继上方加公丁香、吴茱萸，暖肝行气止痛，再服5剂。三诊：呃逆止，食欲增，大便畅，精神好转。嘱忌生冷，再将上方服10余剂。月余后患者来告，饮食如常，已参加农业劳动。

【原按】

呃逆一病，《素问·宣明五气篇》云："胃为气逆、为哕"。《素问·宝命全形论篇》云："病深者，其声哕"。《金匮要略》将此病分寒呃、虚呃、实呃。此例寒呃，证属足太阴，乃中阳不振，寒湿内聚，阴寒与胃气相搏于中脘，以致上逆而呃。故不宜见气逆即投降逆平冲之品。今用理中汤以温中行气，除湿化浊而获效。

摘自：范中林. 范中林六经辨证医案选 [M]. 沈阳：辽宁科学技术出版社，1984，63-64.

案6　祝谌予柴胡桂枝汤案

巴某，男，41岁，工人。1979年2月23日因频繁呃逆8个月，影响工作与睡眠前来我院中医科门诊就诊。呃逆每次发作持续3~30天，发作后间隔5~6天，曾进行多方面检查，原因不明，先后服用降胃气之中药百余剂，同时配合针灸、西药镇静治疗，效果不佳。此次发作已1周，呃逆频作，无休无止，昼不能劳，夜不能寐，胃脘嘈杂，胸胁胀满，心烦易怒，乏力倦怠，偶有畏寒之感，二便调。舌质淡，苔白，脉细弦。辨证：肝胃不和，气机不调。治法：调肝和胃，畅通气机。处方：橘梗10g，枳实10g，杏仁15g，薤白6g，柴胡10g，黄芩10g，半夏10g，党参10g，桂枝10g，白芍10g，甘草6g，牛膝10g，生姜3片，大枣5枚。7剂，水煎服。

1979年3月2日二诊：药后诸症减轻，但呃逆仍未完全消失。舌质淡暗，脉细弦。予上方加白芝麻30g，柿蒂30g。

1979年3月16日三诊：上方服14剂，呃逆基本消失。为巩固疗效，上方加茯苓20g，白术15g，服7剂，诸症皆消。

【原按】

本案是一例顽固的胃气上逆之证，病程较长，何以屡治不效？经曰：必伏其所主，先其所因。仔细审证，不效之关键在于未抓住病之根本，患者初诊时胸胁胀满，胃脘堵闷，心烦易怒，夜不能寐，均为肝胃二经之证候。肝经循行两胁，肝气不舒，则有胸胁满；肝郁化火，则急躁易怒；热扰心神，则夜不能寐；木旺克土，脾胃失健，气机不畅，则胃脘堵闷，呃逆频作，无休无止；患者偶有畏寒之感，说明少阳失和。而所有这些，病之根本为肝气郁结，少阳枢机不利所致，故祝教授选用了小柴胡汤，以舒肝理气，和解少阳。正如仲景所云："……与小柴胡汤，上焦得通，津液得下，胃气因和。"又加祝教授自拟的"上下左右方"，使中焦气机疏畅不滞，升降出入有序。同时方中又以桂枝汤调和营卫，顾护中州，体现了治病不忘治本之整体观念。二诊时又加用白芝麻、柿蒂加强了和胃降逆、镇纳止呃之力量，服后呃逆大减。三诊时加茯苓、白术加强健脾除湿之功，服半月，诸症皆除。

摘自：徐慧媛，田国庆. 祝谌予教授治疗顽固性呃逆举隅 [J]. 山西中医，1995，11（3）：4-5.

案7 何任橘皮竹茹汤案

袁某，女，24岁。1971年4月14日诊。诉急行汗出较多，饮冷开水，即呃逆连声，平素胃弱而饮食不多，宜养胃降逆。

橘皮9g，淡竹茹12g，党参12g，炙甘草6g，生姜2片，大枣5枚，柿蒂6g，丁香4.5g。本方仅服1剂，呃即止。

【原按】

本案患者素体胃弱，复由饮冷，寒邪客逆中焦，胃气上逆，而致呃逆。经投橘皮竹茹汤加丁香、柿蒂，具有温胃散寒，降气止呃之效，故1剂即愈。

摘自：何任，张志民，连建伟. 金匮方百家医案评议 [M]. 杭州：浙江科学技术出版社，1991：320.

案8 何任竹皮大丸案

华某，女，31岁。1979年7月10日来诊。产后3个月，哺乳，身热

(38.5℃) 7~8 天，偶有寒栗状，头昏乏力，心烦喜躁，呕逆不已，但吐不出。脉虚数，舌质红苔薄。以益气安胃为主，淡竹茹 9g，生石膏 9g，桂枝 5g，白薇 6g，生甘草 12g，制半夏 9g，大枣 5 枚，2 剂。药后热除，寒栗解，烦乱平，呕逆止，惟略头昏，复于调治痊愈。

【原按】

产后气血亏虚，见烦躁、呕逆、脉虚数，虚热内生也，正合竹皮大丸证机。因呕逆较甚，方中加半夏以增降逆止呕之功。

摘自：陈明主编. 金匮名医验案精选 [M]. 北京：学苑出版社，2000：567-568.

案 9　江尔逊旋覆代赭汤合橘皮竹茹汤案

邓某，男，44 岁，1984 年 4 月 5 日因右半身偏瘫、失语入院，住院号 2683，西医诊断：原发性高血压、脑动脉硬化、脑溢血。入院始治 20 余日，因呃逆不止，邀余会诊。证见频频呃逆（每分钟 10 余次），神志不清，目闭口开，吞咽困难，鼻饲之物均返流口腔，舌质红苔黄厚腻，脉沉迟有力。细阅病历：入院 7 日，即因神昏呃逆、便秘溲赤、舌红苔老黄而厚，脉数等而以中药增液承气汤合大承气汤及紫雪丹治疗，1 剂便通呃止，继服 1 剂，神识略请，但泄泻不止；改予固涩止泄，开窍豁痰之剂，而呃逆复作，且增呕吐；再予降逆止呕，清热化痰之法，迭进黄芩汤、黄连温胆汤及西药阿托品、灭吐灵、安定等达半月之久，而呃逆呕吐有增无减。细析此证，本缘肝木乘脾，又迭进寒凉攻伐，徒伤胃气，而致升降乖逆，有阴无阳。乃改投旋覆代赭汤合橘皮竹茹汤加减：旋覆花 10g（包煎），代赭石 30g，泡参 15g，炙甘草 3g，法半夏 10g，茯苓 15g，化橘红 10g，竹茹 10g，厚朴 15g，柿蒂 12g，生姜汁 2 匙（兑入药汁中）。服 1 剂，呃逆减少（约半小时 1 次），神志渐清，拨除鼻饲管后，亦可吞咽流汁。守方连服 4 剂，呃逆止，乃转治他证，及至病情好转出院，呃逆再未复作。

【原按】

患者中风后出现顽固性呃逆，曾因腹胀、便秘而用攻下法收效，但越数日又呃逆不止，诸药罔效，乃因方药中缺乏护胃之品，且一派寒凉攻伐达半月之久，徒伤胃气，而致升降乖逆，有阴无阳。余改用旋覆代赭汤合橘皮竹茹汤，虽与前方无大异，然因撤除芩、连等苦寒攻伐，参入泡参、炙甘草、姜汁以温胃安中降逆，故收捷效。可见救治危重症，必须注重胃气，"保得一分胃气，便有一分生机"，此之谓也。

摘自：江尔逊. 旋覆代赭汤为主救治危重症两例[J]. 国医论坛，1987，(3)：19.

案10 李振华旋覆代赭汤案

董某，女，69岁，1985年9月9日初诊。患者年初即呃逆，喉间呃呃连声，昼夜不止，两胁胀满，脘腹不舒，纳食欠佳。前医曾用丁香柿蒂散加减治之，服药多剂亦未能除。时止时发，夜坐不得卧，寝食俱劣。舌淡红，苔薄白，脉沉弦。

证属肝郁气滞，胃失和降，气逆上冲。应疏肝解郁，降逆和胃。

旋覆花12g，代赭石15g，厚朴花12g，法半夏10g，沉香曲10g，云茯苓12g，川楝子12g，嫩小草10g，大刀豆30g，四花皮10g，炒谷稻芽各10g。

二诊：服药物7剂，呃逆大减，能安然入寐，饮食亦与日俱增，脉势和缓，胸胁脘腹仍时有作胀。再依原法出入，上方去茯苓、陈皮、嫩小草、炒谷麦芽，加郁金、炒枳壳、生姜、大枣。

三诊：服药3剂，诸恙悉平。嘱原方药再进3剂，以善其后。

摘自：董建华. 中国现代名中医医案精华·李振华医案[M]. 北京：北京出版社，1990：46.

结　语

　　呃逆之病位在膈，病变的关键脏腑在胃，还与肝、脾、肺、肾诸脏腑有关。基本病机是胃失和降，膈间气机不利，胃气上逆动膈。

　　肝郁气滞者，可选用乌梅丸、柴胡桂枝汤等。痰饮上逆者，可用旋覆代赭汤、半夏泻心汤、生姜泻心汤等。脾肾阳虚者，可用理中汤、肾气丸等。胃阴耗损、虚热内扰者，可用橘皮竹茹汤、竹皮大丸等。

第三章 泄 泻

泄泻是以排便次数增多，粪质稀溏或完谷不化，甚至泻出如水样为主症的病证。古有将大便溏薄而势缓者称为泄，大便清稀如水雨势急者称为泻，现临床一般统称泄泻。

泄泻的病因，有感受外邪，饮食所伤，情志不调，禀赋不足及久病脏腑虚弱等，主要病机是脾病湿盛，脾胃运化功能失调，肠道分清泌浊、传导功能失司。

泄泻可见于多种疾病，凡属消化器官发生功能或器质性病变导致的腹泻，如急性肠炎、炎症性肠病、肠易激综合征、吸收不良综合征、肠道肿瘤、肠结核等，或其他脏器病变影响消化吸收功能以泄泻为主症者，均可参照本章进行辨证论治。

案1 陈亦人四逆散案

谷某，女，55岁。1984年5月22日初诊。患者于1981年患胆结石行胆囊切除术。术后不久，每于食后即觉肠鸣作痛，继而腹泻，完谷不化，屡服西药不效，遂来院求治。近来腹常作胀，口淡无味，面色萎黄无华，舌淡苔白，脉弦细。此系肝失疏泄，土虚木乘，治以疏肝健脾法。四逆散加味：嫩柴胡6g，炒枳实10g，炒白芍10g，炙甘草6g，炙黄芪12g，潞党参 10g，葛根 10g。5 剂药后，腹痛减轻，便次减少，食量略增，然夜间口燥。效不更方，原方加麦冬 12g，又进 5 剂。后以本方调治月余，诸恙尽除。

【原按】

肝主疏泄，脾司运化，二者相互协调，才能维持正常生理功能。患者平素情怀不畅，肝气先已失调，更加脾气虚弱，运化失健，则导致土虚木乘。脾气本虚，进食又重伤脾，痛泻因之而作。吴崑谓："泻责之脾，痛责之肝，肝责之实，脾责之虚。脾虚肝实，故成痛泻"（《医方考》）。四逆散方，仲景用治少阴阳郁厥证。本例患者脾虚较甚，因加参芪以益气，葛根以升清，是师古而不泥古。要在药证合拍，故虽经年之疾，亦随手而愈。

摘自：黄胜光. 陈亦人老师运用经方治验三则 [J]. 辽宁中医杂志，1985，(1)：23-24.

案 2 陈瑞春桂枝汤案

李某，男，32 岁，1982 年 7 月 9 日就诊。病者于盛夏之时，恣食生冷，次日临晨顿觉腹痛，身体洒淅作寒，继之肠鸣泄泻，大便稀溏，周身困倦，四肢清冷，肌肤凉润，脉缓而软，舌淡苔白润。处方：桂枝 10g，白芍 10g，炙甘草 5g，木香 10g，藿香 10g，神曲 10g，生姜 3 片，大枣 8 枚。水煎温服，嘱其药后啜热粥一小碗。果尔，1 剂后身腹如日浴，泄止大半，再剂其病如失，照常上班。

【原按】

桂枝汤健运脾胃，有其独特之功。桂枝配甘草温养脾胃之阳，芍药配甘草和脾缓急止痛，伍姜枣调和营卫。全方内可健运脾胃，外可调和营卫，既温在里之寒，又散在表之寒，其妙者温而不燥，平淡之中有奇功。

如上治腹泻，若腹痛泄剧，可加白术、茯苓；泄泻不甚则加神曲、木香，兼呕加陈皮、半夏。如此加减化裁，其效优于藿香正气散。

摘自：陈瑞春．浅谈桂枝汤治杂病［J］．天津中医，1987，4（2）：40-41．

案3　曹颖甫大承气汤案

陈姓少年住无锡路矮屋，年十六，幼龄丧父，惟母是依，终岁勤劳，尚难一饱。适值新年，贩卖花爆，冀博微利。饮食失时，饥餐冷饭，更受风寒，遂病腹痛拒按，时时下利，色纯黑，身不热，脉滑大而口渴。家清寒，无力延医。经十余日，始来求诊。察其症状，知为积滞下利，遂疏大承气汤方，怜其贫也，并去厚朴。计大黄四钱，枳实四钱，芒硝三钱。书竟，于其母曰："倘服后暴下更甚于前，厥疾克瘳。"其母异曰："不止其利，反速其利，何也？"余曰："服后自知。"果一剂后，大下三次，均黑粪，干湿相杂，利止而愈。此《金匮要略》所谓宿食下利，当有所去，下之乃愈，宜大承气汤之例也。

【原按】

大论曰：少阴病，自利清水，色纯青，心下必痛，口干，咽燥者，急下之。宜大承气汤。可以互证。《温疫论》曰："热结旁流者，以胃家实，内热壅郁，先大便闭结，续得下利纯臭水，全然无粪，日三四度，或十数度，宜大承气汤，得结粪而利立止。服汤不得结粪，仍下利臭水及所进汤药，因大肠邪胜，失其传送之职，知邪犹在也，病必不减，宜更下之。"延陵吴又可先贤能言此，诚不愧为仲圣之入室弟子矣。

摘自：曹颖甫．经方实验录［M］．上海：上海科学技术出版社，1979：36．

案4　刘渡舟白头翁汤案

姜某，男，17岁。入夏以来腹痛下利，每日六七次，下利虽急但排泄不爽，用力努责，仅有少许脓血黏液，伴见口渴思饮。六脉弦滑而数，舌苔黄腻。此属厥阴湿热下利，即唐容川所说"金木相诊，湿热相煎"之证。白头翁12g，黄连9g，黄柏9g，秦皮9g，滑石18g，白芍12g，枳实6g，橘梗6g。服2剂后，大便次数减少，后重下坠已除。又服2剂，脓血黏液止。但腹中有时作痛，转用芍药汤2剂而愈。

摘自：刘渡舟. 经方临证指南［M］. 天津：天津科学技术出版社，1993：127.

案5 岳美中葛根芩连汤案

患儿黄某，男，3岁。于某日入院，病历号：29147。汗出、口渴、面赤、唇干、呕吐，脉数，右大于左，属暑邪已入阳明气分，予以辛凉重剂白虎汤加味：生石膏1两，粳米3钱，知母3钱，炙甘草2钱，连翘3钱。服后次日，热反增高到40.5℃，复加重石膏至2两，体温升至40.9℃，后加入人参再服，热仍如故。前后大剂白虎汤连进2日，高热不但不退，且大便溏泄，闻声惊惕，气粗呕恶，病势趋向恶化。考虑是药不对证吗？而汗出、口渴、舌黄，脉大而数，均系白虎汤的适应证。但为什么服后反高热不退并且加重呢？想了又想，忽悟到患儿舌苔虽黄而不燥，呕恶上逆，大便溏泄，是脾胃蕴有湿热，脉数高热汗出，是表有邪。前此屡投清阳明经证之白虎汤，石膏、知母均凉润助湿，所以服后便溏而热仍盛，且遗太阳表证而不顾。有表邪而挟热下利，乃改用葛根黄芩黄连汤，急投葛根2钱，黄芩钱半，黄连1钱，甘草5分，一剂热即减至39.4℃。二剂减至38.8℃，大便转佳，呕恶亦止，很快痊愈出院。体会这一病例，充分说明了"辨证论治"的重要性。若辨证一有不合或稍涉粗疏，即"差之毫厘，谬以千里"，甚而致于演成不可挽救的颓势。乃医生多委之于患者病重，不究辨证用药之不当，是平时对技术不够精益求精，往往贻误病机。

摘自：岳美中. 挟热下利［J］. 新中医，1973，(3)：32.

案6 岳美中理中汤案

司某，男，55岁，军人，30年前发病，腹中疼痛，吐泻交作，吐出物为食物残渣，泻下水样便，日十数行，反复发作。1945年后曾在某医院做消化道钡餐造影，诊为慢性胃炎、溃疡性结肠炎。中西药物不断服用，时发时止，时有稳定。来诊前2周，因受冷而腹痛胀气，喜温畏凉，大便溏泄，日3~5次，食不思。查体温36.6℃，脉搏85次/分，血压120/76mmHg。消瘦，痛苦面容，心肺无异常，肝脾未触及，腹左侧压痛，但压久反觉舒适，叩呈鼓音。舌质淡，苔薄白润，脉沉缓无力。大便常规：潜血（++），多数上皮细胞，少数红、白细胞。诊断：慢性胃炎、溃疡性结肠炎。证属脾胃虚寒，治以温中健脾，予加味理中汤：党参15g，焦术9g，炮姜、炙甘草、木香各5g，焦神曲、焦山楂、焦麦芽各9g，水煎服。人参3g，另煎兑服。

二诊：上方服7剂，大便基本成形，日2~3次，腹胀痛减轻，食欲渐振，舌脉无显著变化。效不更方，嘱原方续服10剂。三诊：精神转佳，腹胀痛已去，大便成形，日1次，食欲较好，舌色渐润，脉稍有力。嘱原方再进15剂。并以原方倍加药量，配成9g蜜丸续服，以巩固疗效。若旧病再起，则停服丸剂，复进煎剂，病情控制后，仍以丸剂缓图。经过2年多的治疗，病情稳定，停止用药。5年多来，未发病。

摘自：王国三. 著名老中医岳美中治疗脾胃病的经验［J］. 上海中医药杂志，1980，（4）：5-6.

案7 宋孝志附子汤案

张某，女，67岁，干部。初诊：1991年6月28日。主诉：腹泻黏液便伴腹痛2年。现病史：2年前因受惊后卒发腹泻，便质清稀，夹杂黏液，每日上午登厕3~5次，便前腹痛，便意急迫，泻后心悸，气短，冷汗出。肠鸣有声，小腹及腰部畏寒喜暖。伴有胃脘痞闷，纳少，口苦咽干，夜寐噩梦纷繁。多方求医、曾服柳氮磺胺嘧啶、吡哌酸等西药数月无效。改服中药健脾固涩之剂，曾见小效，停药后腹泻如初。既往有高血压及糖尿病史。查：面色萎黄，精神疲倦，舌质暗红，苔腻而黄，脉洪数。结肠镜检查示：乙状结肠、降结肠充血、水肿，散在出血点。大便常规：白细胞3~5个，红细胞1~2个。西医拟诊"过敏性结肠炎"。中医属少阴腹痛下利。拟先调肝和胃，再予温补脾肾。吴茱萸汤加减：吴茱萸9g，黄连3g，党参12g，茯苓15g，生姜5片，大枣6枚，7剂。二诊便中黏液减少，胃脘痞闷减轻，口苦已除，但小腹发凉，腰背如负冰状。舌苔白，脉滑。改投附子汤：炮附子9g，党参12g，焦白术12g、炒白芍12g、茯苓12g，3剂。三诊时小腹觉暖，但腰背如风扇状。方中加肉桂粉1.5g（分冲），莲子肉9g，龙眼肉12g，7剂。四诊时腹泻已止，偶因饮食生冷而发，腰背如风扇状减，但仍喜温熨。大便常规正常。方中加益智仁9g。嘱隔日1剂，连服月余。随访愈后未发。

【原按】

《素问·举痛论》曰："恐则气下，惊则气乱"。大惊卒恐则精气内损，肾气耗伤，气陷于下，故腹泻、肠鸣、腹痛经年不止。虽用固涩之品，但无奈脾肾阳虚，温运无权，故停药后泻之如初。初诊时表现脘痞纳少，口苦咽干，腹泻，肠鸣，小腹及腰背畏寒，舌苔黄腻，为上盛下虚之象。以吴茱萸汤加黄连、茯苓以调肝疏气和胃。药后中焦壅滞虽除，但因脾肾阳虚，阴寒内盛，故病人舌苔转白，腰及小腹畏寒加重。《金匮要略》云："腹痛恶寒，少腹如扇……当以附子汤温其脏。"附子汤有温补脾肾、启动元阳之功。三诊虽小腹觉暖，但腰背仍畏寒怕冷，故加肉桂温煦经脉，祛散阴寒。

摘自：王玉芬，刘晓北．宋孝志运用经方治验 3 则［J］．中国农村医学，1992，(11)：49-50.

案 8 范中林乌梅丸案

江某，男，39 岁。1977 年 8 月下旬，在田间劳动忽感全身难受，四肢发凉，头冒冷汗，腹痛肠鸣，旋即昼夜腹泻，下利频繁，夹脓带血。9 月 2 日急来求诊：每日下利 10 余次，便稀带黏冻状，色黄赤，伴有腹痛，里急后重。兼见干呕、心烦、口渴、肢冷。舌质暗淡，尖部稍红，苔黄腻而厚。此为寒热错杂证肠澼，病在厥阴，法宜祛邪扶正，寒热并用，以乌梅丸主之：乌梅 30g，辽细辛 6g，干姜 30g，黄连 12g，当归 10g，制附片（久煎）60g，蜀椒 6g，桂枝 10g，党参 12g，黄柏 10g。上方连进 2 剂痊愈。

【原按】

本例上热下寒之证十分明显。厥阴为风木之气，偏盛则风邪上窜。今患者干呕、心烦、恶心、舌尖较红，皆为上热。肢体厥冷，小腹冷痛，下利清稀，间夹乌白冷冻，下寒诸症尤为明显。归根到底，其病机在于阴阳之气不能相互贯通，是以上为阳，阳自阳而为热；下属阴，阴自阴而为寒，故以乌梅丸移治之。

乌梅丸"又主久利"，本例并非久利，为何投此方？一般而论，厥阴之证，非厥即利。久利多属寒热错杂之病，则宜寒温并用之法，力求寒热夹杂之方。本例虽非久利，因证属厥阴，寒热互见，乌梅丸恰为寒热温补并用，辛酸甘苦兼备之方，正与本例对证，故移用原方而获效。

摘自：张存悌，吕海婴．范中林医案（下）［J］．辽宁中医杂志，2008，35（3）：441-442.

案 9 范中林四逆汤合理中汤案

刘某，女，26 岁。从幼儿时起常年腹泻，迁延 20 余载，北京某医院诊断为慢性肠炎，中西医长期治疗未愈，1978年8月初来诊：腹部时痛，喜温喜按。下利稀薄，口不渴，不思饮食。神疲体弱，面色苍黄无泽。舌淡，苔白厚腻。触诊肢冷甚。证属太阴虚寒泄泻，法宜祛寒除湿，实脾固肾。先以四逆汤，继以理中汤加味主之：处方一：制附片（久煎）60g，干姜30g，炙甘草30g。处方二：制附片（久煎）60g，干姜18g，炒白术24g，茯苓15g，炙甘草30g，上肉桂6g，红枣30g。各5剂。

二诊：药后腹泻已止，精神、睡眠均好转，食量增加。面色略转红润，舌淡红，白腻苔减。多年陈疾，初获显效。但久病脾肾阳虚，不能骤复，宜继守原法，效不改方，加减再进：制附片（久煎）60g，炒白术24g，干姜18g，炙甘草15g，红枣30g，上肉桂（冲服）6g，茯苓15g。

三诊：半月来大便趋于正常。上方续服一段时间，并注意忌食生冷，防止受凉，以资巩固。

【原按】

《伤寒论》曰："自利不渴者，属太阴，以其脏有寒故也，当温之，宜服四逆辈"。患者肢冷，口不渴，舌质淡，苔白而厚腻，皆湿寒阻滞之象，为太阴虚寒之证。太阴在脏为脾，脾主运化，脾虚邪陷，则中阳不振；寒湿不化，气机阻滞，故腹满时痛；脾气不升，寒湿下注，故下利益甚；脾失健运，后天失调，故不思饮食。但必须指出，此证不仅在中州；长期泄泻，不可单责之于脾。所谓"五脏之伤，穷必及肾"。患者神疲恶寒，面色苍黄，显系下元亏损，命门火衰，肾阳不振。王和安云："但温其中宜理中，温其中兼温其下宜四逆。"故一诊即投之以四逆、理中相继为治。

摘自：张存悌，吕海婴. 范中林医案（下）[J]. 辽宁中医杂志，2008，35（3）：441-442.

案10 范中林麻黄汤案

姚某，男，46岁。四川成都某厂干部。曾于1970年夏患阿米巴痢疾，经医院治疗，痊愈出院。因饮食不节，过食生冷，病又复发。中西医治疗月余，腹泻止。但其后因工作劳累，饮食不慎，又出现腹部隐痛，腹泻便稀，日三四次，1971 年经四川省某医院确诊为"过敏性结肠炎""慢性肠炎"。在成都先后经多处医疗单位治疗，服中药百余剂，时好时坏，夏秋更重，迁延 5 年之久。1975 年 11 月 2 日来诊，按太阳阳明泄泻论治，月余而愈。

初诊：腹泻每日三四次，胃腹胀满隐痛，大便时稀时秘，无脓血。头昏，身痛，神疲面黄，肢体消瘦。舌质暗红，苔黄白而润，脉浮紧。此为外感风寒郁闭，寒湿留滞肠中，交织不解，迁延日久。属太阳阳明泄泻。宜先开腠理，除寒湿，以麻黄汤加味主之。处方：麻黄 10g，桂枝 10g，杏仁 18g，甘草 30g，法半夏 18g。2 剂，忌油腻、生冷。

辨证：患者头昏，身痛，苔黄白而润，脉浮紧，为太阳风寒束表之象。舌暗红，面萎黄，神倦体瘦，为病邪入里已久，邪实伤正之征。胃腹胀痛泄泻，表明外邪不解，内迫阳明，影响大肠而致传导失职。所以，此病应属太阳阳明合病泄泻。《伤寒论》云："太阳与阳明合病者，必自下利，葛根汤主之。"病机与此相似，为何不用葛根汤？因此证历时久，寒邪重，表实郁闭，水湿内聚，故须用麻黄汤解表散寒；加半夏燥湿，首开腠理，使邪仍从太阳而解。

二诊服药后，食纳增加，余症未减，舌脉同前。虑其久病邪实，兼之既往所服药中，参芪地等滋补药较多，致寒湿胶着，一时难以奏效。原方加生姜，温散以助之，再进 2 剂。

三诊头身略有微汗，疼痛减轻，苔腻稍减。腹痛、泄泻等尚无明显变化。继上方去桂枝，再服 2 剂。

四诊太阳表实已解，时泻时秘虽减，但尚未根除。本自制针砂散方意，重用白矾，以攻其里，推荡阳明之湿浊。处方：针砂，白矾，绿矾，麦芽，广木香，木通，硼砂，神曲，甘草。白矾 50g，余药各 30g，共碾细末，以红糖500g，拌之为丸，如梧桐子大。日2服，每服2粒。

连服20余日，遂痊愈。1979年6月24日随访，从病愈以来，未再复发，体重增加5.5kg，身体健康。

【原按】

《素问·阴阳应象大论篇》云："清气在下，则生飧泄"，又云："湿胜则濡泻"。泄泻一证，虽有"急性多实，实则泻之；久泻多虚，虚则补之"之说，但临证不可拘泥。本例病程虽久，但仍以实邪为主，即风寒湿邪，久郁不得外泄，水湿内聚肠胃之间。加之"水反为湿，谷反为滞，精华之气，不能输化，致合污下降而泻利作矣"。应属太阳表证与阳明里证同病，而以水湿实邪为重。即使有伤正之象，亦不可补。虽有里实，因表证尚重，更不可下，太阳为开，阳明为合。诸泄之成，多原于湿。故以麻黄之峻，开其表实；继以针砂之方，推荡里湿。湿邪祛而泄泻止。

摘自：范中林. 范中林六经辨证医案选[M]. 沈阳：辽宁科学技术出版社，1984，42.

案11 吴一纯黄连汤案

吴某，男，26岁，住院号：43272。1967年9月19日初诊。患者泄泻2月余，发病时为水样便，每日10余次，某医院先后给土霉素、黄连素、合霉素、活性炭、次碳酸铋及中药汤剂（具体不详）10余剂后，他症蜂起。体重减轻9kg之多。刻下大便水样，偶现糊状，每日3~5次，脘痞腹胀，呕恶纳差，喜进热食，乏力倦怠，心烦，尿黄。舌苔薄黄而润，脉沉细无力。大便培养出白色葡萄球菌，四联球菌，甲型链球菌占1/2。西医诊为菌群失调之肠炎。辨证：寒热格拒于上下，脾胃升降失司。治法：平调寒热，和中止泻。

处方：黄连6g，法半夏6g，干姜6g，桂枝6g，党参6g，炙甘草6g，大枣6g。3剂，水煎服，每日1剂。

9月26日二诊。服上方6剂,诸症显减,大便每日1次,成形。舌苔薄白,脉沉细。效不更方,继进上方3剂。9月29日再诊,诸症消失。连续大便培养未见细菌生长。10天来体重增加5kg。痊愈出院。

【原按】

患者泄泻2个月,西医诊为菌群失调之肠炎,治疗乏术。吴老据其脉证,心烦尿黄为上焦有热之征(心与小肠相表里),泄泻、乏力、喜进热食、脉细无力为中焦虚寒之象。遂辨为寒热格拒于上下,阴阳不通,脾胃升降失司而现诸症。据病机处以仲师黄连汤原方,方中黄连合半夏清热降逆,顺胃降之性;干姜同桂枝温脾胃而散寒,助脾升之功;参、枣、草益脾和胃,维持调护,以助中焦斡旋之力,桂枝还可通上下阴阳之气。诸药合用,寒热去,阴阳通,升降复而诸症自消。药进9剂而愈。

吴老善用黄连汤、甘草泻心汤、半夏泻心汤治疗泄泻,认为三方均为辛开苦降甘调之剂,是治疗寒热错杂、脾胃升降失司之泄泻的佳方。偏虚者选用黄连汤或甘草泻心汤,偏实者选用半夏泻心汤。运用经方,强调主抓病机、病势,讲究所处方药与病机丝丝入扣。不赞成刻板地遵经之语,强求症状悉具。

摘自:史恒军,汤云龙,赵健斌.吴一纯教授经方治验拾零[J].陕西中医函授,1992,(6):31-32.

案12 姜春华四逆散案

(1)费某,男,41岁。患慢性腹泻已3年,常患两胁胀痛,嗳气,纳呆,情绪波动时,腹泻尤甚,脉弦舌红。证属肝脾不和,以四逆散加味:柴胡9g,白芍18g,枳壳9g,黄连3g,吴茱萸0.5g,山药9g,砂仁1.5g,5剂。药后腹泻止,胀痛减。续方5剂治愈。

【原按】

本案慢性腹泻,由于肝旺脾虚,治则平肝健脾,用四逆散与左金丸加减同用，加强平肝泄肝之力。健脾和胃加山药、砂仁。姜老说："四逆散与左金丸加减同用，治疗肝旺脾虚之腹泻比单用四逆散效果更好。"

摘自：戴克敏. 姜春华教授运用柴胡剂验案八则 [J]. 天津中医学院学报，1989，(1)：34-36.

（2）甘某，男，32岁。1974年7月5日初诊。恶寒发热已2日，腹痛，里急后重，血痢日达10余次，肛门灼热，苔黄腻，脉弦数。用四逆散与香连丸加味。柴胡、枳实、甘草、黄连、广木香各9g，马齿苋30g，铁苋菜15g，白芍24g，方5剂。药后痊愈。

【原按】

本案血痢，为下焦湿热蓄积之症。据《伤寒论》用四逆散于"泄利下重者"加大芍药剂量与甘草相配可以治疗腹痛。姜老说："芍药甘草汤可以治疗痢疾，溯从金元时代，张元素、李东垣就用芍药甘草治痢。"铁苋菜止血治痢，早见于《外台秘要》。黄连、马齿苋均为治痢要药，故全方治疗血痢有效。

摘自：戴克敏. 姜春华运用四逆散之经验 [J]. 山西中医，1988，4（1）：10-12.

案13　刘渡舟黄芩加半夏汤案

王某，男，28岁。初夏迎风取爽受凉后，病头痛而身热，经治表证已解，但出现大便下利，肛门灼热，每日四五次，伴腹中疼痛，里急后重及口苦、恶心欲吐等症。脉弦数而滑，舌苔黄白相杂。此属少阳经热内注于胃肠，以致腑气不和。黄芩10g，白芍10g，大枣7枚，炙甘草6g，半夏10g，生姜10g。服药3剂而愈。

【原按】

本案以邪郁少阳为主。少阳有邪，则胆气郁滞，横犯肠胃，上逆于胃则呕吐，下迫于肠则下利。少阳疏泄不利，气机不畅，则腹痛，里急后重，肛门灼热，正合黄芩加半夏生姜汤之证机，故3剂而愈。

摘自：刘渡舟. 新编伤寒论类方 [M]. 北京：人民卫生出版社，1984：123.

案14　刘渡舟猪苓汤案

崔某，女，35岁。产后患下利，前医作脾虚论治，曾服不少补脾药而无效。症见下利而口渴，舌绛而苔薄黄，脉沉略滑。初以为厥阴下利，投白头翁汤不效。细询后，知有夜寐不佳，咳嗽而下肢浮肿与小便不利等症。猪苓10g，茯苓10g，泽泻10g，滑石10g，阿胶（烊化）10g。连服5剂后，小便畅利，腹泻遂止，其他各症消失。

摘自：刘渡舟. 新编伤寒论类方 [M]. 北京：人民卫生出版社，1984：119.

案15　洪广祥乌梅丸案

王某，男，45岁，干部。患者自幼有食生鱼史。1961年发现肝肿大3cm，右季肋下胀痛，伴食欲不振，精神困倦，身体消瘦，经北京某医院确诊为"肝吸虫病"，并收住院治疗，症状消失后出院。出院3个月余，继而出现腹泻，每日5~6次，粪便中无红白黏液，亦无腹痛及里急后重，大便培养阴性，曾在当地服用中西药物，效果均不明显，于1963年4月25日来我院住院检查。住院期间，经内科各种理化检查，除肝脏可触及边缘外，余无异常发现，遂诊断为"肝吸虫病后遗症"，并经对症治疗1月余，效果不明显，乃转中医治疗。中医会诊所见：患者大便每日5~6次，色黄不成形，肛门无灼热，小便黄，右胁胀痛，脘腹饱胀，饮食减退，形体消瘦，精神困倦，口苦口干，但不欲饮，夜寐欠安，舌质偏红，舌苔薄白微黄，脉象沉弦。在当地曾屡服"痛泻要方""柴胡疏肝饮""参苓白术散"等方剂加减见效甚微。细思其症，病由肝及脾，虚实互见，阴阳错杂，寒热混淆。遂以乌梅丸以温脏补虚，寒热并调试服。方用乌梅12g，细辛3g，桂枝5g，熟附子6g，蜀椒3g，黄连9g，黄柏6g，党参10g，当归9g。服3剂病情无进退，守原方再服5剂，腹泻次数减少，日2～3次，粪便有成形之趋势，右胁痛及口苦口干消失，效不更方，原方再进7剂，大便每日1次，食欲及精神明显好转，继以柴芍六君子汤加减调理出院，随访半年大便正常。

摘自：洪广祥. 乌梅丸在临床上的应用 [J]. 江西中医药，1980，(4)：39-41.

案16 俞慎初四逆散案

林某，男，30余岁，职工，1976年7月6日来诊。患者因肝脾失调，日来胸腹胀痛，每天下利五六次，舌苔薄白，脉象弦数。以疏肝理脾为主。处方：北柴胡6g，杭白芍9g，绿枳实6g，生甘草3g，炒北楂9g，炒银花9g，广木香5g，川朴根5g，野麻草15g。

水煎服。自诉第1剂服后，胀痛已减轻，继服二三剂，已显著好转。

【原按】

如舌苔薄白，里急疼痛，则以四逆散加炒山楂、炒银花；如下利多者，则加野麻草；如胀痛多者，则加木香、朴根等。

摘自：俞慎初. 四逆散的临床运用 [J]. 福建中医药，1983，(4)：14-16.

案17 蒲辅周乌梅丸案

王某，男，47岁。慢性腹泻已3年，常有黏液便，大便日3～5次，常有不消化之物。大便化验有少量白细胞；于某医院乙状结肠镜检查为肠黏膜充血、肥厚；钡餐检查，有慢性胃炎。近年来腹泻加重，纳呆，腹胀，体重下降10余斤。半年来，心悸渐加重，伴有疲乏无力，查心电图为频发性室性早搏，有时呈二联律、三联律，服西药及中药活血化瘀之剂无效。

脉沉细而结，舌边尖红，苔灰。证属久利，肠胃失调，厥气上逆，心包受扰。治以酸以收之，辛以温之，苦以坚之，拟乌梅丸加味。处方：乌梅3枚，花椒4.5g，黄连6g，干姜4.5g，黄柏6g，细辛3g，党参9g，当归6g，桂枝6g，制附片6g，炙远志4.5g。服5剂药后，食欲大振，大便次数减少，黏液消失，心悸减轻，睡眠亦见好转。又服7剂，大便已成形，每日1次。复查心电图亦转正常。随访2年，未再犯病。

摘自：薛伯寿. 乌梅丸的临床应用［J］. 中医杂志，1982，(1)：49-51.

案18 肖俊逸大黄黄连泻心汤案

夏某，男，8个月。初诊：1975年10月27日。主诉及病史（代诉）：腹泻2月余，日五六次，曾用中西药不效。诊查：患者不发热，纳食较差，舌苔黑而厚。初用葛根芩连汤加减3剂，服后腹泻次数较多，并迫作声，手心发热，舌苔仍黑厚。辨证、治法：余认为舌苔黄厚，乃湿热泄泻无疑，当用三黄泻心汤加减：

处方：大黄3g，黄芩3g，黄连3g，枳实3g，焦山楂9g。

服药6剂，腹泻毫不见减，舌苔黑厚如故。余断为肠中湿热太盛，药不胜病，须守方再进，自能见功；但病家对治法有怀疑，不愿再服，要求更方，经再三解释后，守方不变。又服药3剂，腹泻减为日二三次，舌苔较黄，神爽食增。后再服药6剂，大便日解1次。据患儿母亲说："以前不能吃米糕，吃了就泻，现在虽吃米糕也不泻了。"

【原按】

本例泄泻2月余，属于久泻类型，但久泻中只有脾虚泄泻、肾虚泄泻和肝木乘脾等类型，惟暴泻中始有湿热泄泻和风寒泄泻，今患儿泄泻2个月，不能归为暴泻。盖病情变化多端，不能以常规论。

既诊为湿热泄泻，服三黄泻心汤加减至6剂之多，应多少有些疗效，结果不然，无怪病家对治疗有怀疑。久泻用大黄，临床较少见，但余根据病理加以分析，如果是脾虚泄泻，则断不能用大黄，但今服大黄之剂 6 剂之多，虽不见效，而病无剧增，况舌苔黄厚仍是湿热之明证，其所以不效者，必系药不胜病，再服必效，后果如所言。

摘自：董建华. 中国现代名医医案精粹（第1集）[M]. 北京：人民卫生出版社，2010：258.

案19　刘渡舟桃花汤案

程某，男，56 岁。患肠伤寒住院治疗 40 余日，基本已愈。惟大便泻下脓血，血多而脓少，日行三四次，腹中时痛，屡治不效。其人面色素来不泽，手脚发凉，体疲食减，六脉弦缓，舌淡而胖大。此证为脾肾阳虚，寒伤血络，下焦失约，属少阴下利便脓血无疑，且因久利之后，不但大肠滑脱，而气血虚衰亦在所难免。治当温涩固脱保元。

赤石脂 30g（一半煎汤、一半研末冲服），炮姜 9g，粳米 9g，人参 9g，黄芪 9g。

服 3 剂而血止，又服 3 剂大便不泻而体力转佳。转方用归脾汤加减，巩固疗效而收功。

【原按】

本案特征：①大便稀溏，脓血杂下；②腹痛阵发，手足发凉；③舌胖脉弦。符合桃花汤证特点，投之果效。

摘自：刘渡舟. 新编伤寒论类方 [M]. 北京：人民卫生出版社，1984：180.

案20　胡希恕生姜泻心汤案

彭某，女，30 岁，1965 年 8 月 26 日初诊。因吃葡萄而患腹泻已 3 天，每日 3 次水样便，腹微疼，咽干不思饮，心下痞满，纳差，嗳气，腹时胀满而肠鸣漉漉，四肢乏力，苔白腻，脉弦滑。原本中寒，又值外邪相加，中阳不运，水饮内作，因见肠鸣下利、嗳气、纳差等症。予生姜泻心汤：

生姜 12g，干姜 3g，炙甘草 10g，党参 10g，半夏 12g，黄芩 10g，黄连 10g，大枣 4 枚。

服 1 剂，腹泻、腹痛止。3 剂病愈。

摘自：冯世纶．张长恩．经方传真［M］．北京：中国中医药出版社，1994：243.

案 21　刘渡舟黄芩汤案

沈某，男，13 岁。症状：腹痛下利，日三五行，有红白黏液，脉弦舌红，苔薄。诊为少阳胆热乘于脾胃，迫其阴液下注。为疏：黄芩 9g，白芍 18g，甘草 6g，大枣 4 枚。服 2 剂而下利腹痛俱除。

摘自：刘渡舟．伤寒挈要［M］．北京：人民卫生出版社，2006：142.

案 22　俞长荣肾气丸案

黄某，男，30 岁，技术员。1973 年 11 月 19 日来诊。今年 2 月起便溏，日 2~3 次，腹中微痛，便后稍减，平时形寒畏冷，腰痛，小便清长。舌淡苔白，脉沉细弦而缓。

处方：怀山药、车前子各 15g，熟地黄、山茱萸、丹皮、茯苓各 9g，炮附子 6g，益智仁 3g，肉桂心 1.2g（另冲）。

连服 5 剂（隔日 1 剂），大便成形，余症均减，但仍腰痛。照上方去益智仁，加枸杞子 9g，五味子 3g，服 10 剂，诸症痊愈。1 年后询知，未再复发。

摘自：俞长荣．俞宜年．肾气丸的临床应用［J］．辽宁中医杂志，1980，（10）：23-24.

案 23 刘渡舟干姜黄芩黄连人参汤案

杜某，男，1周岁。患儿自生下后即大便溏泄，每日数次，吸吮乳不佳，而且多吐，伴见口舌糜烂等症，久治不效。舌尖红，苔白，脉缓。党参4.5g，干姜3g，黄连3g，黄芩3g，白术4.5g，竹叶3g，炙甘草4.5g。服药3剂，腹泻与舌糜俱愈。

摘自：刘渡舟. 经方临证指南 [M]. 天津：天津科学技术出版社，1993：130.

结　语

泄泻病因虽然复杂，但其基本病机变化为脾胃受损，湿困脾土，肠道功能失司，病位在肠，脾失健运是关键，同时与肝、肾密切相关。

寒湿犯脾者，可用理中汤等。湿热中阻者，可用大黄黄连泻心汤、葛根芩连汤等。夹有表邪者，佐以疏解，可用麻黄汤、葛根芩连汤、桂枝汤等。兼有伤食者，佐以消导，可用大承气汤等。肝气乘脾者，宜抑肝扶脾，可用四逆散、乌梅丸、黄芩汤、黄芩加半夏汤、白头翁汤等。肾阳虚衰者，宜温肾健脾，可用肾气丸、四逆汤、附子汤等。久泄不止者，宜固涩，可用桃花汤等。湿热夹阴虚者，可用猪苓汤等。若病情处于虚寒热兼夹或互相转化时，可用乌梅丸、半夏泻心汤、生姜泻心汤、黄连汤、干姜黄芩黄连人参汤等。

第四章 胃 痛

胃痛，又称胃脘痛，是以上腹胃脘近心窝处疼痛为主症的病证。胃痛的发生，主要由外邪犯胃、饮食伤胃、情志不畅和脾胃素虚等，导致胃气郁滞，胃失和降，不通则痛。

现代西医学中急性胃炎、慢性胃炎、胃溃疡、十二指肠溃疡、功能性消化不良、胃黏膜脱垂等病以上腹部疼痛为主要症状者，属于中医学胃痛范畴，均可参考本章进行辨证论治，必要时结合辨病处理。

案1 洪广祥乌梅丸案

胡某，男，52岁，1986年11月8日初诊。患者去年3月首次发胃痛，疼痛与饮食无明显关系。胃痛发作时，饭水不能入，入则呕吐，喜热畏凉，大便不畅，晨起口苦，小便微黄。胃痛缓解后，继而腹胀，食后腹胀更甚。每次发病常胃痛与腹胀交替出现，痛则不胀，胀则不痛。但痛的次数，每月仅3~5次，而腹胀则日日均有，舌质淡红，舌苔白，脉象弦细。初诊疑为肝胃不和，脾失健运，施疏肝和胃运脾之剂，症状反而加剧。复诊细思其症，患者胃痛与腹胀交替出现，喜热畏凉，食入即呕，大便不畅，口苦尿黄等，显然是由于脾胃虚寒，中阳不运，胃失通降，枢机不利，郁而化热所致，故症见寒热虚实夹杂，以乌梅丸温脏补虚，祛寒清热。乌梅9g，细辛

3g，桂枝 6g，熟附子 9g，蜀椒 3g，干姜 6g，党参 9g，当归 6g，黄连 3g，黄柏 3g。

二诊：上方连服 3 剂，复诊时腹胀明显减轻，且胃痛亦未发作。先后连服本方 15 剂，诸症消除，随访半年，胃痛、腹胀从未发作。

摘自：洪广祥. 乌梅丸的临床活用经验［J］. 中医药通报，2008，7（5）：5-7.

案 2　李士懋乌梅丸案

（1）高某，女，23 岁，学生。2005 年 3 月 18 日初诊。胃痛 1 年余，进食后更甚，伴有嗳气，头顶痛，月经前小腹冷痛，脉弦按之无力，舌暗红，苔白。此为肝阳虚馁，脾胃壅滞气机不畅之证。治宜温补肝阳，和胃止痛。方用乌梅丸加减：乌梅 6g，炮附子 10g（先煎），桂枝 9g，干姜 4g，花椒 4g，细辛 4g，党参 12g，当归 12g，黄连 9g，吴茱萸 6g，石菖蒲 8g，陈皮 9g，半夏 10g，每日 1 剂，水煎服。服药 10 剂，诸症消失。随访 1 年胃痛未发作。

【原按】

脉弦按之无力，为肝阳虚馁之征。脾胃属土，肝阳虚馁，虚寒内生，木虚不能疏土，脾胃壅滞气机不畅则胃痛，进食后甚，胃气不降而上逆则嗳气；肝经寒邪循经脉上犯巅顶则头顶痛；肝经循行少腹；肝经虚寒，经脉不畅则月经前小腹冷痛、舌暗红。故治用乌梅丸去黄柏，加吴茱萸温肝阳而散寒，石菖蒲化湿和胃，陈皮理气和中而止痛，半夏降逆和胃止呃。诸药合用使肝阳振，阴寒除，脾胃和而胃痛止。

摘自：陈金鹏. 李士懋运用乌梅丸举隅［J］. 中医杂志，2007，48（5）：401-402.

（2）钟某，男，37 岁，1998 年 6 月 27 日初诊。患者自述胃脘部不适 1 年有余，自觉胃中嘈杂，两肋、背部疼痛，后脑亦痛，伴头晕、恶心、食差，便初硬后溏。诊得脉沉软缓无力，右脉沉弦滑濡，予以乌梅丸加味：乌梅4g，黄连9g，黄芩8g，半夏9g，干姜4g，炮附子6g，川椒4g，桂枝8g，细辛3g，当归10g，党参、鸡内金各12g，吴茱萸4g。7剂诸症减轻，脉来有力，继服7剂，脉和缓有力，诸症消失而愈。

摘自：国万春，魏彦国. 李士懋教授乌梅丸应用点滴 [J]. 河北中医药学报, 1999, 14 (2): 28.

案3 李士懋葛根汤案

杨某，男，30岁。2008年11月17日初诊。患者诉胃脘疼痛，饭前及饭后均痛，食不消化，不能吃肉食已3个月，舌红苔白，脉沉弦拘紧而数。辨证属寒邪犯胃，治宜温阳散寒。方宗葛根汤主之。处方：葛根15g，麻黄8g，桂枝12g，炙甘草7g，生姜10片，白芍12g。2剂，水煎服，每3小时服一煎，温覆取汗，汗透停后服。服药2剂，药后已汗，胃脘疼痛、食不消化等症状缓解，惟饥饿时胃略有不舒，又服中药7剂调理而症消。

【原按】

本案脉沉拘紧而数，乃寒邪凝泣，由于寒客阳明，胃受纳、腐熟异常，故出现胃脘疼痛，饭前及饭后均作，食不消化等。虽为里寒，葛根汤亦可用之，以其温散寒邪，祛邪外出，使诸症缓解。

摘自：吕淑静，王四平，吴中秋. 李士懋应用葛根汤治疗杂病验案举隅 [J]. 江苏中医药, 2010, 42 (9): 41.

案4 刘渡舟吴茱萸汤案

某女，32岁。主诉胃脘疼痛，多吐涎水而心烦。舌质淡嫩，苔水滑，脉弦无力。初以为胃中有寒而心阳不足，投以桂枝甘草汤加木香、砂仁，无效。再询其症，有烦躁夜甚，涌吐清涎绵绵不绝，且头额作痛。辨为肝胃虚寒夹饮。吴茱萸 9g，生姜 15g，党参 12g，大枣 12 枚。服 3 剂后，诸症皆消。

摘自：刘渡舟. 经方临证指南 [M]. 天津：天津科学技术出版社，1993：124.

【原按】

胃脘疼痛而见呕吐清涎，舌淡嫩，苔水滑，脉弦无力，肝胃虚寒夹饮之征，此用吴茱萸汤治疗有较好疗效。本案辨证还需注意一个证候特征，就是烦躁夜甚，这是阳虚阴盛，阴阳相争的表现。夜半阴气盛极，寒邪得阴气之助而肆虐；同时，阳气生于夜半，阳气生与阴寒交争，故烦躁于夜半子时加甚。

摘自：陈明. 伤寒名医验案精选 [M]. 北京：学苑出版社，1998：445.

案5　陈瑞春四逆散合小陷胸汤案

黄某，男，35 岁，工人。1983 年 3 月 12 日就诊。病者胃脘部胀痛，经年不已。经检查诊断为慢性胃炎。自述 1 星期前，因嗜酒引起胃脘胀痛，且痛及两胁，并觉胃中疼热烧灼，不能进食，食之则胀痞更甚，嗳气，咽中热，口苦，舌黄腻，脉弦实。拟四逆散合小陷胸汤主治。处方：柴胡 10g，白芍 10g，枳壳 10g，川黄连 10g，瓜蒌壳 15g，法半夏 10g，佛手 15g，炙甘草 5g。水煎，温服，每日 1 剂。服 3 剂后，胃痛烧灼感消失，嗳气平，能进食，大便通畅，舌苔仍黄腻，脉弦缓。嘱再进原方 10 剂，每隔日 1 剂，以巩固疗效。1 年后随访，未复发病。

【原按】

胃病影响及肝，肝胃相连，其痛以胃脘及两胁为甚，故以疏肝理气的四逆散为主方，临床上因肝胃不和，肝郁化火，又多见湿热中阻，故合小陷胸汤，以清热化痰，宽胸理气。若肝郁气滞，胃痛波及两胁，加郁金、香附，增强其疏肝行气之功。如此施治，近期疗效满意。

摘自：陈瑞春．伤寒实践论［M］．北京：人民卫生出版社，2003：53.

案6　俞长荣半夏泻心汤案

蔡某，男，46岁。1974年4月28日就诊。胃脘胀痛已4年，经上海某医院X线检查诊断为轻度胃窦炎。疼痛一般在冬季发作较显，夏季较轻；白天活动后较轻，深夜较显。食欲不振，食后觉胀，喜食热物，喝牛奶时即泄泻。喜按喜暖，偶有头后疼痛，夜不易入睡，大便正常。脉浮细弦，重按无力，舌苔微黄根腻。诊为脾虚夹湿，胃气不展，虚中夹实，寒中蕴热。治拟苦辛芳合化，辅以甘温，予半夏泻心汤加减。党参15g，半夏9g，干姜、黄连、黄芩各6g，砂仁4.5g，甘草3g。上药服20剂，症状缓解。1977年12月底询知其胃脘痛未再发。

【原按】

本例就诊时发病已数年，体虚可知；而食后觉胀，又系气滞；喜食热物，喝牛奶则泻，胀痛冬重夏轻，责之脾寒；舌苔腻而微黄，考虑湿滞日久已有化热之象，况伴见头后痛、不易入睡，有湿热夹胆火为患可能。总缘脾胃虚弱，湿阻气滞，寒热互结，以致运化失常，故药取寒热消补并施。

摘自：俞长荣．半夏泻心汤的临床应用［J］．福建中医药，1981，(3)：30-33.

案7　俞长荣小建中汤案

刘某，男，50岁，1980年11月25日来诊。

胃脘疼痛已20余年，疼痛多于空腹时加重，得食能缓解，遇寒冷季节时发作较频繁，伴微畏风，余无不适。舌淡红苔薄白腻，脉细弦。拟诊为中焦虚寒，营卫不足，久痛入络。治宗叶天士"营虚胃痛，进以辛甘"之旨。处方：饴糖30g，白芍18g，黄芪15g，桂枝9g，当归、木香、炙甘草各6g，生姜2片，大枣5枚。上方服5剂，胃脘疼痛减轻。续服5剂，疼痛缓解。观察半年未见复发。

【原按】

小建中汤治脾胃虚寒、气血不足的胃脘痛（包括胃溃疡、十二指肠溃疡病）有效，已为近代大量临床资料所证实，我们临证重复使用，只要辨证准确，疗效是满意的，特别是缓解临床症状效果较好。如本例胃脘痛达20余年，遇寒辄发。只服10剂药，疼痛解除，而且由冬至春未再复发。

摘自：俞长荣. 临床运用小建中汤的体会 [J]. 福建中医药, 1981, (5): 47-49.

案8　姜春华下瘀血汤合旋覆代赭汤案

蒋某，女，47岁。胃痛有块鼓起，今年已发数次，有时嗳气吐酸，舌有瘀斑2条，脉弱。证属久病入络，瘀血内停，兼有胃失和降，用下瘀血汤合旋覆代赭汤加减：桃仁9g，制大黄9g，䗪虫9g，党参9g，黄芪9g，代赭石24g，旋覆花9g（包），煅瓦楞30g，高良姜6g，方14剂。

【原按】

溃疡病疼痛，辨证属于瘀血内停，血瘀成痞者，本案即为一例。姜老说下瘀血汤及参、芪同用，益气活血相使为用，治疗肝、胃血瘀疼痛，效果很好。果服药14剂后，肿块消，诸症消失。

摘自：戴克敏. 著名中医教授姜春华治疗消化性溃疡医案选 [J]. 中医药研究杂志, 1984, (1): 42-43.

案9　姜春华甘草干姜汤合芍药甘草汤案

金某，男，44岁。1974年6月15日初诊。胃脘痛，得温则减，舌淡，苔薄白，脉迟缓。投以甘草干姜汤加芍药。处方：甘草9g，干姜6g，芍药30g。3剂痛止，续服3剂康复，未复发。

【原按】

本案胃痛属寒，故用甘草干姜汤合芍药甘草汤，温中祛寒，解痉止痛。姜老的经验：芍药甘草汤解痉止痛，加大芍药的剂量，镇痛作用加强。本案方药精简，效如鼓应。

摘自：戴克敏. 姜春华教授运用经方治疗杂病［J］. 河南中医，1988，(4)：29.

案10　刘赤选桂枝人参汤案

谭某，男，56岁，某省体委职工。初诊（1973年9月17日）。病者素患胃痛，反复多次发作。经X线胃肠钡餐检查为十二指肠球部溃疡。近月来胃脘隐隐作痛，有时发作，而以饭后约2~3小时及夜间尤痛，右上腹部有明显压痛及痞闷感，口淡无味，时泛清水，胃纳欠佳，神疲乏力，大便正常，小便较多。脉迟弱，舌质淡白，苔薄白。此为胃虚气寒，治按温中散寒。用桂枝人参汤：党参5钱，白术5钱，干姜3钱，炙甘草3钱，桂枝4钱（后下）。3剂。

二诊（9月24日）：病者服上药后，胃痛减轻，胃纳稍增，时觉脘闷欲吐，脉舌如前，照上方加法半夏3钱以温胃止吐。3剂。

三诊（10月29日）：病者服上药后，痛已止，食如常，但停药后胃痛又复发，痞闷喜按，小便较多。脉迟细，舌淡，苔薄白。仍照上法治之。党参5钱，白术5钱，干姜3钱，炙甘草3钱，桂枝3钱（后下）。服药3剂后痛止。以后按上方继续治疗，服至胃痛消失，不再复发。

【原按】

胃痛之证，有阳虚胃寒，阴虚胃热之分。此例病情较久，口淡无味，时泛清水，舌淡苔白，脉迟而弱，确属阳虚胃寒之证，治以参术甘姜，温胃化寒，桂枝后下，通阳止痛。痛止之后，继续按此方服，其溃疡点，亦有逐渐消失之状。至于阴虚胃热,又当辨别施治。

摘自:刘赤选. 胃痛 [J]. 新中医, 1974, (5): 28-29.

案 11 范中林四逆汤、甘草干姜汤案

周某,男,61岁。四川某县某乡,农民。病史:胃脘痛20余年,时吐酸,呃逆。开始几年,服药后可缓解;后10年渐重,饥则时疼。1970年4月,病情进行性加剧,持续疼痛,纳呆,体虚,便黑。急送某医院治疗,诊为"胃溃疡""胃癌待查"。建议手术,但考虑血红蛋白仅为45g/L,年老体衰,商定改由中医保守治疗。遂来成都就诊。

初诊:患者按腹弯腰,呻吟不已;呕吐酸水,时时呃逆,食不下,恶寒肢冷;舌淡、苔白腻浊。证属太阴虚寒邪盛。法宜温中散寒,消瘀止痛,以四逆汤加味主之。处方一:炙甘草30g,炮姜30g,制附片30g(久煎),上肉桂10g,公丁香6g。处方二:回生丹,日服2次,每次3粒,痛止停服。

二诊:1周后来诊,疼痛大减,便血止,泛酸、呃逆明显减轻。以甘草干姜汤加味缓服。处方:炙甘草30g,炮姜30g,上肉桂10g,砂仁10g,白蔻仁10g,茯苓20g,白术20g。服药调养月余,疼痛消失,饮食正常。

1979年7月20日追访:数年来,曾轻度复发一次,服甘草干姜汤加味后愈,未再复发。现已七旬,尚可做一些轻活。

【原按】

《素问·金匮真言论篇》云:"人身之阴阳,则背为阳,腹为阴"。腹部之病,按其部位,分属太、少、厥阴。太阴为三阴之里,其脉从足入腹,属脾络胃。脾为湿土,阴中之至阴,凡伤于寒湿,则脾先受之,且与阳明胃相表里,脾虚胃亦虚,即所谓胃家不实,便是太阴病。此证系属太阴虚寒邪盛,始终抓住太阴主证;而太阴温里宜四逆辈,故首投四逆汤加

味,兼以行气通络,散滞化瘀为治,而病获愈。

摘自:范中林.范中林六经辨证医案选[M].沈阳:辽宁科学技术出版社,1984:65-66.

案12 俞慎初四逆散案

(1)陈某,女,30余岁,街道工人。1976年9月10日诊。患者素来胃脘作痛,每在上午10时、下午4时左右则作痛、嗳气、吐酸,曾经某医院钡透诊为胃及十二指肠溃疡。察其舌质淡红,脉象弦数,大便秘结,每三四天通一次,口干微苦。该证为肝郁脾虚,木火刑金,法应疏肝理脾,以四逆散加味。处方:毛柴胡6g,杭白芍6g,绿枳实6g,粉甘草3g,川楝子6g,川郁金6g,京丹参6g,瓜蒌仁9g,潞党参12g,左金丸5g(分2次药汤送服)。上方服后痛减,吐酸亦停。

(2)林某,女,38岁。1990年10月29日来诊。患者胃脘疼痛已3年余,近4个月来胃脘痛加重,且痛及两胁,伴胸脘胀闷,嗳气纳减,口干。大便干结,每日1行。舌质淡红苔薄白,脉弦数。此为肝气犯胃之证。治宜疏肝和胃,理气止痛,拟理气安胃汤加味:柴胡6g,白芍10g,枳壳6g,川楝子12g,延胡索10g,砂仁5g,台乌药6g,火麻仁12g,郁李仁10g,谷麦芽各15g,甘草3g。服药4剂后胃痛减轻,大便通调。前方去火麻仁、郁李仁,又续服8剂后胃痛已愈。

【原按】

俞老自拟的理气安胃汤,是以四逆散和金铃子散合方加减组成,该方以四逆散疏肝理气,原方中的枳实,因长于破气消积除痞,俞老常弃去不用,而以理气宽中的枳壳代替;配以川楝子、延胡索(即金铃子散),既能理气止痛,又能疏泄肝经郁热;加台乌药增强理气止痛之效;又以砂仁行气理脾和胃。全方疏肝和胃、理气止痛的功效显著,是治肝安胃的肝主疏泄，胃主受纳。肝气条达能助脾胃运化功能，且胃不受侮。若忧思恼怒，为肝气郁结，每能横逆犯胃，出现胃脘胀痛，痛连两胁，常因情绪不佳时而胃痛发作。俞老指出，肝郁气滞是本病的病理基础，故疏肝理气是其治疗关键，是谓"治肝可以安胃也"。常用疏肝和胃、理气止痛法治之，方用自拟的理气安胃汤（柴胡、白芍、枳壳、川楝子、延胡索、台乌药、砂仁、甘草）加减。如胃脘灼痛、泛酸嘈杂，常加海螵蛸、瓦楞子或与左金丸合方；伴有胃阴不足、口燥咽干者，加麦冬、沙参、玉竹等；若久痛夹瘀血，痛如针刺者，与失笑散合方加丹参、桃仁、赤芍等。

摘自：刘德荣. 俞慎初临证治肝经验举要［J］. 辽宁中医杂志，1993，（5）：9-12。

案13　伍炳彩温胆汤合小陷胸汤、四逆散案

梁某，男，47岁，农民，素嗜烟酒，因胃脘灼痛3天而就诊。症见：脘腹痞满，嗳气泛酸，倦怠乏力，咯痰黄稠，食少纳呆，口苦口干，大便溏薄，小便黄赤，舌红苔黄腻，脉滑数。3个月前曾行胃镜检查示：胆汁返流性胃炎。诊断为胃痛，痰热中阻型，治以温胆汤合小陷胸汤、四逆散化裁，药用：法半夏10g，云苓15g，陈皮10g，枳实15g，竹茹15g，甘草6g，黄连6g，全瓜蒌15g，白芍15g，柴胡10g，香附10g，苏梗10g。3剂胃脘灼痛大减，5剂而诸症全消。继以香砂六君子丸调理脾胃，祛湿化痰，并嘱其适当限制烟酒。

【原按】

本例胃痛属痰热中阻型，患者嗜烟酒，易致湿邪停滞，聚而生痰，痰郁化热，痰热互结中焦则见胃脘灼痛，痞满泛酸，咯痰黄稠，食少纳呆等。伍老对于脾胃病变，常以和法治之，因肝脾不和，肝木乘脾，易致脘

胸胀痛、腹痛泄泻等。西医学理论也认为胃肠消化系统疾病多与情志有关，心理因素可通过迷走神经机制影响胃及十二指肠分泌、运动和黏膜血流的调控。而温胆汤清胆泄热，合小陷胸汤清热化痰，四逆散调和肝脾疏肝理气，使胆热得清、痰热得消、肝气得顺，则胃痛自除。

摘自：吴松华.伍炳彩运用温胆汤合小陷胸汤化裁异病同治验案举隅[J].中医药通报，2012，11（4）：55.

案14　何任乌头赤石脂丸案

项某，女，47岁。初诊：1978年3月27日。

主诉及病史：胃脘疼痛，每遇寒或冷饮而发，发则疼痛牵及背部，绵绵不已，甚则吐酸泛漾，大便溏泄，曾温灸中脘而得缓解。诊查：脉迟，苔白。治法：以散剂缓进。

处方：制川乌9g，炒白术15g，川椒9g，高良姜9g，干姜12g，制附子9g，炙甘草9g，党参15g，煅瓦楞子30g，赤石脂30g。上方药各研细末，和匀再研细末，存贮。每日服2次，每次1.5g，开水吞服。

【原按】

本方是《金匮要略》乌头赤石脂丸加参、术、甘草、瓦楞子。原方治"心痛彻背，背痛彻心。"方义是附子、乌头温中散寒止痛，协同川椒、姜、脂以除其沉疴。本例加入参、术、甘草，以和胃缓急，扶脾止泻，而赤石脂亦发挥治泻实肠的作用；煅瓦楞子治脘痛泛酸有显效。

摘自：董建华.中国现代名医医案精粹（第1集）[M].北京：人民卫生出版社，2010：250.

案15　刘渡舟小陷胸汤案

孙某，女，58岁。胃脘作痛，按之则痛甚，其疼痛之处向外鼓起一包，大如鸡卵，濡软不硬。患者恐为癌变，急到医院作 X 光钡餐透视，因需排队等候，心急如火，乃请中医治疗。切其脉弦滑有力，舌苔白中带滑。问其饮食、二便，皆为正常。辨为痰热内凝，脉络瘀滞之证。为疏小陷胸汤：糖瓜蒌 30g（先煎），黄连 9g，半夏 10g。

共服 3 剂，大便解下许多黄色黏液，胃脘之痛立止，鼓起之包遂消，病愈。

【原按】

刘老认为：①瓜蒌实在本方起主要作用，其量宜大，并且先煎；②服本方后，大便泻下黄色黏涎，乃是痰涎下出的现象；③本方可用于治疗急性胃炎、渗出性胸膜炎、支气管肺炎等属痰热凝结者。若兼见少阳证胸胁苦满者，可与小柴胡汤合方，效如桴鼓。

摘自：陈明，刘燕华，李芳. 刘渡舟临证验案精选［M］. 北京：学苑出版社，1996：95.

案 16　胡希恕小建中汤案

张某，男，42 岁，1966 年 6 月 10 日就诊。胃脘隐痛反复发作已 5 年，经检查诊断为"胃黏膜脱垂"。近常饿时胃脘痛，恶寒怕冷，口中和，不思饮，大便微溏，日行 2 次，下肢酸软。先与附子理中汤治之不效，后细问症，据有汗出恶风，脉缓，知为表虚中寒之证，故予小建中汤：桂枝 10g，白芍 18g，生姜 10g，大枣 4 枚，炙甘草 6g，饴糖 45g（分冲）。

服 6 剂，胃脘痛已，但饿时仍有不适，大便溏好转，但仍日 2 行，再服上方。7 月 1 日复诊，除大便微溏外，余无不适。

【原按】

中焦虚寒，胃络失煦而疼痛。治宜温中寒，缓里急。附子理中汤虽能温中，但无缓急之功，故用之乏效。惟小建中汤辛甘化阳而温里，酸甘化阴而缓急，正中病机，故投之痛已。

摘自：冯世纶，李惠治. 经方传真［M］. 北京：中国中医药出版社，1994：38-39.

案17　姜春华芍药甘草汤合平胃散案

蒋某，男，48岁。初诊：食后胃脘隐痛，胸闷，目暗黄赤浊，脉略滑，苔白厚腻。证属湿阻脾胃，以芍药甘草汤合平胃散加减。白芍9g，甘草3g，苍术9g，川朴6g，枳壳6g，薏苡仁9g，方3剂。

二诊：药后胃痛除，胸亦宽，苔仍腻。白芍9g，甘草6g，苍术9g，川朴6g，半夏6g，枳壳6g，方2剂。

摘自：戴敏. 著名中医教授姜春华治疗消化性溃疡医案选［J］. 中医药研究杂志，1984，（1）：42-43.

案18　姜春华瓜蒌薤白桂枝汤案

陈某，女，56岁。初诊：胃痛彻背，自觉有物自胃上升，喉窒塞，嗳气则舒，大便不通，舌红苔腻，脉软。证属胸痹，以瓜蒌薤白桂枝汤加减。薤白9g，瓜蒌9g，桂枝9g，苏子9g，枳壳6g，杏仁6g，方3剂。

二诊：药后胃痛减轻，大便亦通，但仍觉有物上冲。薤白9g，蒌仁9g，苏子9g，枳壳9g，苏罗子9g，方3剂。

【原按】

本案胃痛彻背，辨证为胸痹，用通阳、散结、下气法。以瓜蒌薤白桂枝汤加减，苏子、杏仁宣降肺气，果肺气通，腑气亦通。后加苏罗子，易瓜蒌为蒌仁，以加强降气作用治气上冲。

摘自：戴敏. 著名中医教授姜春华治疗消化性溃疡医案选 [J]. 中医药研究杂志，1984，(1)：42-43.

案 19　刘渡舟柴胡桂枝干姜汤案

郑某，女，62 岁。右胁及胃脘部剧烈疼痛已 5 天，大便溏泄，每日 2~3 次，舌质淡苔薄，脉弦。柴胡 12g，黄芩 6g，桂枝 6g，干姜 6g，天花粉 12g，牡蛎 12g，炙甘草 6g。服药 3 剂后，疼痛大减，大便已成形，每日 1 次，上方续服 3 剂而愈。

摘自：刘渡舟，经方临证指南 [M]. 天津：天津科学技术出版社，1993：96.

案 20　沈之曾栀子豉汤合芍药甘草汤案

张某，女，39 岁。1975 年 6 月 2 日初诊。胃痛病起 10 载，经常发作，曾胃镜检查为"萎缩性胃炎"。胃脘灼热疼痛，拒按，痛无节律，形瘦纳少，纳后腹胀，大便不畅，脉小数，舌质红，苔薄黄，口干且苦。证属胃火伤阴，治拟清胃火养胃阴。方用栀子豉汤合芍药甘草汤加味：生栀子 9g，淡豆豉 9g，生白芍 15g，生甘草 3g，川楝子 9g，北沙参 12g，佛手 9g。7 剂后，脘痛缓灼热减，仍守方调治 1 个月，脘痛除，食欲振，大便通调，体重增加。

摘自：沈之曾. 杂病运用栀子豉汤治验 [J]. 实用中医内科杂志，1994，8(2)：20.

结　语

胃痛多由外感寒邪、饮食所伤、情志不畅和脾胃素虚等病因而引发。胃是主要病变脏腑，常与肝脾等脏有密切关系。发生胃痛的病因较多，病机演变亦较复杂，但胃气郁滞、失于和降是胃痛的主要病机。治疗以理气和胃为大法。

寒凝犯胃者，可用葛根汤、乌头赤石脂丸、瓜蒌薤白桂枝汤等。肝胃气滞者，可用四逆散、乌梅丸等。痰热中阻者，可用小陷胸汤、旋覆代赭汤等。热郁犯胃者，可用栀子豉汤等。瘀血阻滞者，可用下瘀血汤等。脾胃虚寒者，可用小建中汤、桂枝人参汤、甘草干姜汤等。胆热脾寒者，可用柴胡桂枝干姜汤等。脾肾虚寒者，可用四逆汤。肝胃虚寒者，可用吴茱萸汤。胃阴亏损者，可用芍药甘草汤。寒热错杂、虚实夹杂者，可用半夏泻心汤、乌梅丸等。

第五章 腹 痛

腹痛是指以胃脘以下、耻骨毛际以上部位发生疼痛为主症的病证。

感受外邪、饮食所伤、情志失调及素体阳虚等，均可导致气机阻滞、脉络痹阻或经脉失养而发生腹痛。

腹痛是临床上极为常见的一个症状，内科腹痛常见于西医学的肠易激综合征、消化不良、胃肠痉挛、不完全性肠梗阻、肠黏连、肠系膜和腹膜病变、泌尿系结石、急慢性胰腺炎、肠道寄生虫等，以腹痛为主要表现者，均可参照本章内容辨证施治。凡外科、妇科疾病及内科疾病中的痢疾、积聚等出现的腹痛应参考相关科目及本章内容辨证论治。

案1 郭惟一真武汤案

王某，女，57岁，1984年11月17日来诊。发生脐下持续性隐痛，受凉痛甚已达3年，屡治不效。伴见大便秘结，三四日一行，粪似羊矢，便后痛减，面色㿠白，形体消瘦，精神萎靡，懒于言行，畏寒怕冷，食少纳呆，气短腹胀，舌质淡体瘦，苔心厚腻，脉沉弦。证属脾肾阳虚，寒凝少腹，气机不畅，腑气不通。治当温阳散寒，畅达气机。一予真武汤加味：附子15g、干姜10g、焦术12g、茯苓12g、甘草6g、乌药10g、砂仁5g、麦芽10g、杭芍3g、老葱1根（切寸许）。服6剂后，疼痛大减，饮食增加，大便虽行，仍干而难下。仍用原方加芦荟 10g 继进 3 剂后，腹痛消失，大便已正常。继用六君子汤加味调理善后。

摘自：郭维一．真武汤验案二则［J］．四川中医，1987，（1）：44.

案2　刘渡舟桂枝加芍药汤案

张某，女，32 岁。每当午后，觉腹中疼痛，痛时自觉腹肌向内抽掣拘急，而疼痛益甚。饮食二便基本正常，但月经延期，每次行经须 10 天左右，经色黑紫，夹有血块。脉弦细如按刀刃，舌质绛紫，苔薄白润。

辨证：此为脾家气血不和，而肝木横逆克犯脾土之证。脾主腹，故腹中作痛；脾虚肝逆，血脉拘急，是以腹肌痉挛而向腹里抽掣。肝藏血，通于冲任，今血不荣，则肝气不柔；血脉因阻，故月经延期，而夹有血块。

治宜平肝木之急，和脾胃之血气。方用桂枝加芍药汤。

处方：桂枝 10g，白芍 30g，生姜 10g，大枣 12 枚，炙甘草 10g。

此方连服 6 剂，则腹痛不发，拘急已解。转方用当归芍药散方。

处方：当归 15g，白芍 30g，川芎 10g，白术 12g，茯苓 12g，泽泻 12g。

用此方既巩固疗效，又调其月经，而一举两得。服 10 剂，果病愈。

【原按】

桂枝加芍药方，见于《伤寒论》，可用以治疗太阴病腹满时痛的中州气血乖戾之证，本方即桂枝汤倍用芍药而成。用桂枝汤之义，在于调和中州阴阳气血；加重芍药用量，能和血脉，缓拘急而止腹痛。

摘自：刘渡舟．经方临证治验［J］．中医杂志，1984，（3）：10-12.

案3　俞长荣小承气汤案

2000 年 2 月间，俞老曾接治一妇女，时年 58 岁。突然腹痛，腹胀如鼓，饮食不进，大便少通，住入某省级医院急诊科。初诊为肠梗阻，经采取胃肠减压、灌肠等措施,大便虽通下少许,但痛、胀不减。又怀疑为胰腺炎、胆囊炎甚至恶性肿瘤等,作过胃肠钡透、摄片、B超、CT等检查,均未找出确切病因。住院3日,患者痛苦不堪。询知患者平日消化不良,常觉胃脘胀满,发病前有伤食史。俞老认为乃中焦气滞,脏腑不通所致,治以泄痞除满为主,予小承气汤原方加莱菔子、槟榔、火麻仁。口服2剂,便通,胀痛解除。2日后痊愈出院。

【原按】

本例以腹痛为主症,腹胀、腹痛、(轻度)便秘三症俱备,则与本论"大承气汤"证无异,理应予大承气汤峻下,便考虑到患者素体较虚,不宜攻下,故改用小承气汤加味以泄痞除满为主。此例无奇,处方亦仅寻常小方,但疗效颇满意。病属叹:"住院3天花费近千元不及中药3元钱。"弦外之音不言而喻。

摘自:俞宜年,许仕纳. 法循仲景,方取诸家——俞长荣教授应用《伤寒论》方的经验[J]. 贵阳中医学院学报, 2003, 25(1): 15-17.

案4 李克绍大黄附子汤案

(1) 一男性农民,年40余,脘腹疼痛多年,每痛时数日不大便,脉沉紧。出示其以前服过的药方,有枳实、厚朴、大黄等。其中大黄曾一度用至30g,但大便仍不通畅。余给予大黄附子汤,一剂后大便就畅下,便中有黑色粒状物,大的如黄豆大,数量很多,坚硬异常。自泻下后,腹部舒适,亦未再痛。

(2) 1957年在羊亭卫生所出诊,一妇女产后月余,偶然腹部疼痛,剧烈难忍。并云疼痛发作时曾注射吗啡,亦不能止痛。因其大便连日未行,疑为燥屎梗阻,又因系产后,又无实热脉象,未便寒下,因与大黄附子汤1剂。次日病家来告诉,服药后泻下蛔虫200余条,腹已不痛了。脉证有寒实之象，却不知是蛔虫梗阻，故有此效果。实出意料之外，但也足以证明，本方之所以取效，仍是其驱寒散结之功。

【原按】

大黄附子汤，方见《金匮要略·腹满寒疝宿食篇》，主治"胁下偏痛，发热，其脉紧弦，此寒也，以温药下之，宜大黄附子汤。"因原文有"胁下""偏痛""发热"等字样，使学者受到一定的限制，所以用者不多。其实不论是痛在胁下或在腹部，也不论偏痛或者不偏，发热或不发热，只要脉象沉弦或沉紧，按之有力，大便秘结，其人不呕（呕是病机向上），确诊是寒而且实者，便可放手使用。大黄、附子，一般用量即可，细辛则必须少则6g，而多则9g，不能拘守"细辛不过钱"之说。因为病理是寒结，寒不去则结不开，结不开则大黄无用武之地。附子走而不守，回阳散寒，细辛能深入至阴之分，通阳散寒，且有"辛以润之"的作用。二药合用，使寒散结开，大黄才能通地道推陈出新。药物虽然简单，但配伍巧妙，所以效果显著。余临床试用于寒实便结的腹痛证，其效果远胜于孙思邈之温脾汤，且温脾汤只适用于寒实腹痛，局限于胃肠道疾患，而大黄附子汤则不论是腹痛，或是胁痛，用之得当，都有显效。余用此方治愈病例甚多。

用大黄附子汤要注意两点：一是必须其人不呕。因为呕则病机向上，不宜下法；二是细辛用量宜重，我常用6~9g。细辛与附子合用，使久已处于呆滞状态的肠管活动起来，大黄才能起到泻下作用。

摘自：李克绍. 胃痛证治经验谈[J]. 中医杂志, 1987, (10): 19-20.

案5 陈瑞春四逆散案

吴某，男，13岁，学生。1978年5月10日就诊。

患孩因腹痛，在当地用驱蛔药未效，后来省城求医。在某医院门诊治疗已20多天，继之拟诊为结核性腹膜炎，改用链霉素抗结核治疗亦罔效。随后考虑慢性阑尾炎，用青霉素治疗亦未取效。最后只得以腹痛待查，转中医治疗。询其腹痛隐隐，时而绕脐腹痛，时而脐下两侧不适，大便不畅，2~3日1行，便软不硬，食纳量少，脸色淡而少华，舌苔薄白而润，脉弦缓有力。细思其用驱蛔、抗炎、抗结核治疗均未取效，病势并不急，痛又不能消失，无任何阳性体征，仍属肝脾不和，姑以四逆散加味：柴胡5g，枳壳9g，白芍9g，炙甘草5g，怀山药12g，扁豆10g，广木香3g，神曲10g。

二诊（5月12日）：病孩服2剂药后，腹痛已罢，食纳大增，无任何不适。家长要求当天回去，因药只进2剂，病情虽缓解，恐不能痊愈，挽留其再进2剂，以期巩固疗效。后又服原方2剂，腹痛未有起伏，遂返回县里。半个月后来信告之，病孩一切良好。

【原按】

本案虽几经周折，仍只能以腹痛待查，以期观察。从辨证的角度，病机仍为肝脾不和，气机阻滞。四逆散中的柴胡、枳壳有升有降，芍药、甘草缓急和中，加入怀山药、扁豆以健脾，木香、神曲以顺气和胃，使之肝脾得调，胃气得顺，故可获效。

摘自：陈瑞春. 四逆散新用 [J]. 江西中医药，1993，27（3）：25-27.

案6 赵守真乌头桂枝汤案

袁某，青年农妇。体甚健，经期准，已有子女三四人矣。一日少腹大痛，筋脉拘急而未少安，虽按亦不住，服行经调气药不止，迁延10余日，痛益增剧。迎余治之，其脉沉紧，头身痛，肢厥冷，时有汗出，舌润，口不渴，吐清水，不发热而恶寒，脐以下痛，痛剧则冷汗出，常常有冷气向阴户冲去，痛处喜热敷。此由冷气积于内，寒气搏结而不散，脏腑虚弱，风冷邪气相击,则腹痛里急而成纯阴无阳之寒疝。窃思该妇经期如常,不属于血凝气滞,亦非伤冷食积,从其脉紧肢厥而知为表里俱寒——处以乌头桂枝汤:制乌头12g,桂枝18g,芍药12g,甘草6g,大枣6枚,生姜3片,水煎,兑蜜服。上药连进2剂,痛减厥回,汗止人安。换方当归四逆加吴茱萸生姜汤——以温经通络,清除余寒,病竟愈。

摘自:赵守真. 治验回忆录 [M]. 北京:人民卫生出版社, 1962, 76.

案7 杨志一茵陈蒿汤案

王某,男,21岁,1991年5月6日就诊。昨日赴宴,嗜食肥甘,饮酒过度。今日上午,突感上腹胀痛,接着有下腹疼痛,并伴阵发性发热,恶心,呕吐。直肠指检,右侧触痛。大便干结,小便不爽,舌苔黄而厚腻,脉弦数。证属湿热内蕴,气滞血瘀。治以清热利湿,理气活血为主。药用茵陈蒿汤加减。处方:茵陈、败酱草、蒲公英各30g,生大黄、牡丹皮、金银花各15g,山栀、枳实各10g。3剂,水煎服,嘱其开始1天2剂,第2天服1剂。2日后二便通畅,腹痛消失,再以调养康复。

摘自:杨志一. 茵陈蒿汤临床新用 [J]. 陕西中医, 1992, (8):38.

案8 洪子云乌梅丸案

陈某,女,30岁,职工。初诊:1982年3月19日。自从去年9月行绝育手术后,少腹一直疼痛,痛甚时筑筑然跳动,头昏,两膝酸软,腰胀痛,月经量少,常逾期而至,白带多。当地中医曾用补气血、益肝肾之剂治疗多日,无效果。舌正,脉弱。证属肝寒气滞、气血不足。处方:大乌梅15g,炒川椒6g,北细辛3g,制香附10g,川郁金10g,吴茱萸10g,潞党参10g,白云苓15g,全当归10g,杭白芍10g,粉甘草10g,焦白术10g。10剂。

二诊（4月19日）：少腹已不痛，但腰膝仍感酸痛，白带亦多，月经已至，量较多，有瘀块。前方加川续断、川木瓜各10g，净莲须16g，10剂。

【原按】

"肝主少腹"，少腹疼痛多属厥阴。《伤寒论》第340条："病者手足厥冷，言我不结胸，小腹满，按之痛者，此冷结在膀胱关元也。"本案除少腹满、按之痛外，尚有腰膝酸痛、月经量少延期，故其病机与340条类似。病起于结扎术后，除因肝寒气滞外，尚与气血损伤有关。法宜温通，兼益气血。方取乌梅、川椒、细辛开郁止痛，更加香附、郁金、吴茱萸疏肝暖肝，以加强止痛效果，其余则无非是益气血之品。近年来，由于我国计划生育工作的普遍开展，此类后遗症常有所见，个别人除少腹疼痛外，尚有发生内分泌紊乱者，亦可以乌梅丸加减治之。

摘自：戴玉. 洪子云运用乌梅丸的经验[J]. 湖北中医杂志，1985，(2)：5-6.

案9　江尔逊小柴胡汤合乌梅丸案

1976年治鲁某，男，17岁。（住院号：15404）西医诊断："急性坏死性小肠炎""重度贫血"（血红蛋白37.6g/L、白细胞24.6×10^9/L），救治8日无效。患者连日剧烈腹痛，呼痛嚎叫之声不绝。余会诊时，证见高热、腹痛（以脐周为甚），曾吐蛔便蛔，大便乌黑如泥，面、唇、爪甲苍白，口干，舌苔粗白少津，脉芤。细思此证，虽错综复杂，虚实互见，但从病已八九日以上，腹痛、吐蛔，符合《伤寒论》邪传厥阴"消渴，气上撞心，心中疼热"之证；而伴见发热，则又有"厥少热多者，其病当愈"（341条）之势。遂遵"厥阴不从标本，从乎中见"之旨，以小柴胡汤去黄芩加白芍（重用至30g）合乌梅丸去辛温之品，从少阳之枢，引深入厥阴之邪自阴出阳，果1剂腹痛大减，守上方加减续进8剂，高热渐退。继以益气补血、养阴生津调理 20 余日，治愈出院。

摘自：江尔逊. 运用仲景学说治疗疑难重症的体会 [J]. 新中医, 1983, (2): 34-38.

案 10　江尔逊当归芍药散案

1979 年治苑某, 女, 20 余岁。妊 3 个月, 因每日上班, 来回奔走, 一日突然右下腹剧痛, 经成都某医院确诊为急性阑尾炎, 经保守治疗后, 右下腹仍经常绵绵作痛。妊至 7 个月, 右下腹痛陡剧, 腰痛如折, 且有明显下坠感, 自觉胎欲堕。当时医院认为若行手术切除阑尾, 则无法保留胎儿。若不急行手术, 则母子均难保全。然患者与家属均切望两全, 遂转回乐山求治于余。余宗《金匮要略》"妇人怀妊, 腹中疠痛, 当归芍药散主之", 以本方合补中益气汤, 冶经方与时方于一炉。仅服 3 剂, 腹痛、腰痛均止。若囿于"急性阑尾炎"之西医诊断, 而以病套方, 滥用清热解毒, 活血祛瘀, 则势必坠入仲景所斥"崇饰其末, 忽弃其本"之流矣。可见救治疑难重症, 固宜参考西医学, 必要时还要中西结合, 然切忌以西医取代中医。否则, 纵才高识妙, "汇通中西", 亦难免于划地为牢, 作茧自缚矣。此余之兢兢于守仲景之规矩而成临证之方圆之缘由也。诚如吴鞠通云: "大匠诲人, 必以规矩……至神明变化, 出乎规矩之外, 而仍不离乎规矩之中, 所谓从心所欲不劻矩。"如此而已, 岂有它哉!

摘自：江尔逊. 运用仲景学说治疗疑难重症的体会 [J]. 新中医, 1983, (2): 34-38.

案 11　陈亦人芍药甘草汤案

刘某, 女, 43 岁。1996 年 9 月 4 日初诊。下腹部两侧疼痛数年, 服药久治未愈而来诊。刻诊伴有目痒而干。证属肝经蕴热, 不能疏泄。治拟清肝缓急舒挛。方选芍药甘草汤加味：杭白芍 30g, 炙甘草 6g, 夏枯草 10g, 蒲公英 15g。5 剂。

服药后少腹疼痛减轻大半，目痒亦减。但胆区疼痛复发，舌质红有裂纹，脉小弦。证属肝阴不足，蕴热不能疏泄。宗前法增入养肝利胆之品，于原方中加枸杞子10g，重楼10g，郁金10g。

继服7剂，腹痛消失，余症未除，原方略作加减，调治半月而愈。

【原按】

少腹为足厥阴肝经所过，本例腹痛历久不愈，足令生疑。陈老依据其腹痛部位在两侧，先认定此属肝经病变。又据目为肝之窍，目痒系肝经蕴热，目干为肝阴不足。故治予芍药甘草汤酸甘化阴，舒筋和络，以治肝体；佐入夏枯草、蒲公英以泻肝火。药虽4味，大法井然。服药5剂，病去大半。后有新症而现，治当兼顾，随症出入，而获佳效。

摘自：单礼直. 陈亦人治验疑难病证三则 [J]. 江苏中医, 1997, 18 (9): 27.

案12 蒲辅周乌梅丸案

白某，男，42岁，北京顺义县人。上腹疼痛，反复发作，犯病时多在深夜，疼痛极甚，辗转不安，默默不语，呻吟不停，伴有恶心，每次犯病1~2日不能食，起病已7~8年之久。现发病逐渐频繁，每月约发3~4次。曾多次经北京几个医院检查：胃肠、肝胆、胰等皆无异常。诊断为肠神经官能症，屡治罔效。观其形体消瘦，神郁不乐。询其脘腹喜热，四肢欠温；望其舌质偏暗，苔灰微腻，脉沉细弦。先投四逆散合失笑散未效。思其病久有寒热虚实错杂之势，乃改投乌梅汤：乌梅9g，花椒4.5g，马尾莲9g，干姜6g，细辛4.5g，黄柏6g，党参9g，当归6g，肉桂4.5g，制附片6g。药进1剂疼痛遂止，亦能进食。连服10剂而愈。1年后随访，未再犯病。

【原按】

肠神经官能症，轻者多为胆胃不和。蒲辅周老师喜用四逆散加味调治，每获良效。重者多迁延日久，由气及血，由实见虚，由腑入脏，呈现虚实错杂，气血两伤，肝脾不调，土虚木克，则投乌梅汤屡见奇效。本案8年宿疾，屡发疼痛难忍，竟1剂痛止，数剂痊愈。

摘自：薛伯寿. 乌梅丸的临床应用 [J]. 中医杂志，1982，(1)：49-51.

案13　陈慎吾大柴胡汤案

1958年治钟某，男，6岁，在多家医院诊为肠癌，当时并无治法。其父带来门诊服中药。诊其腹部硬满疼痛，拒按，食少，胸满，呕吐，大便坚。即用大柴胡汤加薏苡仁70g及芒硝。服药10剂后能食，病情好转。连续服用3个月以上，自觉症状均除，身体见胖。又到多家医院复查，癌症病愈。

摘自：陈大启，孙志洁. 陈慎吾老师对柴胡剂之运用 [J]. 北京中医杂志，1987，(1)：3-5.

案14　陈慎吾大柴胡汤、大承气汤案

在1956年，一患者经医院检查为肠梗阻，必须手术治疗，患者不愿，来中央卫生研究院诊治改服中药。患者呕吐不止，心下急，腹满烦甚，根据《伤寒论》大柴胡汤的辨证，予以大柴胡汤原方施治，并无增减，服后呕吐止，心下急亦愈；只是腹满未除，大便未通，烦躁不安，午后潮热，凭此证投以大承气汤，少量频服。服后大便通，随便有蛔虫数10条，1剂止，3剂愈。

摘自：陈大启，孙志洁. 陈慎吾老师对柴胡剂之运用 [J]. 北京中医杂志，1987，(1)：3-5.

案15　刘渡舟大柴胡汤案

阑尾炎并发周围脓肿：杨某，女，成人。于10多天前突然右下腹部抽

缩性疼痛，放射至右侧大腿内侧，疼痛严重时不能直腰行走，曾服用消炎止痛西药未能缓解，遂至中日友好医院检查，发现右下腹部可及一2.0cm×2.5cm之包块，诊断为"阑尾炎并发周围脓肿"，因其并发肠黏连，不宜手术，建议服中药保守治疗。1986年12月3日来我堂就诊，自述：右下腹疼痛，触之更甚，伴有低烧，乍冷乍热，恶心欲呕，口干口臭，食欲不佳，大便干结，数日一行，舌边尖红，苔薄黄欠津，六脉滑数，刘老辨为少阳阳明瘀热之证，处方：柴胡12g，黄芩10g，半夏12g，生姜12g，白芍12g，枳实10g，大黄5g，大枣5枚。3剂，水煎服。

12月6日，服上药3剂，右下腹疼痛明显减轻，大便已通，日行2次，低烧退，但仍有呃逆，舌淡红苔薄白，脉略滑。处方：柴胡10g，黄芩10g，半夏10g，生姜12g，白芍12g，大黄4g，枳实10g。4剂，水煎服。

12月10日，进上药4剂，疼痛消失，呃逆亦止，舌淡，苔红白薄而不腻，脉微弦。于上方去半夏、生姜，继进4剂而告愈。

【原按】

《伤寒论》101条曰："伤寒中风，有柴胡证，但见一证便是，不必悉具"，上述病例刘老均抓住了"脉弦""便秘口渴"等少阳阳明合病之主证主脉，投大柴胡汤加减而取捷效。

摘自：陈宝明. 刘渡舟教授临证粹要 [J]. 山西中医，1989，5（6）：15-17.

案16　原明忠薏苡附子败酱散合大黄牡丹皮汤案

刘某，男，75岁，1998年9月7日初诊。阑尾穿孔2月余，经大量使用抗生素治疗，病情已基本控制，无自觉症状，B超检查示阑尾穿孔后右下腹脓肿形成，约3.7cm×2.5cm，舌暗，脉弦。中医诊断为肠痈，证属瘀毒内壅，化腐成脓。治以活血解毒排脓。方用薏苡附子败酱散合大黄牡丹皮汤加减，败酱草40g，薏苡仁15g，附子5g，连翘30g，金银花20g，冬瓜仁10g，大黄9g，黄芪15g，赤芍10g，皂刺10g。4剂，每日1剂，水煎服，忌辛辣食物。

9月11日二诊：大便较前通畅，但右下腹时有隐痛，活动时气喘，脉弦，上方加黄芪至25g，以增强益气扶正、托里排毒之力。

9月14日三诊：食后胃脘不适，脉沉弦，9月11日方加乌贼骨15g。

9月21日四诊：B超检查示阑尾脓肿约2.3cm×1.3cm，较初诊明显缩小；大便干，苔微黄，脉弦硬，以9月11日方加元明粉6g（冲服），4剂，水煎服。

9月25日五诊：大便通畅，脉弦硬，9月11日方继服。

9月28日六诊：B超检查示阑尾脓肿缩小，苔微黄，脉弦硬，9月11日方再进6剂。1周后行B超复查示阑尾及周围未见异常，疾病痊愈。

【原按】

本患者阑尾炎穿孔后经大量抗生素治疗，症状消失，但B超检查示有脓肿形成，从四诊合参辨证，则"无证可辨"，原老运用"类比法"（即参照有症状的阑尾脓肿辨证方法）辨证施治。方中重用败酱草40g，连翘、金银花清热解毒为君；冬瓜仁、薏苡仁、赤芍、皂刺活血散结为臣；大黄通腑消肿活血，附子温化散瘀以防寒甚而凝共为反佐；黄芪益气扶正消肿排脓为使。守方治疗，随症加减，食后胃脘不适加乌贼骨制酸和胃，大便干加元明粉，助大黄通腑排毒，治疗3周而痊愈。

摘自：张永康，原道昱. 原明忠应用经方经验举隅［J］. 山西中医，2002，18（1）：5-6.

案17 杨志一理中汤案

李某，男，34岁。腹痛里急，下利赤白，每日三四次。小便清利，形寒肢冷。脉象细弱，舌苔薄白。此太阴寒利，仿东垣法，以理中汤加枳实温中导滞。处方：西党参9g，白术9g，炮姜9g，炙甘草4.5g，枳实6g。3剂后腹痛下利已止，大便正常，饮食较好，但手足未温，脉仍沉细，再以附桂理中汤3剂调治而愈。

摘自：杨扶国. 杨志一老中医临床经验选录［J］. 江西医药，1965，(9)：1012.

案18 王琦四逆散案

高某，男，成年。1978年1月5日来诊，下利腹痛，迄今已数日。刻下腹痛下利不爽，倦怠无力，饮食不香，四肢不温，大便培养未发现志贺氏细菌生长，舌淡苔薄白，脉弦。此属肝脾气滞，用四逆散加薤白主之：柴胡9g，枳实9g，甘草6g，白芍9g，薤白12g。4剂而愈。

摘自：陈明，张印生. 伤寒名医验案精选［M］. 北京：学苑出版社，2000：472.

案19 刘渡舟小建中汤案

李妇，38岁。产后失血过多，又加天气严寒，而腹中疼痛，痛时自觉肚皮向里抽动。此时，必须用热物温暖，方能缓解。切其脉弦细而责，视其舌淡嫩，苔薄。辨为血虚而不养肝，肝急而刑脾，脾主腹，是以拘急疼痛，而遇寒更甚。为疏：桂枝10g，白芍30g，炙甘草6g，生姜9g，大枣7枚，当归10g，饴糖40g（烊化）。

此方服3剂，而腹痛不发。转方用双和饮气血两补收功。

【原按】

本案为典型的虚寒腹痛，由血虚不能养肝，肝急刑脾所致，以腹中急痛，喜温喜按，脉弦而细为特征。小建中汤在补益脾胃之中兼能平肝胆之气，又能缓解筋脉之拘急，用于本案正中病机。据刘老经验，治疗脾气虚弱，肝胆气急腹痛，可先服小建中汤，然后再用小柴胡汤去黄芩加芍药，效果更佳。

摘自：刘渡舟. 新编伤寒论类方［M］. 北京：人民卫生出版社，1984：24.

案 20 赵守真大黄附子汤案

钟某，腹痛有年，理中四逆辈皆已服之，间或可止。但痛发不常，或1月数发，或2月一发，每痛多为饮食寒冷之物所诱致。自常以胡椒末用姜汤冲服，痛得暂缓。一日，彼晤余戚家，谈其痼疾之异，乞为诊之。脉沉而弦紧，舌白润无苔，按其腹有微痛，痛时牵及腰胁，大便间日1次，少而不畅，小便如常。吾曰："君病属阴寒积聚，非温不能已其寒，非下不能荡其积，是宜温下并行，而前服理中辈无功者，仅去寒而不逐积耳。依吾法两剂可愈。"彼曰："吾固知先生善治异疾，倘得愈，感且不忘。"即书大黄附子汤：大黄12g，乌附9g，细辛4.5g。并曰："此为金匮成方，屡用有效，不可为外言所惑也。"后半年相晤，报云：果两剂而瘥。嘻！经方之可贵如是。

摘自：赵守真. 治验回忆录［M］. 北京：人民卫生出版社，1962：50.

案 21 赵守真甘遂半夏汤案

张女，14岁。前以伤食胀满作痛，服平胃散加山楂、神曲、谷麦芽之类得愈。未期月，胃又胀痛而呕，有上下走痛感觉，但便后可稍减，再服前方则不验，辗转半年未愈。夏月不远百里来治，且曰："胃脘痛，绵绵无休止，间作阵痛，痛则苦不堪言，手不可近。服破血行气药不惟不减，且致不欲食，是可治否？"问曰："痛处有鸣声否？"则曰："有之。"此病既非气血凝滞，亦非食停中焦，而为痰疾作痛，即《金匮要略》之留饮证也。盖其痰饮停于胃而不及于胸胁，则非十枣汤所宜，若从其胃胀痛而利反快而言，又当以甘遂半夏汤主之。是方半夏温胃散痰，甘遂逐水。又恐甘遂药力过峻，佐白蜜，甘草之甘以缓其势，复用芍药之苦以安中。虽甘遂、甘草相反，而实则相激以相成，盖欲其一战而逐尽留饮也。服后痛转剧，顷刻下利数行，痛胀遂减，再剂全瘳。

【原按】

胃脘胀痛，利后得减，服小道制品无效。赵氏以其痛处有鸣声，断为胃内有留饮，直接用甘遂半夏汤以逐之。

摘自：赵守真．治验回忆录［M］．北京：人民卫生出版社，1962：32．

案22　刘渡舟附子粳米汤案

周某，女，65岁。1994年3月28日初诊。病人腹中绞痛，气窜胁胀，肠鸣漉漉，恶心呕吐，痛则欲便，泻下急迫，便质清稀。某医院诊断为"肠功能紊乱"，服中、西药，效果不显。病延20余日，经人介绍，转请刘老诊治。其人身凉肢冷，畏寒喜暖，腹痛时，则冷汗淋漓，心悸气短。舌淡而胖，苔腻而白，脉沉而缓。综观脉证，辨为脾胃阳气虚衰，寒邪内盛。《灵枢·五邪》篇云："邪在脾胃……阳气不足，阴气有余，则寒中肠鸣腹痛。"治用《金匮要略》"附子粳米汤"温中止痛，散寒降逆。附子12g，半夏15g，粳米20g，炙甘草10g，大枣12枚。服3剂，痛与呕减轻，大便成形，又服2剂，病基本痊愈。改投附子理中汤以温中散寒。调养10余日，即康复如初。

摘自：陈明，刘燕华，李方．刘渡舟验案精选［M］．北京：学苑出版社，2007：90．

案23　何任大黄牡丹皮汤案

马某，女，25岁，农民。1977年1月13日来诊：产后第16天。近2日来身热，右少腹疼痛难忍，恶露色白，无瘀块，大便2日未解，脉数而涩，苔略黄腻，边有瘀斑，此为瘀热互结下焦，治宜清热化瘀通腑，拟大黄牡丹汤化裁。

方用：生大黄4.5g（后下），赤芍9g，丹皮9g，冬瓜子12g，生薏仁12g，红藤15g，当归9g，红花4.5g，延胡索9g，山楂炭4.5g。2剂。

患者服药后大便得解，身热腹痛皆瘥。

【原按】

产妇突发身热腹痛，以其恶露未净，大便不通，脉数而涩，苔略黄腻，边有瘀斑，断为瘀热互结下焦，故以大黄牡丹汤加减清热下瘀。

摘自：何任，张志民，连建伟．金匮方百家医案评议[M]．杭州：浙江科学技术出版社，1991：347．

案24　岳美中当归芍药散案

邵某、眭某两位女同志，均患少腹作痛。少腹痛，白带多，头晕，诊断为慢性盆腔炎，予以当归芍药散作汤。

方用：当归9g，白芍18g，川芎6g，白术9g，茯苓9g，泽泻12g。

数剂后，腹痛与头晕基本消失，白带见少。眭某长期腹痛，小腹重坠，白带多，头目眩晕，投当归芍药散作汤用。三诊，腹痛白带均减，改用少腹逐瘀汤治其白带症。

【原按】

两例均有腹痛、带下、头目眩晕，肝郁脾虚，气滞湿盛之候，正为当归芍药散所主。改散作汤，力更胜也。

摘自：陈明主编．金匮名医验案精选[M]．北京：学苑出版社，2000：525．

案25　胡希恕下瘀血汤案

杨某，女，30岁，北京新中国成立前夕诊治。因久病卧床不起，家中一贫如洗,邻人怜之,请义诊之。望其骨瘦如柴,面色灰黑,少腹硬满而痛,大便1周未行,舌紫暗,苔黄褐,脉沉弦。

证属干血停聚少腹,治当急下其瘀血,予下瘀血汤加味:大黄15g,桃仁10g,䗪虫6g,麝香少许。

结果:因其家境贫寒,麝香只找来一点,令其用纱布包裹,汤药煎成,把布包在汤中一蘸,仍留下次用。服1剂,泻下黑紫粪便及黑水一大盆,继服下瘀汤、桂枝茯苓丸加减,1个月后面色变白变胖,如换一人。

摘自:冯世纶. 经方传真(修订版)[M]. 北京:中国中医药出版社,2008:169-170.

案26 张羹梅大黄牡丹皮汤案

宋某,男,25岁。初诊:1961年9月4日。

主诉及病史:前日起上腹部疼痛,昨日下午开始痛移至右下腹,今晨疼痛加剧。体温38.4℃,右下腹阑尾点有明显压痛及反跳痛。白细胞总数11.8×10^9/L,中性粒细胞85%,淋巴细胞15%。西医诊断为:急性阑尾炎。

诊查:诊见右少腹疼痛颇剧,拒按,畏寒发热,大便不畅,脉弦滑,苔薄腻,舌边有紫暗斑。

辨证:邪毒内结,溃而成脓,肠痈之疾。

治法:当以大黄牡丹皮汤泻之。

处方:生大黄4.5g(后下),牡丹皮9g,赤芍9g,桃仁12g,生甘草3g,败酱草18g,红藤12g,地丁草9g,忍冬藤12g。

二诊:服药1剂,大便畅下,寒热已退,腹痛亦减。原方药再服3剂,诸症消失,白细胞检查亦恢复正常。

摘自:董建华. 中国现代名老中医医案精粹(第1集)[M]. 北京:人民卫生出

版社，2010：535.

案27　熊魁梧当归四逆汤合吴茱萸生姜汤案

杨某，男，45 岁。初诊：1982 年 5 月 15 日。诉于 1978 年 9 月 14 日晚因天热露宿至鸡鸣，次日即少腹胀痛，经西药治疗疼痛消失。旬日后腹痛再作，此后反复发作近 4 年之久，虽经中西医多方治疗，病情仍每况愈下。近 3 个月来发作频繁，甚则 5~7 日一发，病势急迫，几不欲生。就诊时患者面色苍白，双手压腹，口中呻吟，恶心欲呕，四末厥冷，腹部喜暖，按之柔软，小腹胀痛，痛区散见核桃大小包块，触之柔软，揉按则可行消散，少顷，包块兀自又起，二便尚调，舌质稍淡，苔薄白，脉沉细弦。治宜养血和营，温中散寒，行气止痛，拟当归四逆汤合吴茱萸生姜汤加味。

当归 15g，桂枝 9g，白芍 15g，细辛 4g，木通 9g，吴茱萸 6g，乌药 10g，香附 10g，生姜 15g，炙甘草 10g，大枣 12 枚。每 4 小时服药 1 次，痛解则 1 日服 3 次。

翌日，患者之妻欣喜若狂，奔走来告：昨日饮药后，须臾痛减，至今已服药 5 次，其痛顿失。余嘱：尽服余药，续服十全大补膏 1 个月以资巩固。1983 年 5 月、1987 年 7 月 2 次随访，未见再发。

摘自：董建华. 中国现代名中医医案精华·熊魁梧医案 [M]. 北京：北京出版社，1990.

案28　丁光迪下瘀血汤合桂枝茯苓丸案

高某，女，初诊：1972 年 8 月。病从 1971 年春小产后所致。当初有急性盆腔炎过程，经住院治疗，急性炎症解除，但后遗小腹有鸭蛋大包块，腰骶酸胀，小腹坠胀痛。白带多，有臭气。月经不调，四五十天一转，量少色黑，有紫块，经前腰酸，小腹胀痛更甚，经后略缓解。大便秘结，五七日一解，粪坚如栗。时有低热，经前或便秘日久则低热更明显。面色萎黄，不耐烦劳，更不能久站，否则腰腹坠胀更甚。脉细弦，按之有力，舌色暗，边多瘀斑，苔薄黄腻。病机分析：瘀阻气滞，疏泄失职，病属癥积。盖由小产后热入血室，热与血结，闭阻下焦。蓄而成形，则为癥积，行而不畅，则为经迟量少色黑。瘀阻则气滞，所以腰酸小腹胀痛，大便秘结，瘀郁则化热，所以带多气臭，时见低热。面色萎黄，不耐烦劳，不能久站，似属病久气阴受伤，而病情的重点还在于瘀阻气滞，疏泄失职，观其脉细弦有力，舌暗瘀斑，苔薄黄腻，显属邪实有余。

治以祛瘀化癥，疏泄厥阴。方用下瘀血汤合桂枝茯苓丸加味。药选桃仁、炙䗪虫、制大黄、桂枝、茯苓、丹皮、丹参、赤芍、当归、牛膝、川楝子、醋炒香附、鲜藕。方意是取桃、蜜，大黄下瘀血，配丹皮赤芍归膝丹参凉血活血以增强去瘀化癥之力，桂枝茯苓通阳通络，化下焦之气，配川楝香附以加强理气疏泄作用。鲜藕补血祛瘀，重点是活血化瘀。

患者服药至15剂，大便即通顺，月经提前来潮（距上次月经仅20多天），经前腰酸小腹坠胀减轻，经量亦增多，自感下半身轻松。药已见效，乘胜追击，原方加醋炒三棱、莪术继进。腹中转气，异常舒适，月经又来潮（两次月经都在25天左右），服至第3个月，大便保持通顺，低热亦退，苔化薄白。妇检复查，包块显著缩小，双合诊仅有白果大小。原方去丹芍、牛膝、川楝，加党参、炙甘草、炒生地以兼顾气阴。至第4个月，月经量多色转红，腰酸腹胀全除，改用归芍六君（去白术）黄芪、桂枝、桃仁、䗪虫、丹参、香附、鲜藕调理巩固，完全恢复正常。此病分析病机属于邪实有余，重点在瘀血，用祛瘀化癥，收效比较快，善后用调补肝脾气血，寓消于补，恢复亦比较好。

摘自：丁光迪. 应用下瘀血汤辨证加减的体会 [J]. 江苏医药, 1978, (2): 20.

案 29 邓铁涛大黄牡丹皮汤案

张某，男，30 岁。病者腹痛 2 天，乃就诊于博济医院，欲得注射止痛针。但经诊断后，断为盲肠炎，要立刻住院开刀。病者无钱交手术费，亦怕开刀，邀为诊治。患者右下腹觉热，细按内有球形物。右足动则痛剧，乃出大黄牡丹汤予之。

生大黄 12g（后下），粉丹皮 12g，桃仁 6g，冬瓜仁 24g，芒硝 9g（冲服）。服汤后，是晚仍痛剧，且觉球状物微隆起。

翌日再诊时，大黄改为 15g，芒硝 12g，其他各味略增，服后 3 小时乃下黑黄稀粪不少，是晚痛略减。三诊药量略减，大黄 12g，芒硝 9g，服后又下黑秽之粪，痛再减。四诊至七诊均依方加减，其痛渐减，球状物亦渐细，然身体疲倦无力。

第 8 日乃将各药减至：大黄 9g，芒硝 6g，丹皮 9g，桃仁 3g，冬瓜仁 15g，另加厚朴 3g。

第 9 日晨，称昨夜痛大减，能安睡，腹饥思食。故将大黄减至 9g，芒硝 6g，各药亦减量，是日大便乃成条状。十诊不用大黄、芒硝。十一诊停药，进高丽参 9g，细按右腹角仍有条状如笔杆者。第 12 日再服轻量大黄牡丹汤 1 剂，第 13、14 日再服高丽参 9g，15 日愈。

摘自：邓铁涛. 试论中医治疗阑尾炎 [J]. 中医杂志，1956，2（11）：561-567.

结　语

腹痛发病涉及脏腑与经脉较多，病理因素主要有寒凝、火郁、食积、气滞、血瘀。病理性质不外寒、热、虚、实四端。

脾肾阳虚，寒湿凝滞者，可用真武汤、附子粳米汤、理中汤、小建中汤、乌头桂枝汤、当归四逆汤等。肝郁气滞者，可用四逆散、小柴胡汤等。肝郁兼里实者，可用大柴胡汤等。阳明里实者，可用大承气汤、小承气汤等。里实兼寒者，可用大黄附子汤。瘀血阻滞者，可用下瘀血汤、桂枝茯苓丸等。胃中留饮者，可用甘遂半夏汤等。肝脾不和者，可用当归芍药散、桂枝加芍药汤等。湿热阻滞者，可用茵陈蒿汤、薏苡附子败酱散、大黄牡丹皮汤等。缓急止痛可用芍药甘草汤。

第六章 腹　胀

腹胀即腹部胀大或胀满不适，可以是一种主观感受，即感觉腹部的一部分或全腹部胀满，常伴有呕吐、腹泻、嗳气等，也可以是一种客观检查所见，发现腹部部分或全腹部膨隆。

腹胀是一种常见的消化系统症状，引起腹胀的原因主要见于胃肠道、肝脏、胆道或胰腺疾病。此外，心血管及其他系统疾病或某些全身性疾病也常可以引起腹胀，均可参照本章内容，并结合辨病处理。

案1　刘渡舟柴胡桂枝干姜汤案

（1）何某，男，65岁。1991年5月3日就诊。自述腹胀，以下午为甚，大便不成形，稍进生冷饮食则腹痛作泻，两胁胀痛时绕肩背，口苦咽干而欲饮，舌淡嫩苔白，脉弦缓而沉。查其病历，前医多以参苓白术健其脾气，或以小柴胡汤和解少阳，疗效多不明显，经过一番诊察，刘老说："此证实属肝病及脾。若单纯治肝而脾证不除，若单纯治脾则未及根本，当肝脾同调，寒热并用，方能收效。"证属肝胆有热，脾胃有寒。治以清肝胆之热，温脾胃之寒。方药：柴胡姜桂汤加味。柴胡16g，黄芩6g，桂枝10g，干姜10g，花粉12g，牡蛎30g（先煎），炙甘草10g，片姜黄12g。4剂，日2次，水煎服。服后，胁疼、口苦大减，继投上方7剂，诸症皆消失，半载之疾从此而告痊愈。

摘自：王洪延. 刘渡舟教授运用柴胡桂枝干姜汤治验2则［J］. 北京中医杂志，1993，(2)：47.

(2) 丁某，男，36岁，工人。1983年3月16日初诊。1972年曾患"肝炎"，经治疗已愈。然自此以后，腹胀时作时止。近1个月来，感觉肝区作痛，腹胀亦增剧，并伴有口渴、心烦，手指发麻等症。询其大便，则称溏薄而泻，每日二三次，小便反短少。切其脉软大无力，视其舌质胖大，边尖色红，苔呈薄白。

辨证：尝患肝病，累及于脾，虽肝功能化验正常，然脾气实未复也。现症见右胁作痛而心烦，舌边红，主肝胆有热之象；腹胀，便溏，口渴而小便少，乃脾寒气阻，运化无力，阳不化液之征。肝热脾寒，阴阳为之不和，气血为之不利。且疏泄一旦失司，肝气亦必郁而不伸，肝乘刑脾，则中气更为浇漓。此病世少治法，惟仲景在大论第147条列出柴胡桂枝干姜汤一方，它既能清肝胆、利枢机，又能温脾阳，助气化，为后世治疗肝脾寒热杂糅之证开辟了途径。

处方：柴胡12g，黄芩6g，干姜6g，桂枝6g，炙甘草6g，牡蛎12g，天花粉12g，3剂。

3月19日又诊：言服药后，腹胀减轻，甚觉舒畅。大便成形，日解1次。右胁疼与烦渴等症均明显好转。认为药已中病，仍以前方照服，约十数剂后逐渐告愈。

【原按】

柴胡桂枝干姜汤与大柴胡汤两相呼应，一兼治脾寒，一兼治胃实，恰体现肝胆之病影响脾胃而有寒热虚实之分。余师仲景之意，在临床上对于慢性肝炎兼见腹胀、腹泻，而具有太阴病阴寒机转者，投与此方往往有效。此外，对糖尿病而兼见少阳主症时，见口渴喜饮，如饮水稍欠则口中干苦，尤其夜间睡眠时，每每舌体干涩乃致麻木不仁，同时腰酸腹胀，而大便反溏，小便频数而短，脉弦滑无力，舌质红而少苔者亦有一定效果。

此证为肝胆有热，脾气虚寒，三焦气化不利，津液不能敷布之证。因脉弦主肝病，而腹胀作泻又为脾病。所以，选用此方用柴胡、黄芩以清透肝胆之热，干姜、桂枝以温太阴阳虚之寒，花粉生津止渴，牡蛎软坚消痞，甘草则和中扶虚并和诸药。寒热两治，气液双顾，阴阳互兼，变化入微，故药后效果亦颇为理想。

摘自：刘渡舟. 经方临证治验［J］. 中医杂志，1984，（3）：10-12.

案2 岳美中半夏泻心汤案

徐某，男，42岁，军人，病历号36479。

病程较久，1958年8月起，食欲不振，疲乏无力，大便日2~4次，呈稀糊状，腹胀多矢气，曾在长春某医院诊断为慢性肝炎，治疗10个月出院，此后因病情反复发作，5年中先后4次住院，每次均有明显之肠胃症状。1964年1月住入本院，8月7日会诊，经治医师谓：ALT在150U/L~180U/L，其他项目均在正常范围内，惟出现消化道症状，8个月来多次应用表飞鸣、胃舒平、消胀灵、薄荷脑、次碳酸铋、黄连素、酵母片、四环素等健胃、消胀、止泻与制菌剂治疗，终未收效；现仍食欲不振，口微苦，食已胃脘满闷腹胀，干嗳食臭，午后脘部胀甚，矢气不畅，甚则烦闷懒言、大便溏，日2~4次，多至5次，无腹痛及下坠感。精神疲惫，不欲活动，睡眠不佳，每夜3~4小时，少至2小时，肝区时痛。望其体形矮胖，舌苔白润微黄，脉沉而有力，右关略虚，为寒热夹杂，阴阳失调、升降失常的慢性胃肠功能失调病证，取用仲景半夏泻心汤，以调和之。

党参3钱，清半夏3钱，干姜1钱半，炙甘草1钱半，黄芩3钱，黄连1钱，大枣4枚（擘）。以水500ml煎至300ml，去滓再煎取200ml，早晚分服，日1剂。药后诸症逐渐减轻，服至40余剂时，患者经治疗月余在5个方面均有明显改善，食欲增进，食已脘中胀闷未作。腹胀有时只轻微发作，此其一。精力较前充沛，喜欢到院中散步或做些其他活动，时间略长也不感疲劳，此其二。大便基本上1日1次，成条，消化较好，此其三。肝区疼痛基本消失，有时虽微微发作，但甚快消逝，此其四。睡眠增加，夜间可睡5~6小时，中午亦可睡半小时许，此其五。多年久病，功效有进展。后因晚间入睡不快，转服养心安神之剂。

1965年2月5日再次复诊时，前症复作，仍处半夏泻心汤，10余剂后，效验不著，改服附子理中汤，诸症不惟不减，反心下胀闷加剧，大便次数增多。复又用半夏泻心汤加茯苓，服20余剂，获得显效，后来大便不实，次数多及心下痞满，虽有因饮食或其他原因，时有反复，但在服用甘草泻心汤、半夏泻心汤的调理下，疗效逐渐巩固，于11月出院。

【原按】

本病例为一肝炎所致的肠胃功能失调，此次住院以来，虽曾反复而且较长时间地应用西药治疗，均未获得满意效果。中药治疗后，短期内症状即基本消失，反映中药对调整肠胃机能有一定作用，惟诊断治疗必须丝丝入扣，前期措施可谓得当。后期之治，初服泻心10余剂不效，认为以往长期应用芩连之苦寒，阳明之邪热已清，惟余太阴虚寒，忽略了心下属胃与口苦胀闷为胃邪犹在之征，经用附子理中，适助其热，致病情加剧，后改泻心，又奏卓效。二方之治，一在脾，一在胃；一在温中补虚，一在和解寒热，应用时当注意。

摘自：岳美中. 泻心汤治肝炎腹胀 [J]. 新中医, 1978, (5): 16.

案3 江尔逊厚朴生姜半夏甘草人参汤案

代某，男，44岁。1986年4月7日来诊。腹胀半年余，近来日渐加重，弯腰亦感困难，午后尤甚，纳可，大便初硬后溏，矢气臭秽，舌质红苔薄黄，脉弦沉。辨证为脾虚气滞，投以厚朴生姜半夏甘草人参汤加减：厚朴、黄芪各30g，法半夏、白术、干姜各10g，甘草5g，泡参、茯苓各15g。服3剂，腹胀消失。

【原按】

厚朴生姜半夏甘草人参汤见于《伤寒论》太阳病篇："发汗后，腹胀满者，厚朴生姜半夏甘草人参汤主之"，原治汗后脾虚，气机壅滞而生胀满，但临证不必拘泥，只要证属脾虚气滞，以"腹胀满"为主症者，即可用之。尝见治此证有习用香砂六君子汤者，往往取效较缓。虽二方均有健脾理气之功，但香砂更长于温中散寒，而稍逊于宽中除满，此方重用厚朴为君，特长于宽中除满，取效迅捷。故余治脾虚气滞腹胀，恒首选此方，取效后辄可改用六君子汤或香砂六君子汤善后。

摘自：江尔逊. 腹胀医案四则 [J]. 四川中医，1987，(8)：26-27.

案4 江尔逊理中汤案

于某，男，23岁。1970年6月30日来诊。患者素体健壮，因常深夜自学，每饮苦丁茶解乏，未及1年，渐感纳食不香，食后胃脘满闷，腹胀。医予消导、理气皆不效。因见其舌苔黄腻，又予甘露消毒丹、中满分消丸，共服10余剂，黄腻苔未退，腹胀益甚，迁延半年，纳食日减，身体渐羸瘦。刻诊：面白神疲，气短懒言，腹胀，凌晨加剧，伴胃脘满闷，无论空腹或食后，腹部均膨膨胀满，腹中雷鸣，连连嗳气。舌淡苔黄腻，脉沉弱。拟诊为脾胃阳虚，浊阴凝聚。投以附子理中汤：熟附片（久熬、先煎）、党参、白术各15g，干姜10g，炙甘草3g。服2剂，腹胀稍减，后予附子理中丸每次10g，日服3次，服至1个月，腹胀渐消，余症亦渐瘳矣。

【原按】

苦丁茶性味苦寒，病者竟日夜频频饮此浓茶，几近1年，未有不损伤脾胃阳气者。脾胃腐熟，运化式微，浊阴易于凝聚。《内经》云："寒气生浊""浊气在上，则生䐜胀"，腹胀之作在所难免。而舌苔黄腻，似乎属热，实乃"茶客家"之常见苔；且舌质淡，更为寒伤中阳，阴霾上布之征。故尔理气消导，徒伤脾胃，清热利湿，尤耗中阳。又前贤云：五脏之虚，穷必及肾，凌晨腹胀加剧，腹中雷鸣，是脾胃阳虚，已涉肾阳矣。故予附子理中汤（丸），温中祛寒，补阳破阴，缓缓奏功。

摘自：江尔逊. 腹胀医案四则 [J]. 四川中医, 1987, (8): 26-27.

案5　江尔逊厚朴三物汤案

魏某，女，50岁。1986年8月20日来诊。半月来少腹䐜胀，微痛，不拒按，腰亦胀坠，舌质淡苔薄白，脉弦沉。细询起病之由，知其夏日喜冷饮瓜果，吹电扇，拟诊为虚寒腹胀，投以小建中汤加味，服2剂后，言纳谷不馨，胃脘满闷，时而嗳气、矢气，遂改投保和丸加味，服2剂亦不效。病者惶惊甚，又经西医多项检查，均未见器质性病变。其时病者已卧床不起，少腹胀甚，拒按，疼痛无已时，3日未解大便，腰部胀坠亦剧，乃放胆投以厚朴三物汤加味：厚朴30g，枳实12g，酒军（后下）、小茴香、台乌、细辛、干姜各10g。服1剂后解大便3次，少腹胀满、腰胀坠均大减，疼痛止。乃去大黄，厚朴减为15g，又服1剂，少腹胀满消失，腰亦不胀坠矣。

【原按】

此案值得反思者有二：其一，忌乎"定向思维"。初诊时舌脉为寒象，腹胀不拒按，遂诊为虚寒腹胀，但服补中散寒方乏效；三诊时少腹胀甚，拒按，3日未解大便，才考虑为寒实气滞。由此可见，疾病有时是在发展变化过程中，才逐渐暴露其真相的。临证时贵乎审证精详，当机立断，方随证变。其二，宜乎活用经方。厚朴三物汤治腹痛，仲景虽有明训，但原治"痛而闭者"，其病机为实热内积，气滞不行，不宜于寒实气滞之证。但余加小茴香、台乌、细辛、干姜等辛温散寒之品，便成破气攻积、温散寒邪之方，投之奏速效。此亦活用经方，扩大其运用范围之一法。

摘自：江尔逊. 腹胀医案四则 [J]. 四川中医，1987，(8)：26-27.

案6 范中林大承气汤合大陷胸汤案

范某，女，22岁。成都市龙泉区长风乡，农民。

病史：2岁时开始腹胀，其后发展到全身皆肿，肌肉变硬。下阴常流黄水，臭味异常。十多年来，病魔缠身，其父为之四处求医，未见显效。1969年8月，前来就诊，按阳明腑证论治，服药2剂后基本治愈。

诊治：腹胀如鼓，胸胁满闷，皮色苍黄，全身肌肤胀硬。大便常秘结，所下如羊矢，已4日未行；下阴不断渗出臭黄水。舌质深红，苔黄燥，脉沉实有力。此为阳明腑证兼水热互结。法宜峻下热结，兼逐积水，以大承气汤合大陷胸汤加味主之。处方：生大黄18g，厚朴30g，枳实30g，芒硝30g，甘遂15g（冲服），芫花15g（冲服），桑皮60g。

先服1剂，泻下燥矢10余枚，并臭秽黄水甚多，腹部硬胀消失大半。续服1剂，胸腹肿胀皆消，全身肌肤变软，下阴外渗之黄水亦止。因自觉病势顿减，加以客居成都，经济困难，遂自行停药回家。不久患者邻友来告，已康复如常。1979年7月追访，病愈结婚，并生一子。10年来身体一直很好。

辨证：患者虽病程颇长，因正值青春，素体阳旺。胸腹胀满，皮色苍黄，大便秘结，舌红苔燥，脉沉实有力，显然属阳、属热、属里、属实，正所谓"大实有羸状"。再观之大便硬结如羊矢，几日未行，应为阳明腑实，痞满燥实具备无疑。然此证又现全身肌肤肿胀，从心下连及少腹，胀满尤甚,同时下阴流黄水而恶臭,皆为热结水积之象,即燥热结胸之证。由此形成阳明腑实为主,太阳结胸相兼,邪实病深,错综复杂之局面。热结须峻下,积水宜攻逐,病重不可药轻。因此,大承气汤与大陷胸汤汇成一方,大剂猛攻之,取其斩关夺隘之力。

【原按】

鼓胀系内科之重症。论治之关键,首在辨其虚实。一般而言,鼓胀初起,气实病实,宜峻剂攻逐;若病久脏气日虚,则不宜峻消其胀。本例患者,虽病久而形瘦弱,但邪实而阳旺,故不可按久病多虚之常规论治。

摘自:范中林医案整理小组编. 范中林六经辨证医案选 [M]. 沈阳:辽宁科学技术出版社,1984:41-42.

案7 路志正半夏泻心汤案

胡某,女,50岁,1981年3月14日门诊,病历号267617。

心下痞,腹胀,胃中嘈杂,喜矢气,嗳气,心悸气短,四肢肿胀,时有自汗,背痛,寒热往来,胸中懊憹,失眠,小便时黄,大便时干或不爽,苔薄黄,舌红,脉弦细微数。此为邪热阻滞心下,气机不利,则心下痞,腹胀,胃中嘈杂,喜矢气,嗳气;脾虚气分不足,故心悸气短,四肢肿胀,时自汗,营卫不和而背痛及寒热往来;热扰心经,波及小肠,故胸中懊憹,失眠,小便时黄;脾虚气机失常,则大便时干或不爽;脾虚湿郁化热,故口干不思饮,苔薄黄,舌红,脉弦细微数。证属脾虚湿滞化热,阻滞胃脘,气机不利而致痞。以辛开苦降、健脾利气、宣通气机为治,用半夏泻心汤减大枣之腻,加香橼皮理气宽胸,白芍和营卫。处方:半夏9g,干姜2g,黄连6g,黄芩9g,太子参9g,甘草6g,香橼皮9g,白芍12g,5剂,每日1剂,水煎服。

二诊:药后心下痞、腹胀、胸闷、气短诸症减轻。继以代赭石汤加减

5剂而收功。

摘自：路志正．五种泻心汤的临床运用和体会［J］．广西中医药，1984，7（2）：25-27．

案8 杨继荪厚朴生姜半夏甘草人参汤合大承气汤案

患者，男，31岁，上虞，农民，1979年4月入院。四五年前每进油腻即腹泻，后则普通饮食多伴纤维则引起呕吐、脘腹胀满，久治少效，请杨老治疗。诊见：形体羸瘦，营养不良，呈轻度脱水貌；腹胀如鼓，大便时结时溏，必得呕吐则舒。查体：心肺（-）、肝肋下2cm、脾未及，三大常规、血沉、血钾、血钠正常，舌淡无华，苔白腻，脉弦细。拟疏肝理气、和胃通腑乏效。胃肠钡餐造影回盲部梗阻；外科手术探查小肠回盲部180°扭转，肠内未见实质性梗阻而关闭。术后1周腹胀依然，因食少许软糕，午后吐出胃容物及水液，顷即出现休克，即快速补液4000ml，调整水、电解质平衡，纠正休克。请杨老会诊：腹胀如鼓，呕吐频作，皮肤甲错，舌淡边紫，苔白腻，脉弦细无力。脾虚腑实、肝强气弱，宜健脾通腑、抑肝理气。药用：炒党参、厚朴、姜半夏、枳壳各12g，生姜、生大黄、玄明粉、八月札各9g，吴茱萸3g，黄连、甘草各4.5g。服3剂，矢气频、大便日解2次，食稀饭未见腹胀、呕吐。原方再5剂，每餐能食干饭60g，进大量蔬菜等纤维食物偶有脘腹不适，继续理气健脾调理，痊愈出院。

【原按】

该患者临床虽有痞、满、燥、实阳明腑实见证，但形羸体弱，舌淡脉细，证属虚中夹实，故施以攻补兼施之法。用朴夏姜草参汤扶脾消胀；并用大承气汤加味理气通腑以治局限性肠梗阻。攻补相宜，标本兼治。

摘自：吕直．经方起重症——杨继荪应用经方的经验［J］．浙江中医学院学报，

2002, 26 (3): 34-35.

案9 刘渡舟栀子厚朴汤案

董某,女,37岁。证见心中懊恼不能自控,昼轻夜重,甚则奔出野外空旷之处,方觉稍安。并有脘腹胀满如物阻塞之感,小便色黄,但大便不秘,舌尖红绛,舌根有腻苔,脉弦数。此属心火内盛而有下移之势,然未与肠中糟粕相结。生栀子9g,枳实9g,厚朴9g。服药1剂而愈。

【原按】

本案的辨证要点在于大便不秘。症见心烦而腹胀满,已有阳明胃肠腑气不利之势,所以仍为火郁虚烦证。

摘自:刘渡舟. 经方临证指南［M］. 天津:天津科学技术出版社,1993:50.

结 语

腹胀的基本病机在脾,与肝胆的关系密切,临床分证复杂,但不外虚实两端,实证有食积、气滞、热结等,虚为脾胃虚弱,虚实夹杂则两者兼而有之。

阳明里实者,可用承气汤泻热通腑;脾虚气滞者用厚朴生姜半夏甘草人参汤扶脾消胀;肝胆有热,脾胃有寒者用柴胡桂枝干姜汤清肝胆之热,温脾胃之寒;寒热夹杂,阴阳失调,升降失常引起的腹胀,可用半夏泻心汤治疗。

第七章 便　秘

便秘是指粪便在肠内滞留过久，秘结不通，排便周期延长，或周期不长，但粪质干结排出艰难，或粪质不硬，虽有便意，但便而不畅的病证。

便秘发病的原因归纳起来有饮食不节、情志失调、外邪犯胃、秉赋不足等。病机主要是热结、气滞、寒凝、气血阴阳亏虚引起肠道传导失司所致。

西医学的功能性便秘，肠易激综合征、肠炎恢复期肠蠕动减弱引起的便秘，直肠及肛门疾患引起的便秘，药物性便秘，内分泌及代谢性疾病的便秘，以及肌力减退所致的排便困难等，可参照本章内容，并结合辨病处理。

案1　刘渡舟小柴胡汤案

韩某，女，52岁。患大便秘结已1年多，每隔三四天一次，每次登厕必努责用力，以致衣里汗湿，大便虽下，而其人已疲惫不支。伴见胸胁苦满、口苦、心烦等症。脉弦，苔白滑。柴胡12g，黄芩10g，半夏10g，生姜6g，党参6g，大枣7枚，炙甘草6g。服药3剂后，大便畅然而通，胸胁满亦除。

摘自：刘渡舟. 经方临证指南［M］. 天津：天津科学技术出版社，1993：85.

案2　黄煌小建中汤案

黄某，女，43岁。初诊日期：2011年10月24日。体貌：形体中等、肤色黄暗而滋润，双眼皮，眼裂窄。现病史：近2年来，患者因罹患子宫肌瘤合并贫血，出现大便干结难解，多呈颗粒状，约4日一行。刻诊：常有饥饿感，饥饿时胃脘不适，胃纳可，无反酸及胃痛；寐差，劳累时头晕；舌淡、苔薄、脉弱。于2010年5月经查确诊为胃溃疡。处方：桂枝10g，肉桂5g，生白芍药30g，炙甘草5g，干姜10g，大枣20g，生麦芽30g，麦芽糖（冲）2汤匙。15剂，每日1剂，水煎，早晚分服。二诊（12月12日）：大便成条状，3日一行，较前明显顺畅；易饥饿感及胃脘不适较前亦有好转，头晕未作；舌质暗淡，脉来缓和有力。嘱原方续服15剂巩固。

辨治方法分析：①方证解析：患者因病体质渐弱，功能衰退，故治疗宜强壮体质，当缓养固本，不宜强攻通便。本案选用小建中汤，其方证为：皮肤细腻，形体偏瘦或体质下降；饿时腹痛或胃脘不适，喜甜食，大便干结；舌质暗淡而柔嫩、脉弱。其中"常有饥饿感，饥饿时胃脘不适，胃纳可"为该方重要使用指征。本案亦说明中虚型大便秘结可考虑用小建中汤治疗。②类证鉴别：小建中汤证当与桂枝加芍药汤证、桂枝加大黄汤证、厚朴七物汤证鉴别。诸方在便秘中均有应用机会，均为桂枝体质消化道病症常用方。桂枝加芍药汤证、桂枝加大黄汤证均以腹痛为主症，厚朴七物汤证腹胀突出，而小建中汤证患者无腹痛、腹胀之苦，以体弱便秘为主症。③经验拓展：小建中汤是体质强壮性方药，是改善虚弱体质的名方。本案用小建中汤旨在强壮患者整体体质以及虚弱的胃肠系统，即"见秘不攻便，强人健肠胃"之意，亦治病必求本的体现。

摘自：薛蓓云，李小荣，黄煌. 黄煌经方内科医案（七）——便秘治验3则[J]. 上海中医药杂志，2012，46（7）：28.

案3 黄煌栀子厚朴汤案

林某，男，30岁。初诊日期：2011年2月19日。体貌：形体壮实，肤黄色润；神情紧张而烦忧，眼睛有神而灵动，思维敏捷，语速快。现病史：习惯性便秘多年，多方求治不效。就诊时症见：大便干结，时有便血，并有排不尽感，腹胀，矢气少；易出汗，晨起口中涎多，心烦难静；舌红、苔厚腻。既往有急性前列腺炎史。查体：咽部暗红，腹肌紧。处方：栀子20g，厚朴20g，枳壳20g，连翘30g。每日1剂，水煎，分3次服；症状缓解后，隔日1剂。

复诊（6月13日）：断续服药20余剂后，大便已恢复正常，现已停药3周；服药时常感饥饿。近因小腹部时有胀感不适、按之疼痛来诊，诉洗澡时小便频数达四五次，夜有磨牙；舌苔中部厚腻。予原方加六一散20g，7剂。

辨治方法分析：①方证解析：本例顽固性便秘实为焦虑性神经症的肠道表现。栀子厚朴汤是黄煌教授临床应用率较高的理气除烦方，有良好的抗焦虑效果。该方在《伤寒论》中用于"伤寒下后，心烦腹满，卧起不安者"。方中栀子除心烦，厚朴消胸腹胀满，枳实除心下痞闷。其清透理气，则窒火自散。黄师用本方治疗以烦热、胸闷、腹胀、舌红、苔黏腻而厚为特征的疾病。②类证鉴别：此方与小承气汤组成仅一味之差，但主治不同。二方均能治疗腹满，然小承气汤所治病位偏下，本方所主则病位偏上；且小承气汤用大黄，其目的在于通腑行便，而栀子厚朴汤用栀子，是治疗心烦失眠、焦虑不安状态。栀子、黄连、连翘均可除烦，但各有特性。黄连证为烦而悸、伴心下痞；栀子证为烦而闷、伴胸中窒；连翘证为烦而汗出、伴咽中痛，此为鉴别要点，但临床常有合用的机会。③经验拓展：栀子厚朴汤是一张小方，但黄煌教授却喜用此方，常以此方治焦虑性失眠症，往往药后腹胀消除、大便舒畅、睡眠改善、神清气爽。

摘自：薛蓓云，李小荣，黄煌.黄煌经方内科医案（七）——便秘治验3则[J].上海中医药杂志，2012，4（7）：28.

案4　周凤梧苓桂术甘汤案

陈某，女，52岁。大便秘结，五六日一行，坚如羊矢。伴有口干渴，但又不能饮。自觉有气上冲，头晕、心悸、胸满。每到夜间则上冲之势更甚，而头目晕眩之势亦更甚。周身有轻度浮肿，小便短少不利，面部虚浮，目下色青。舌胖色淡，苔水滑。辨证：心脾阳虚，水气上乘阳位，水气不化，津液不行，则大便秘结，小便不利；水气上冲，阴来搏阳，而心悸、眩晕、胸满；水邪流溢，浩浩莫御，则身面浮肿。治以通阳化气，伐水降冲。处方：茯苓30g，桂枝10g，白术10g，炙甘草6g。服2剂，头晕，心悸与冲气均减，反映了水饮得温药之运化有所减轻。乃于上方更加肉桂3g，泽泻12g，助阳以消阴，利水以行津。服2剂，口干去，大便自下，精神转佳，冲气又进一步好转。转方五苓散与真武汤合方，取其助阳消阴，淡渗利水，以行津液。服3剂，诸症皆除，面色转红，从此获愈。

【原按】

此证便秘，坚如羊矢，周老认为并非津液不足，而是不行，故不用生津润肠之品，而用温通化气之剂。必待阳气流动，津液输布，传导自然复常。

摘自：周凤梧. 桂枝汤证治及其加减应用 [J]. 山东中医学院学报，1977，(1)：22.

案5　范文虎小承气汤案

一妇人，有孕病伤寒，大便不利，日晡大热，两手撮空，直视而喘，已更数医。邀余治之，余曰："此九死一生者也。仲景虽有详论，而无治法。况前医已经吐、下过，用药更难矣。"病家哀求之。余曰："勉强施救之，若大便得通，脉能翻弦，或有可救。"乃与小承气汤一剂。药后，果大便通利，诸恙渐瘥，脉亦转弦。治之半月而愈。前医者为洪醉醮先生。问曰："先生微下而脉弦，决其可治，从何得之？"余曰："仲景不是云乎：'循衣摸床，惕而不安，微喘直视，脉弦者生，涩者死。微者，但发热谵语，大承气汤主之。'……余故以承气汤下之。以其已经下过，因而以小承气汤微微下之。果然，下后而脉弦，故许其可治也。"病愈后，产一女孩。

摘自：贝时英，张子久，张迪蛟. 范文虎运用攻下法经验［J］. 辽宁中医杂志，1983，3：33.

案6 岳美中甘草泻心汤案

宋某，男，55岁，1960年12月31日初诊。

主诉便燥数月，每饥时胃脘胀痛，吐酸，得按则痛减，得矢气则快然，惟矢气不多，亦不渴。诊见面部虚浮，脉濡缓。投甘草泻心汤加云苓，3剂后大便稍畅，矢气较多。改投防己黄芪汤加附子4.5g，1剂后大便甚畅，痛胀均减，面浮亦消，惟偶觉烧心，原方加云苓又服2剂，3个月后随访，诸症皆消。

【原按】

甘草泻心汤本为误下太阳成痞而兼呕、烦、下利，仲景已指出"此非结热，但以胃中虚，客气上逆"而成。本例诸症无一与甘草泻心汤相符者，且结硬与雷鸣下利则更属对立，而能断然施之者，是因为胃气虚弱，湿满于中，针对实质，异病同治。胃气虚弱，急于求食自安，则饥时痛胀并作；滞填中焦，枢机不利，传化迟缓，食物留于肠胃必久，而便为之燥。本方加云苓，缓中补虚，升清降浊，服后矢气转多，大便转畅，已收降浊之效，遂以防己黄芪汤补虚，更加附子通阳，祛邪兼顾扶正，中宫既健，传化为常，则诸症皆愈。设为因燥而疏通，因胀而宽中，因痛而行气，必犯虚虚实实之戒，临证者慎之。

摘自：中医研究院主编. 岳美中医案集［M］. 北京：人民卫生出版社，1978：45.

案7　陈瑞春四逆散案

患者，女，91岁，2005年11月10日就诊。诉大便秘结反复发作10余年。患者多年大便秘结不畅，少则4~5日，多则10日一解。如不用药，努挣多时，即使汗出肢麻，也难以尽意，常用开塞露或大黄、番泻叶之类，时有效、时无效，且常伴腹痛。现证：大便秘结不畅，2日前已用过泻药，便质不坚，时有腹胀，矢气不多，饮食尚可，口渴少饮，睡眠一般，小便偏多，舌正红，苔薄微黄，脉细略弦。辨证为肝胃（肠）气滞。予以四逆散加味：柴胡6g，枳壳6g，白芍10g，炙甘草5g，杏仁10g，橘梗10g，虎杖10g。7剂，每日1剂，水煎，分2次服。7日后，因天气原因，不便复诊，遣家属来告，服药期间大便通畅，每日1次，无腹胀痛，饮食、睡眠尚可。嘱再予原方10剂，每2日1剂，水煎，分2次服。

2006年3月2日家属告之，服药期间大便每日1次，停药后大便1~2日1次，无明显不适。

【原按】

上述便秘用四逆散疏通气机，加入橘梗、杏仁以宣肺通便，乃肺与大肠相表里，肺气不宣则腑气不降；方中虎杖有缓下之功，因患者年龄较大，便质不硬，所以不用峻下之品，以免损伤正气。

摘自：张光荣，陈瑞春. 四逆散治疗便秘探析［J］. 中国中医药信息杂志，2007，14（6）：86-87.

案8　俞长荣理中汤案

黄某，女，35岁。患水肿病新瘥，面部仍有轻微浮肿，面色淡黄，唇色不荣。近日胃脘作痛，绵绵不休，口中干燥，大便3日未通。脉象沉涩，舌白而干。我拟理中汤一剂，方用：党参12g，白术9g，干姜6g，炙甘草9g。

门人问：口燥便秘而用理中汤，岂不怕使燥结更甚吗？我说：此证乃脾虚中阳不振，运化失司，水津不布。津液不上输，故口燥舌干；不下行，故大便秘。是太阴里虚寒，而非阳明里实热证。从患者以往病史及当前面色、脉象可知。其痛绵绵不休，腹无硬结，不拒按，是虚痛。故用理中汤温中健脾，使脾阳振奋，津液得行，所有症状即可解除。

次日复诊，大便已通，口舌转润，胃脘痛随之而减，遂与六君子汤以善其后。

摘自：俞长荣. 伤寒论汇要分析 [M]. 福州：福建科学技术出版社，1964：128-129.

案9　祝谌予桂枝加芍药汤案

周某，男，62岁，1972年9月初诊。1970年3月患急性肺炎入院治疗，1个月后痊愈出院。此后体力衰弱，纳食甚少，每日不过4两左右，大便每10余日一行，或服番泻叶，或用开塞露，始能解下大便，都如球状，颇以为苦。刻下症见：纳少腹胀，大便难解，每解如球状，形体瘦弱，唇暗口干但不多饮，舌质红，脉沉细。诊为大病后阴液大伤，肠枯不润，以桂枝加芍药汤为主加当归、肉苁蓉：桂枝9g，白芍30g，甘草6g，红枣5枚，生姜3片，当归15g，肉苁蓉30g。6剂。服药1剂，大便即下，腹不痛，胀亦消。连服6剂，每日均有大便，但量不多。食欲增，精神好。随将原方加5倍量，研为细末，蜜丸，每丸重9g，早晚各1丸，以巩固疗效。

【原按】

桂枝汤有滋阴和阳之功，加芍药则滋阴力更强，盖阴充则肠润，阳和则肠通，而大便徐下矣。

摘自：高德．伤寒论方医案选编［M］．长沙：湖南科学技术出版社，1981：18．

案 10　耿守绪芍药甘草汤案

李某，男，62 岁，1988 年 4 月 2 日来诊。近 3 年来大便干结如羊矢，数日一行，临厕努挣汗出，心悸气短，西医采用果导片以解燃眉之急。诊见：舌质淡暗，舌薄白，脉弦细而涩。诊断：老年性便秘。治以益气养血，润肠通便。处方：生白芍 30g，甘草 10g，水煎服，每日 1 剂。3 剂药尽，大便通。10 剂后，大便软硬适度，日便 1 次。随访 1 年，大便正常。

【原按】

芍药甘草汤出自《伤寒论》，为"挛急疼痛"而立。近年来笔者根据《本经疏证》"芍药能入脾开结""芍药合甘草以破肠胃之结"的启示，经临床应用观察，确有通便开结之效，尤其对年老体弱，气血不足者效更佳。

摘自：耿守绪．芍药甘草汤治老年性便秘［J］．四川中医，1991．（3）：34．

结　语

便秘是由多种原因引起的，临床分证虽较复杂，但不外虚实两大类。实证有热结、气滞、寒积，虚证有气虚、血虚、阴虚和阳虚，总由大肠传导失职而成。其病位在大肠，又常与肺、脾、胃、肝、肾等脏腑有关。

脾胃虚损者，可用小建中汤、甘草泻心汤、苓桂术甘汤、理中汤等。热结者宜泻热通腑，可用小承气汤。气滞者宜行气导滞，可用四逆散、小柴胡汤、栀子厚朴汤等。年老体弱，气血不足者，可用桂枝加芍药汤。

第八章 胁 痛

胁痛是指以一侧或两侧胁肋部疼痛为主要表现的病证,是临床上比较多见的一种自觉症状。胁,指侧胸部,为腋以下至第十二肋骨部的总称。

胁痛的病因主要有情志不遂、饮食不节、跌仆损伤、久病体虚等多种因素。这些因素导致肝气郁结,肝失条达;瘀血停积,痹阻胁络;湿热蕴结,肝失疏泄;肝阴不足,络脉失养等诸多病理变化,最终导致胁痛发生。

胁痛是临床的常见病证,可见于西医学的多种疾病之中,如急慢性肝炎、胆囊炎、胆系结石、胆道蛔虫、肋间神经痛等。

案1 刘渡舟小建中汤案

范某,男,42岁。素有肝炎病史,两胁疼痛而以右胁为甚,经服柴胡剂而不效。其人不欲饮食,体疲腹胀,心悸气短,面色青黄不泽。舌质嫩苔薄白,脉弦而缓。土衰木盛,少阳病兼太阴气血不足,按理当先建其中,而后酌用柴胡汤方为得法。经云:"肝苦急,急食甘以缓之。"桂枝9g,生姜9g,白芍18g,大枣12g,炙甘草6g,饴糖30g。服药3剂而诸症大为减缓,患者自认为是向来所没有的效果,于是上方又进3剂,胁痛竟止。

摘自:刘渡舟,经方临证指南[M].天津:天津科学技术出版社,1993:102.

案2 李石青柴胡桂枝干姜汤案

李某，女，62岁。1986年9月8日入院，住院号13625。病者曾因胆囊炎、胆石症，行手术治疗，但术后病情反复。此次发作2天，高热（40℃）寒战，右上腹剧痛，牵引肩背，身黄，目黄，溲黄，纳差，便秘，精神萎顿，苔质暗红，苔灰黄厚腻。治疗始用大柴胡汤加减，服药10余剂，西药用氨苄青霉素、654-2、非那根等抗炎解痉镇痛剂治疗，热势渐退，疼痛减轻，腑气已通，但屡有反复，未能根治。李师查房，患者呈：畏寒低热，面色少华，右胁隐痛，纳少，脘痞腹胀，口干苦，不思饮水，小溲黄，舌苔灰黄腻，脉细弦滑。李师认为残余湿热未化，少阳枢机不利，中阳郁遏不达之咎，治取柴胡桂枝干姜汤化裁，药用：柴胡8g、桂枝6g、干姜4g、黄芩10g、花粉10g、牡蛎15g（先煎）、茵陈22g、藿香10g、蔻仁3g（后下）、茯苓10g、川朴6g、滑石（包）10g、通草3g。药服3剂，诸症均解，思食，低热亦退。后参入香砂六君意，巩固治疗23天痊愈出院。

【原按】

患者曾行手术治疗，正气已虚，复用大柴胡汤通腑疏利，屡攻其下，虚者益虚，中阳衰微，故见面白少华、畏寒、神疲、纳少腹胀等；邪郁少阳，胆热气阻，故有低热、口苦、胁痛、脉弦见症；脾土受伤，湿热留恋，缠绵难化，见渴不思饮、小溲黄、苔黄腻等候。少阳不和，胆热脾寒，水气不化，徒用寒下无功，故取柴胡桂枝干姜汤加减，以柴芩和解少阳，用桂、姜温运中阳而行水湿，伍栝楼根、牡蛎，清胆热而软坚化饮、升津液而不留饮；因湿热缠绵，故去甘草之甘缓，加藿、蔻、苓、朴、茵陈、滑石等，芳淡渗湿。诸药合用，寒温同施，相须相济，使阳和气运，则胆气自通矣。临床对胆囊炎（胆石症）急性发作选用大柴胡汤和解通腑而少阳未解，湿热未清，湿胜阳微的变局，用此方化裁，每获良效。

摘自：史锁芳. 李石青应用柴胡桂枝干姜汤的经验［J］. 南京中医学院学报，1989，（1）：23-25.

案3　姜春华四逆散案

（1）梅某，女，23岁。每值经行，胁痛乳胀，经来少腹胀痛，若遇拂逆，疼痛更剧。此木不调达，宜疏肝理气，用四逆散化裁：柴胡6g，枳壳9g，白芍9g，川楝子9g，醋制延胡索9g，青皮6g，制香附6g。

【原按】

本案木不条达，故见胁痛、乳胀、少腹胀痛。所以用疏肝理气法，用四逆散与金铃子散加减，加青皮、香附，所以畅利气机。

摘自：戴克敏. 姜春华教授运用柴胡剂验案八则［J］. 天津中医学院学报，1989，（1）：34-36.

（2）归某，女，43岁。1974年6月13日初诊。患慢性肝炎已3年，胁肋隐痛，口干，心烦，有内热，食少，腹胀，便溏，舌红少苔，脉细弦，ZnTT 18U。以四逆散加味。处方：柴胡、白芍、枳实、白术、茯苓各9g，当归、生地各12g，丹皮、连翘各6g，甘草3g。7剂，药后诸症显著改善，续方7剂，诸症悉平，ZnTT下降到9U。

【原按】

姜老说："慢性肝病，若见胁肋隐痛，阴虚内热，则为血不养肝所致。"本案兼见肝气犯脾。故治疗用四逆散加味，加当归、生地所以养血柔肝，加茯苓、白术所以健脾。佐以丹皮、连翘可清肝热，根据姜老治疗肝病经验，二者合用有降低硫酸锌浊度作用。

摘自：戴克敏. 姜春华运用四逆散之经验［J］. 山西中医，1988，4（1）：10-12.

案 4　姜春华柴胡加龙骨牡蛎汤案

梁某，女，17 岁。两胁胀痛，面色㿠白，心悸易惊，入睡时尤甚，常因惊惧不能入寐，心悸闻响声增剧，如人欲捕之，口苦，大便干结。小便短赤，舌苔薄白，脉细弦。以柴胡加龙骨牡蛎汤加减：柴胡 12g，黄芩 5g，茯苓 9g，甘草 4.5g，酸枣仁 15g（打碎），龙骨 18g（先煎），生姜 3 片，牡蛎 30g（先煎），广丹 1.5g（先煎），大黄 6g，半夏 30g，7 剂。药后两胁平，入睡时不惊恐，心悸已无。

【原按】

本案两胁胀痛，口苦，脉细弦，属少阳证。又大便干结，小便短赤，属于内热。治法和解泻热，重镇安神，故以柴胡加龙骨牡蛎汤，去参、枣，重用半夏，加重枣仁有安神镇静作用。

摘自：戴克敏．姜春华教授治疗胁痛案例［J］．辽宁中医杂志，1987，(4)：1-2.

案 5　姜春华柴胡桂枝干姜汤案

兰某，女，36 岁。患乳癖已 1 年。近来发现乳房有明显肿块，经前胀痛加剧。随情绪的波动，胀痛或重或缓。口苦，两胁胀满。舌胖，苔白有津，脉弦滑。证属肝郁气滞，痰湿凝结而成乳癖。宜疏肝散结，以柴胡桂枝干姜汤加味：柴胡、黄芩各 9g，干姜、桂枝各 6g，天花粉、夏枯花各 15g，牡蛎 30g，甘草 6g。服药 21 剂后，乳癖全消而愈。

【原按】

姜老说："本案口苦，脉弦，两胁胀满，乳癖胀痛，属于少阳病，宜柴胡桂枝干姜汤加夏枯花。"柴胡、黄芩加夏枯花有疏肝清热作用；桂枝、干姜有温化痰湿作用；牡蛎与夏枯花同用有软坚散结作用；天花粉有消肿作用。

摘自：戴克敏. 姜春华教授治疗胁痛案例［J］. 辽宁中医杂志，1987，（4）：1-2.

案6 姜春华大柴胡汤合乌梅丸案

袁某，女，20岁。胆道蛔虫症。9岁时已发过，13岁时又发过一次。此次发作，寒热交替，口苦，胃脘及右胁胀痛，乍轻乍剧，发作时周身大汗淋漓，呕吐，胃脘钻痛，大便3日秘结，舌红，苔根白腻，脉弦数。以大柴胡汤又法乌梅丸加减。柴胡、黄芩、枳实、大黄、芍药、大腹子、大腹皮、郁金各9g，川椒、半夏、黄柏各6g，乌梅15g，5剂。药后寒热退，排出蛔虫多条，胃脘胁痛大减。

【原按】

姜老说："胆道蛔虫症，亦属胁痛。"本案呕吐、口苦，证属少阳，又兼大便秘结，脘腹胀痛，为阳明里实，故以大柴胡汤和解少阳兼泻里实。根据蛔虫"得酸则静，得苦则下，得辛则伏"，故又仿乌梅丸法，以乌梅安蛔，川椒制蛔，芩、柏味苦，能使蛔虫下行，属标本兼顾。

摘自：戴克敏. 姜春华教授治疗胁痛案例［J］. 辽宁中医杂志，1987，（4）：1-2.

案7 俞慎初四逆散案

力某，女，65岁，1975年5月8日来诊。患者因郁怒伤肝，兼有外邪，致寒热往来，两胁作痛，烦躁不寐，便秘、溲赤，舌苔白，脉弦数。肝郁夹邪，故有如上诸症出现，宜疏肝理郁，和解表里，四逆散加味为主。

处方一：毛柴胡6g，赤白芍各9g，绿枳实6g，粉甘草3g，苏薄荷5g，山栀子6g，淡豆豉6g（后入），川郁金6g，全瓜蒌30g，赤茯苓9g，白通草3g。

水煎服，上方服3剂后，寒热消失，诸症均平，惟两胁仍痛，尚不安寐，再以原方加味。

处方二：毛柴胡6g，赤白芍各9g，绿枳实6g，粉甘草3g，延胡索9g，川郁金9g，酸枣仁12g，夜交藤12g，珍珠母30g。

水煎服，上方服2剂后，痛除、睡安。

【原按】

四逆散常用于治疗肝气郁滞，胸胁作痛。痛甚则伴有寒热往来，或低热，或烦躁不寐，或饥不思食，或便秘、溲赤，可用四逆散解热止痛；或加香附理气解郁；或加延胡索、郁金而加强理郁止痛作用；或加龙、牡、枣仁，镇静安眠；或加麦芽、鸡内金而增强食欲。如有便秘则加瓜蒌、元明粉等，小便短赤，则加赤茯苓、通草等。

摘自：俞慎初. 四逆散的临床运用［J］. 福建中医药，1983，(4)：14-16.

案8　刘渡舟旋覆花汤案

刘某，女，24岁。素来情怀抑郁不舒，患右胁胀痛、胸满有2年之久，迭经医治，屡用逍遥、越鞠疏肝解郁之药而不效。近几日胁痛频发，势如针刺而不移动，以手击其痛处能使疼痛减缓。兼见呕吐痰涎，而又欲热饮，饮后暂时心胸为之宽许。舌质暗，苔薄白，脉来细弦。刘老诊为"肝着"之证，投旋覆花汤加味。旋覆花10g（包煎），茜草12g，青葱管10g，合欢皮12g，柏子仁10g，丝瓜络20g，当归10g，紫降香10g，红花10g。服药3剂，疼痛不发。

【原按】

《金匮要略·五脏风寒积聚病脉证并治》云："肝着，其人常欲蹈其胸上，先未苦时，但欲饮热，旋覆花汤主之。""肝着"为肝失疏泄，气血郁滞，肝络瘀积不通所致。辨识本证当着眼于以下两点：一是"其人常欲蹈其胸上"，二是"但欲饮热"。本案患者胁痛欲以手击其胁间，且热饮后胸胁暂宽，符合"肝着"病之证候特点，故用旋覆花汤加味治疗。原方由旋覆花、新绛、葱白三味组成，功专下气散结，疏肝利肺，活血通络。新绛为茜草所染，药店无售，临床常以茜草或红花代之。本案加降香以助旋覆花下气散结。加当归、丝瓜络以助茜草活血化瘀通络。加合欢皮、柏子仁既能疏肝郁以理气，又能养肝血以安神。诸药合用，俾肝升肺降，气机调和，血络通畅，则诸症可解。叶天士所用"通络法"，其基本方即为"旋覆花汤"，临床用于"久病入络"之证，每取良效。

摘自：陈明，刘燕华，李方. 刘渡舟验案精选［M］. 北京：学苑出版社，2007：79-80.

结 语

胁痛的病变脏腑主要在于肝胆，又与脾胃及肾有关。胁痛病证有虚有实，而以实证多见。实证中以气滞、血瘀、湿热为主，三者又以气滞为先。虚证多属阴血亏损，肝失所养。治疗上，以疏肝和络止痛为基本治则。肝气郁滞血瘀者，可用四逆散、大柴胡汤、柴胡加龙骨牡蛎汤、乌梅丸、旋覆花汤等。胆热脾寒者，可用柴胡桂枝干姜汤等。肝失所养，肝苦急，急食甘以缓之，可用小建中汤等。

第九章 噎膈

噎膈是指吞咽食物哽噎不顺，饮食难下，或纳而复出的疾患。噎即噎塞，指吞咽之时哽噎不顺；膈为格拒，指饮食不下。噎虽可单独出现，而又每为膈的前驱表现，故临床往往以噎膈并称。

噎膈的病因复杂，主要与七情内伤、酒食不节、久病年老有关，致使气、痰、瘀交阻，津气耗伤，胃失通降而成。

西医学中的食道癌、贲门癌、贲门痉挛、食道贲门失弛缓症、食管憩室、食道炎、食道狭窄、胃神经官能症等，均可见噎膈症状。

刘赤选吴茱萸汤、温经汤案

黄某，女，39岁。广州市某居委会干部。患噎膈已3个多月，1973年10月31日初诊。患者久患头部两太阳穴刺痛，觉后脑麻木、耳鸣，似有耳垢闭塞，脚闷痛，左胸尤甚，气促心悸，左喉间似有核阻碍饮食，频作吸气、作呕，不能食有形之物，每天仅能吃流食，但又运化无力，大便溏泄已2个月多，夜寐不宁，醒后口干口苦，起坐需人扶持。每月经期不畅、不多，经色很淡，而以上症状又每因经来而加重。先后经省航运厅门诊部放射科、广州市第三人民医院放射科作X线食道胃肠钡餐透视照片（X线号：2253，62334）。诊断：食道中段憩室，冗长十二指肠及双憩室。来诊时，患者面黄体瘦，精神疲乏，两胁臂痛，两足酸软，舌淡红而苔少，脉弦细而迟弱。中医诊为噎膈，此因胃虚停饮，肝风犯胃，寒饮上逆。治宜温中散寒化饮，补虚降逆。方用吴茱萸汤：吴茱萸4钱，党参、生姜各6钱，大枣12枚（去核）。水煎温服。2剂，每天1剂。

11月2日再诊。症状部分好转，胸闷、心悸、头痛、后脑麻木俱减，可稍进半流质食物，但多食仍吐。近日右偏头部曾剧痛一次，很快消失，两耳仍感闭塞，烦躁多梦，唇干舌红，苔转微黄，脉弦细。此为寒饮上逆消减，但气血尚虚，津亏不复，似有化热之象。治须补气养血，疏肝健胃。方用四味汤合加味逍遥散：当归3钱，白芍5钱，炙甘草2钱，柴胡3钱，茯苓5钱，白术4钱，党参4钱，佛手3钱，郁金3钱，山栀子3钱。水煎服，3剂，分3天服。

11月4日三诊。头痛与麻木续有好转，耳鸣、闭塞消失，脚闷减轻，胃纳趋佳，口淡，欲吐减少。但右额及眼、胸部有微痛，心尚微悸，腹中微痛，两足酸软，舌淡红质润，苔薄白，脉细数。此属气血未足，仍须补气补血，调肝健胃。方用六味汤加味：法半夏4钱，橘红1钱，白术4钱，茯苓5钱，炙甘草2钱，当归4钱，白芍4钱，柴胡3钱，丹皮3钱，党参4钱，山栀子3钱，川芎3钱。水煎服，2剂，分2天服。

11月7日四诊。月经适来，色淡红，量少，诸症虽好转，但头痛时发时止，太阳穴复觉刺痛，耳尚微聋，饮食难进，有嗳气，腹濡便溏，失寐多梦，舌淡苔少，脉迟细弱。此因经来动血，血盛气逆，前症复发，按温中降逆，活血化瘀论治。方用温经汤：吴茱萸、当归、川芎、阿胶（烊化）、白芍、丹皮、党参、桂枝、生姜各3钱，法半夏4钱，麦冬4钱，炙甘草2钱。水煎服，2剂，分2天服。

11月11日五诊。月经停止，诸症继续好转，如活动过劳，则有头眩气喘，四肢微冷，吸气欲呕等症。近日吐出黏液一次，泻出带白色黏液粪水数次，舌淡，脉细缓而弱，为气血两虚，治须温补，祛寒调经。方用当归四逆加吴茱萸生姜汤：当归4钱，炙甘草2钱，木通3钱，细辛3钱，桂枝4钱，白芍4钱，生姜3钱，吴茱萸3钱，法半夏4钱，大枣5枚（去核）。水煎服，3剂，分3天服。

11月13日六诊。诸症消失，略喜饮食，昨天大便2次，稀烂并带泡沫，腹微痛，能睡，精神好，舌淡白，脉细弱，症候已全部好转。方药按前方去法半夏，3剂。患者服后，精神、胃纳均佳，能食有形之物，腹无痛胀，大便畅通，略带泡沫，脉缓而弱，嘱用朝鲜参1两，分4次炖服。数天后照常上班工作。1974年12月15日随访，患者愈后未见复发，饮食如常。

【原按】

患者经X线钡餐诊断为食道中段憩室，冗长十二指肠及双憩室。中医诊为噎膈。此属胃气虚寒，寒饮上逆，气血两虚。治宜着重温中化饮，补虚降逆。先用吴茱萸汤（《伤寒论》）、四味汤补气祛寒，消除寒饮，后用温经汤、当归四逆汤温补气血，调经善后。因本例辨证论治以胃气虚寒为主要矛盾，故有疗效。

摘自：刘赤选. 噎膈［J］. 新中医，1975，（1）：26-27.

结　语

噎膈的发病机理总属气、痰、瘀交结，阻隔于食道、胃脘而致。病位在食道，属胃所主。病变脏腑与肝、脾、肾三脏有关，因三脏之经络皆与食道相连，从而影响食道的功能。病理性质总属本虚标实。本病初期，以标实为主，由痰气交阻于食道和胃，故吞咽之时哽噎不顺，格塞难下，继则瘀血内结，痰、气、瘀三者交互搏结，胃之通降阻塞，上下不通，因此饮食难下，食而复出。久则气郁化火，或痰瘀生热，伤阴耗液，病由标实转为正虚。

第十章 痞 满

痞满是指以自觉心下痞塞，胸膈胀满，触之无形，按之柔软，压之不痛为主要症状的病证。按部位可分为胸痞、心下痞等。心下痞即胃脘部。本章主要讨论以胃脘部出现上述症状的痞满，又可称为胃痞。

感受外邪、内伤饮食、情志失调等可引起中焦气机不利，脾胃升降失职而发生痞满。

西医学的慢性胃炎（包括浅表性胃炎和萎缩性胃炎）、功能性消化不良、神经官能症、胃下垂等疾病，若以上腹胀满不适为主要临床表现者，均可参照本病论治。

案1 路志正附子泻心汤案

高某，女，48岁，1981年2月14日初诊，病历号77784。

心下痞，不欲食，手足麻木，大便略干不爽，善忘，无故欲哭，胃中冷，阵发性心中热气冲巅顶渐出汗，汗后心神稍爽，复而如故，苔黄腻，舌暗红，有齿痕，脉沉弱。此乃湿热阻滞胃脘，气机不畅，腐化失司，故痞而不欲食；邪困脾胃，脾主四肢，胃通肠府，营气不布，气机失畅，故肢麻大便不爽；心阳不足，不能温煦脾土则胃中冷；正祛邪出，故阵发性心中热气上冲巅顶渐汗出，汗后心神稍爽；但因阳气不足，祛邪不尽，故复而如故。苔黄腻，舌边有齿印乃湿热之征；心阳不足，无力鼓动血脉故舌质暗红，脉沉弱。证属素体心阳不足，兼湿热困阻中焦，气机不畅，升降失司。治宜扶阳泻痞。方用附子泻心汤：黄连3g，黄芩6g，大黄6g，上3味，开水泡15分钟；熟附子7.5g，煎20分钟，两汤相合，日服2次。

2月16日二诊：服上方2剂后，痞满大减，食欲见增，阵热、汗出亦减，大便见爽。劳累后仍有阵热、汗出，口苦不欲食。舌质转红、尖微赤，苔淡黄，脉沉滑微数。原方继进2剂。

2月18日三诊：诸症基本消失，因药店未将药单包，病人将药同煎，冲服黄连末，服后大便略溏，但无所苦，胃中由冷变热而舒适，口微苦而黏，不欲食，舌紫红、苔白腻亦减轻，脉弦微数。治宜清热祛湿，调理脾胃。方用藿朴夏苓汤加减4剂，药后，心阳复，湿热祛，气机调畅，痞证自除。

摘自：路志正. 五种泻心汤的临床运用和体会［J］. 广西中医药，1984，7（2）：25-27.

案2 姜春华半夏泻心汤案

谭某，男，21岁。3天来心下痞不适，肠鸣音亢进，食纳不香，时而呕吐酸水，大便稀而不畅，溲黄赤。舌尖红，苔黄腻，脉弦滑。证属湿热积滞肠胃，脾胃不和，以半夏泻心汤加味：姜半夏、黄芩、党参各9g，黄连、陈皮各4.5g，白芍15g，炙甘草6g，大枣4枚，生姜3片。3剂药后，腹已不痛，偶有肠鸣，大便稍溏，小便微黄，上方去白芍15g，继服3剂，痊愈。

【原按】

本案心下痞，症见呕而肠鸣，半夏泻心汤证悉具。方中半夏和胃降逆，用生姜易干姜者，因生姜止呕效果好，佐陈皮理气止呕，加白芍配甘草可治腹痛。本方辛开苦降，又加党参、甘草、大枣健脾和中，使升降正常，中焦得和，则诸症自可消除。

摘自：戴克敏. 姜春华教授运用泻心汤验案［J］. 辽宁中医杂志，1988，(1)：12-13.

案3 刘渡舟生姜泻心汤案

潘某，女，49岁，湖北潜江人。主诉心下痞塞，噫气频作，呕吐酸苦，小便少而大便稀溏，每日三四次，肠鸣漉漉，饮食少思。望其人形体肥胖，面部水肿，色青黄而不泽。视其心下隆起一包，按之不痛，抬手即起。舌苔带水，脉滑无力。辨为脾胃之气不和，以致升降失序，中夹水饮，而成水气之痞。气聚不散则心下隆起，然按之柔软无物，但气痞耳。遵仲景之法为疏生姜泻心汤加茯苓：生姜12g，干姜3g，黄连6g，黄芩6g，党参9g，半夏10g，炙甘草6g，大枣12枚，茯苓20g。连服8剂，则痞消大便成形而愈。

【原按】

本案为胃不和而水气痞塞心下。其病机在于脾胃气虚不运，水气内生波及胁下，或走于肠间。《伤寒论》概括为"胃中不和……胁下有水气"，故用生姜泻心汤治疗。本方为半夏泻心汤减干姜加生姜而成，重用生姜之理，借助其辛散之力，健胃消水散饮。临床上，凡见有心下痞塞，噫气，肠鸣便溏，胁下疼痛，或见面部、下肢水肿，小便不利者，用本方治疗，效果甚佳。如水气明显，水肿、小便不利为甚，宜加茯苓利水为要。

摘自：陈明，刘燕华，李方. 刘渡舟验案精选［M］. 北京：学苑出版社，2007：97.

案4 刘渡舟小半夏加茯苓汤案

刘某，女，42岁。1995年1月23日初诊：1年来不明原因而见恶心、嗳气、心下痞闷、纳食不馨，曾服用舒肝和胃丸等中成药，药后稍缓。其后病情如故，伴口苦咽干，胸闷心悸头晕，月经 2~3 月一行，月水量少色暗，呈酱油色，观舌淡苔白腻，脉沉弦，辨属水饮停于胃脘之证。治当行水散痞，引水下行：茯苓 30g，半夏 18g，生姜 16 片，7 剂。

二诊：述服药后第 2 天，恶心、嗳气、心下痞闷均明显好转，胸膈间有豁然开朗之感，头晕心悸若失，值月经来潮，月水颜色转红，量亦增多，苔腻已减，治疗有效继宗上法：茯苓 30g，半夏 18g，生姜 16 片，泽泻 15g，白术 6g，7 剂。

三诊：脘痞、嗳气、恶心、心悸头晕均好转若失，要求巩固疗效。茯苓 30g，半夏 14g，天麻 10g，猪苓 20g，泽泻 16g，白术 10g，桂枝 10g，7 剂。

【原按】

针对这一病例，刘老分析到，根据病人的症状，最先想到的是肝气不舒、肝气犯胃之证，因为有口苦、咽干、目眩的少阳主证，又有心下痞闷、纳食不馨、嗳气等肝气犯胃的症状。但仔细分析，舒肝理气和胃的中成药不在少数，病人一定服过，详问果然多次服过舒肝和胃丸等中成药，服后稍有好转，但其后病情如故。若是木郁克土之证，症状定会明显减轻，可患者至今未愈，考虑其中该有其他缘由。脾胃主运化受盛，运化不及时，痰浊水饮最易生成，基于此再问诊，病人述胃脘部总有水汪汪、凉凉的感觉，自觉胸腹之间气不通畅，胸膈部似有物阻隔其间，平日口干不欲饮水，与小半夏加茯苓汤证"卒呕吐，心下痞，膈间有水眩悸"的描述十分相象，观舌淡苔白腻、脉沉弦，经云沉潜水蓄是也，沉脉主水饮，弦亦为阴脉，这样辨证便从肝胃不和之证转为水饮停于胃脘之证。那又如何解释肝气不畅的少阳证及月经量少的血瘀证呢？水饮阻隔于心下膈间，势必影响肝气的运行，服用和胃理气中药后，肝气稍有顺畅，但水饮未去，肝气复又阻滞如初，所以见病情稍有好转复又如故。肝气不畅，由气及血，又可见血分不畅，月经量少色暗，这样便有水饮停于心下胃脘为本，肝气不畅为标，治病先治本，饮去则胃脘部诸症好转，气畅则嗳气痞闷口苦咽干若失，血行则月水量多色红。

刘老用小半夏加茯苓汤一般半夏、生姜剂量均应在15g以上，茯苓用30g，量少则难以取效。刘老在治疗过程中非常强调生姜的作用，总是反复叮嘱病人一定要加足量，每片以5分钱币大小厚薄为宜。

摘自：舒友廉. 刘渡舟教授应用小半夏加茯苓汤经验 [J]. 北京中医药大学学报，1997，20（3）：48-49.

结　语

痞满的基本病位在胃，与肝、脾的关系密切。中焦气机不利，脾胃升降失职为导致本病发生的病机关键。病理性质不外虚实两端，实即实邪内阻（食积、痰湿、外邪、气滞等），虚为脾胃虚弱（气虚或阴虚），虚实夹杂则两者兼而有之。因邪实多与中虚不运，升降无力有关，而中焦转运无力，最易招致病邪的内阻。临床可酌情选用诸泻心汤治疗。

第十一章 黄 疸

黄疸是以目黄、身黄、小便黄为主症的一种病证，其中目睛黄染尤为本病的重要特征。

黄疸的病因有外感和内伤两个方面，外感多属湿热疫毒所致，内伤常与饮食、劳倦、病后有关。黄疸的病机关键是湿，由于湿邪困遏脾胃，壅塞肝胆，疏泄失常，胆汁泛溢而发生黄疸。

本病证与西医所述黄疸意义相同，可涉及西医学中肝细胞性黄疸、阻塞性黄疸和溶血性黄疸。临床常见的急慢性肝炎、肝硬化、胆囊炎、胆结石、钩端螺旋体病、蚕豆黄及某些消化系统肿瘤等疾病，凡出现黄疸者，均可参照本章辨证施治。

案1 沈敏南麻黄连翘赤小豆汤案

李某，男，10岁，学生，于1978年11月30日来诊。患者近半月来精神萎靡，面目黄染，头昏嗜卧，骨节酸重，胃纳不佳，厌油腻，恶心、腹胀、胁痛，小便黄赤量少，大便溏，1日2次，舌质淡红，苔白腻罩黄，脉小濡。检查：巩膜黄染，心肺无异常发现，肝肋下3cm，有压痛，剑突下2cm，黄疸指数50μmol/L，ALT 500U/L以上（200U/L以内为正常值），胆红质、尿胆原均呈阳性。诊断为传染性肝炎。此为湿热充斥表里，用麻黄连翘赤小豆汤加减，以解表里之热。麻黄（先煎）6g，连翘、杏仁各15g，泽泻、茯苓、滑石各18g，赤小豆、绵茵陈（先煎）各30g，黑山栀9g。服7剂后，骨节酸楚渐减，精神较振，面目黄染亦退，胃纳亦增。前方去黑山栀，加白术9g。服1个月后，肝功能、尿三胆已正常，诸症均除。

摘自：沈敏南. 麻黄连轺赤小豆汤的临床应用［J］. 河南中医学院学报，1979，(4)：17-20.

案2 俞慎初茵陈蒿汤案

吴某，男，26岁，邮电职工。1985年6月26日得病，开始发热39℃，经本单位门诊认为重感冒，治疗5天未效。由市某医院作肝功检查如下：黄疸指数16μmol/L；麝香草酚絮状试验（TFT）（++）；TTT 10U；ZnTT 8U；ALT 54U/L；HAA10。7月1日转院门诊治疗，诊断为急性黄疸型肝炎，处绵茵陈肝炎冲剂及一些西药，治疗1星期后黄疸加重，大便出血。于7月8日住院治疗，又作肝功检查：黄疸指数65μmol/L，ALT 168U/L；TTT 10U，ZnTT 3U，仍按急性肝炎治疗，服肝炎冲剂及一些西药，并行挂瓶，治1个月病情未见好转，黄疸指数继续上升致220多，体温39.5℃~40℃，病情危重，该院采取所有治疗方案，均未见效，诊断为重症肝炎，用"先锋霉素"进行抢救，病情亦未好转。8月6日经家属要求，院方同意，邀请我及郑孙谋老中医会诊。经诊察患者身目均黄，如橘子色，发热口渴，胁痛便秘，小便如茶，苔黄腻，脉弦数。诊断为阳黄重症，议予茵陈蒿汤加味。处方：绵茵陈、白毛藤各15g，山栀子、川黄柏、制大黄（后入，便通即停用）、川郁金、绿枳壳各6g，杭白芍10g，生甘草3g，鱼腥草、仙鹤草各12g，毛柴胡5g。

片仔黄3个，每次1分，每天3次，冲服。

代茶：玉米须、糯稻根各20g，板蓝根、白毛藤、车前草、白茅根各15g。

服用以上中药，10天后检查：总胆红质21mg，ALT 168U/L，体温39℃。

经我改方继续服用茵陈蒿汤、茵陈四苓汤、栀子柏皮汤等方出入，代茶以中草药为主。

9月4日作第二次检查：总胆红素为4mg，TTT 8U，ZnTT 12U，ALT 160U/L，ALP 32.5U/L。

8月10日处方代茶：玉米须、糯稻根各20g，板蓝根、白毛藤、车前草、白茅根各15g，北小麦30g。水煎服，连服3剂。

8月18日，肝功检查：总胆红素1.5mg，TFT（++），TTT 3U，ZnTT 5U，ALT 39U/L，ALP 34.5U/L。

8月19日病人家属前来陈述病况，黄疸已退，小便短赤，饮食欠佳，乃处下方予服。绵茵陈、赤小豆各15g，薏苡仁、扁豆仁、竹茹绒、墨旱莲、赤茯苓各12g，川黄柏、绿枳壳各6g，山栀子5g，粉甘草3g，水煎服，连服3剂，代茶照前饮。

8月20日，服上方后，症状大见改善，乃处下方：绵茵陈15g、山栀子5g、川黄柏5g、麦门冬12g、黑元参12g、赤茯苓12g、木猪苓10g、建泽泻12g、薏苡仁15g、玉米须15g，水煎服，连服4剂。

9月3日服上药后，症状有继续好转，惟全身瘙痒，乃处下方：绵茵陈15g、生栀子6g、川黄柏6g、白毛藤15g、白鲜皮15g、紫花地丁10g、徐长卿10g、地肤子10g、生甘草3g、芋环干12g、土茯苓15g。水煎服，连服4剂。

9月8日，上方服后，瘙痒已痊，惟大便干燥漆黑，乃处下方：绵茵陈、白毛藤各15g，干瓜蒌30g，山栀子6g，板蓝根、土茯苓各15g，火麻仁10g，生甘草3g，墨旱莲15g，仙鹤草15g，麦门冬15g，黑元参15g。水煎服，连服7剂。

9月15日，服药后，症状好转，惟饮食觉胀，肝区微痛，有不适感，触诊肝有肿大。乃处下方：绵茵陈 15g、建泽泻 12g、结茯苓 10g、木猪苓 10g、盐陈皮 5g、生鳖甲 24g（先煎）、鸡内金 10g、左牡蛎 24g（先煎）、白毛藤 12g、北小麦 24g、杭白芍 10g、麦门冬 15g。水煎服，连服 7 剂。

9 月 22 日，上方服后情况尚好，仍就前方出入。绵茵陈 12g、建泽泻 10g、木猪苓 10g、结茯苓 10g、盐陈皮 5g、白毛藤 15g、京丹参 12g、生鳖甲 24g（先煎）、左牡蛎 24g（先煎）、鸡内金 10g、北小麦 30g。水煎服，连服 5 剂。

9 月 25 日，服药后情况继续好转，经 B 超检查提示：①肝脾轻度肿大，符合肝弥漫性病变（肝炎恢复期改变）。②胆囊内未见结石。经嘱以玉米须 20g、板蓝根 15g、糯稻根 20g、白毛藤 15g，水煎代茶，以保肝疗法，恢复健康。

【原按】

应用本方要注意以下几个问题：①发黄二便不利用大黄，若大便如常，当去大黄加黄连。②如寒湿内郁而为阴黄者，当去栀子、大黄，加干姜、附子，使寒湿之邪，从乎阳化。③生大黄泻下的作用较强，熟大黄泻下的作用较弱；茵陈用量要大，绵茵陈长于退黄利湿，土茵陈长于祛湿化浊。至于临床当辨证施治，此证化裁，如湿甚者则与五苓散合用，热重者则加三黄，若寒湿俱重者则去栀、黄而加姜、附，应灵活运用，不可胶柱鼓瑟。

摘自：俞慎初．茵陈蒿汤对肝胆疾患的治验［J］．贵阳中医学院学报，1988，(3)：19-22.

案 3 祝谌予小柴胡汤案

李某，男，40 岁。患病月余。胃纳不适，口苦咽干，轻度黄疸，小便黄，大便正常。舌质红、苔薄黄，脉沉弦。血胆红素 3.6mg/dl，肝功能正常，胆囊造影、十二指肠引流均未发现异常。证属：肝胆湿热。用小柴胡汤加茵陈、金钱草。

服上方12剂，小便即不甚黄，胃纳增加，口苦咽干均减。原方服至18剂，诸症消失。血胆红素2.4mg/dl。原方又服18剂，血胆红素降至1.2mg/dl，食、睡、二便如常，无任何不适。嘱病人再服原方15剂。

【原按】

黄疸之病机关键在于肝胆疏泄失常，气机不利。小柴胡汤以利肝胆枢机为能事，故凡肝胆气机不疏之证，皆宜使用。加茵陈、金钱草者，在于加强清利湿热之功。

摘自：祝谌予. 若干古方之今用（续一）[J]. 中级医刊，1979，(10)：46.

案4 刘渡舟茵陈五苓散案

姜某，男，26岁。久居山洼之地，又值春雨连绵，雨渍衣湿，劳而汗出，内外交杂，遂成黄疸。前医用清热利湿退黄之剂，经治月余，毫无功效，几欲不支。就诊时，黄疸指数85μmol/L，转氨酶高达500U/L。察其全身黄而暗，面色晦滞如垢。问其二便，大便溏，日行二三次，小便甚少。全身虚浮似肿，神疲短气，无汗而身凉。视舌质淡，苔白而腻，诊脉沉迟。脉证合参，辨为寒湿阴黄之证。治宜温阳化湿退黄。疏方：茵陈30g，茯苓15g，泽泻10g，白术15g，桂枝10g，猪苓10g，附子10g，干姜6g。初服日进2剂，3天后诸症好转。继则日服1剂，3周痊愈。化验检查：各项指标均为正常。

【原按】

本案辨证属阴黄范畴，治当健脾利湿，退黄消疸。方以茵陈蒿为主药，本品无论阳黄、阴黄，皆可施用。用五苓散温阳化气以利小便；加附子、干姜以养脾肾之阳气，阳气一复，则寒湿之邪自散。临床上，刘老常用本方治疗慢性病毒性肝炎、黄疸型肝炎、肝硬化之属于寒湿内阻者，服之即效，颇称得心应手。

摘自：陈明，刘燕华，李方. 刘渡舟验案精选[M]. 北京：学苑出版社，2007：

62-63.

案5 杨志一黄芪建中汤案

刘某，男，20岁。起病时发热恶寒，继则面目发黄，经某医院诊断为溶血性黄疸，虽经西药治疗，并输血达2000ml，但症状仍严重，因此请中医会诊治疗。四诊所见，患者面目淡黄，神色萎靡，唇色淡白，少气懒言，呼吸气微，全身极度疲乏，头晕心悸，不能起床，夜寐盗汗，时发虚热，口淡不欲食，大便溏，小便自利而黄，脉大而缓软。法取甘温，用黄芪建中汤以补气生血，培土健脾。

黄芪12g，桂枝6g，白芍12g，炙甘草4.5g，生姜6g，大枣5枚，饴糖30g（另冲）。

服20余剂后，症状显著减轻。再守上方合党参、当归、茵陈、附片、茯苓、白术等出入，治疗2个多月，病情继续好转，又以归脾丸调理善后。半年后复查，各项检查接近正常，其中红细胞由初会诊时的1.08×10^{12}/L，增加到4.06×10^{12}/L；血红蛋白由30%，增加到72%；黄疸指数由50μmol/L，降低为11μmol/L，病遂告愈。

摘自：杨志一. 溶血性黄疸（虚黄）治验一例报告［J］. 中医杂志，1958，(7)：475.

案6 原明忠大柴胡汤合茵陈蒿汤案

那某，男，52岁。初诊：1965年2月8日。

主诉及病史：两旬前吃油腻食物后，突然胸中疼痛阵作（尚可忍受），饮水或进食后加重。近日疼痛加剧，全身发黄瘙痒，白睛发黄，口干苦。大便正常，尿色赤。西医诊断为：急性胆囊炎、胆石症、阻塞性黄疸。

诊查：舌质淡红少津，苔全部剥脱呈镜面舌（光莹舌）。右上腹近右胁处按之痛甚、拒按。脉象沉细。肝功能化验：黄疸指数 30μmol/L，ALT 390U/L，TTT 6U。

辨证：黄疸（阳黄）。证属肝胆湿热郁阻，胆热腑实证。

治法：柴胡 12g，黄芩 10g，半夏 12g，白芍 20g，大黄 15g，茵陈 30g，栀子 10g，延胡索 12g，香附 10g，高良姜 4g，甘草 12g，郁金 10g，元明粉 12g（冲服）。

进上方药 2 剂后水泻 4 次，胸痛大减。又连服 2 剂，胸痛消失。原方将元明粉减为 6g，又连服药 12 剂，黄疸消退，舌上渐生薄白苔而润。于 2 月 26 日出院后门诊治疗，原方去大黄，继服药 35 剂，复查肝功能正常。胆囊造影报告：未见结石影像，胆囊浓缩功能正常。

摘自：董建华. 中国现代名老中医医案精粹（第 1 集）[M]. 北京：人民卫生出版社，2010：452。

结　语

黄疸的辨证应以阴阳为纲，治疗大法为化湿、利小便。阳黄当清化，热重于湿，宜清热通腑、利湿退黄，可用茵陈蒿汤。湿重于热，宜运脾化浊、利湿退黄，可用麻黄连翘赤小豆汤。胆腑郁热，宜疏肝泄热退黄，可用小柴胡汤、大柴胡汤。阴黄应温化寒湿，宜健脾利湿，可用茵陈五苓散。黄疸消退后仍应调治，以免湿邪不清，肝脾未复导致黄疸复发，可用黄芪建中汤。

第十二章 痢 疾

痢疾是以大便次数增多，腹痛，里急后重，痢下赤白黏冻为主症。是夏秋季常见的肠道传染病。痢疾的病因有外感时邪疫毒和饮食不节两方面，病机主要为邪蕴肠腑，气血塞滞，传导失司，脂络受伤而成痢。

本章讨论的内容以西医学中的细菌性痢疾、阿米巴痢疾为主，而临床上溃疡性结肠炎、放射性结肠炎、细菌性食物中毒等出现类似本章所述痢疾的症状者，均可参照辨证处理。

案1 刘渡舟调胃承气汤案

安某，男，38岁。患慢性痢疾1年多，大便每日三四次，兼夹黏液，有下坠感，伴腹胀肠鸣。舌质红苔黄，脉弦。先按厥阴下利治疗，用白头翁汤加白芍、麦冬，2剂后大便黏液明显减少，但仍腹胀肠鸣而下坠，此属热结阳明胃肠气机不利，通因通用，宜从调胃承气汤法。大黄9g，风化硝9g，炙甘草9g，白芍15g，川楝子9g，青皮9g。服药1剂后，大便泻出黄黑色粪垢甚多，顿觉腹中宽适。宗前法用调胃承气汤原方又1剂，诸症皆消。

摘自：刘渡舟，经方临证指南［M］.天津：天津科学技术出版社，1993：75.

案 2　刘渡舟桂枝加芍药汤案

王某，男，46岁。大便下利达1年之久，先后用多种抗生素，收效不大。每日腹泻3~6次，呈水样便，并夹有少量脓血，伴有里急后重感，腹部有压痛，以左下腹为甚，畏寒，发热（37.5℃左右），舌红苔白，脉沉弦。粪便镜检有红、白细胞及少量吞噬细胞。西医诊断为"慢性菌痢"。辨证：脾脏气血凝滞，木郁土中所致。治法：调脾胃阴阳，疏通气血，并于土中伐木。处方：桂枝10g，白芍30g，炙甘草10g，生姜10g，大枣12枚。服汤2剂，下利次数显著减少，腹中颇觉轻松。3剂后则大便基本成形，少腹之里急消失，服至4剂则诸症霍然而瘳。

【原按】

患痢日久，致脾胃不和，气血不调。腹泻而痛，里急后重，痛则不通，为脾家气滞血瘀之象。脾为土，肝属木，脾家气血不利，而使肝木之气不达，故其脉见沉弦。又因久利伤阴，气血郁滞，脾阴不和，故见舌红。治用桂枝加芍药汤以调和脾胃，疏通气血，益脾阴，平肝急，兼能疏泄肝木。本方用于太阴病之下利，腹痛，别具一格，正如李东垣所说："腹中痛者加甘草、白芍药，稼穑作甘，甘者已也；曲直作酸，酸者甲也。甲己化土，此仲景之妙法也。"

摘自：陈明，刘燕池，李方. 刘渡舟验案精选 [M]. 北京：学苑出版社，2007：105-106.

案 3　姜春华桂枝加大黄汤案

李某，男，13岁。痢疾初起，腹痛拒按，里急后重，伴有恶寒风热之表证。脉数，舌淡。用桂枝加大黄汤。桂枝、大黄（后下）、槟榔、枳实各9g，芍药18g，炙甘草6g，大枣4枚，3剂。药未尽剂，痢已痊愈。

【原按】

姜老说："此案痢疾初起兼有表证，宜用桂枝加大黄汤。"痢疾用泻法，此"通因通用"之意，方中大黄、槟榔及枳实荡涤积滞，清除大肠湿热，伴以桂枝汤解表，俾邪从表解，里表双解，其痢即愈。

摘自：戴克敏. 姜春华教授运用桂枝汤的经验［J］. 辽宁中医杂志，1987，（8）：4-5.

案4 袁遵生附子泻心汤案

杨某，男，36岁。因腹痛下利后重便脓血1年，于1976年10月9日初诊。患者1年前，因饮食不慎，而致恶心、欲呕，但未吐出食物。3小时后，即感小腹胀痛，泻水样便，日下5~6次。某医院诊为"肠炎"，予土霉素、阿托品治疗，2日泻止，第3天又出现腹痛、腹泻，并里急后重，便脓血。大便培养找到"痢疾杆菌"，改用氯霉素治疗后，腹痛、腹泻均缓解，大便复查均转阴性。之后，病情反复发作，服抗菌素无效。遂改用中医治疗。曾服黄芩芍药汤、白头翁汤等10余剂，停药即发。乃延余诊治。诊其脉虽洪大，但重按无力，苔虽黄厚腻，但色晦暗无光且润，舌质淡胖。追问之，常自汗出，恶寒，手足厥冷，下利后重，便脓血，日10余行。此属脾肾阳虚，脾不健运，湿热郁滞，正虚邪实，故留恋日久不去。拟附子泻心汤与白头翁汤合方加减。处方：生大黄12g（另包，冲泡），制附片12g（先煎），肉蔻霜10g，黄连6g，黄芩10g，黄柏9g，槟榔片15g，白头翁15g。3剂，日1剂，水煎，分3次服。10月13日二诊：服药后，大便次数递减，仍有少量脓血，里急后重明显减轻，苔稍薄。前方加广木香10g，枳壳9g，3剂。10月16日三诊：大便日下5~7次，逐日下减。里急后重消失，已无脓血。前方去槟榔片、黄柏，继服3剂。10月19日四诊：脉转平和，苔转白薄润，大便日下2~3次，饮食增加，精神好转，大便常规3次均阴性。嘱用薏苡仁、粳米各半，煮粥，每日调养，将息月余，而获全功。随访3年，未见复发。

摘自：袁尊山. 附子泻心汤的临床应用［J］. 中医杂志，1979，（11）：46-47.

案5　刘渡舟乌梅丸案

孔某，女，63岁。1986年9月21日初诊。患痢疾2年余，曾多次大便检出阿米巴原虫。症见腹胀腹冷，便下脓血，日6~7次，血色晦暗，伴下坠后重，口干而呕。舌质红，苔薄白。此久利滑泄而伤阴，寒热错杂，虚实并见。他医曾用白头翁汤治之而不效。宜寒热并施，辛苦同用，并调胃肠。乌梅丸改汤加减主之：乌梅15g，人参7g，当归10g，黄连9g，黄柏9g，干姜9g，细辛3g，附子6g，炒川椒5g，麦冬12g，沙参10g，桂枝6g。3剂，水煎服。

二诊：服药后，便下脓血明显减轻，日2~3次，但又出现胁肋疼痛。胁肋为少阳所主之部，转用柴胡桂枝干姜汤。柴胡10g，黄芩6g，干姜6g，桂枝6g，花粉12g，牡蛎6g，炙甘草6g。4剂，水煎服。

三诊：药后胁痛腹胀已除，仍有脓血便及后重感。复以乌梅丸加减。乌梅10g，党参10g，黄连9g，黄柏9g，当归10g，干姜10g，白术10g，炙甘草10g。6剂，水煎服。

上方连服10余剂，脓血便已除，腹不冷胀，但有滑泄感，大便有黏液。视其舌已不红，改用温中固涩之法。处方：炮姜、煨肉蔻、党参、诃子、南米壳、黄连各10g，银花炭20g。又进10剂而诸症皆失。

摘自：张清苓. 刘渡舟教授临床验案四则［J］. 河南中医，1992，12（3）：138-139.

案6　蒲辅周桂枝加葛根汤案

陈某，男，4岁半。1963年8月15日突然发热，恶心呕吐，4小时内抽风2次，因昏迷而急诊入院。患儿大便呈脓血样，有里急后重现象，当时诊为急性中毒性痢疾，用冬眠药物及温湿布裹身。第2天，面色转灰暗，寒战高热，呼吸微弱，经人工降温16小时，方得呼吸均匀。复温后第2天开始，每日上午发生寒战，且有紫绀，肢凉，午后高热（42℃~43℃）无汗，时有谵妄躁动，每日下利脓血便20余次，腹胀，里急后重，无呕吐，食欲尚可。血检：白细胞逐渐减少，出现粒细胞减少征（白细胞总数0.6×10^9/L，中性粒细胞30%）。大便培养：福氏痢疾杆菌阳性。耐药试验：对多种抗菌素等药物不敏感，于26日请我院中医会诊。诊时患儿呼吸促迫，唇色淡红，腹满不硬，午前寒战，午后高热，右脉沉滞，左脉弦大而急，舌质色淡，苔薄白而腻。证由暑湿内伏，新凉外加，表郁里结，以致升降阻滞，营卫不通。若单治其里，则伏邪不得外越，内结必然更甚，病为正虚邪实。幸胃气尚存，津液未竭，急宜升阳明，和营卫，开玄府之闭，达邪外出而解里急。方用桂枝加葛根汤：

粉葛根6g，桂枝3g，白芍3g，炙甘草3g，生姜2片，大枣2枚。

上药用文火煎取180ml，每4小时服30ml。药后另服荷叶、炒粳米煎汤。仿桂枝汤服法以助汗。药后当夜微微汗出，但小腿至足无汗，体温渐降，四肢转温，今晨无寒，但仍有脓血便及里急后重，前方去桂枝、白芍，加健脾化湿之品调理一周而愈。

摘自：蒲辅周，陈鼎祺．中医药治疗痢疾毒血症2例［J］．上海中医药杂志，1964，(8)：13．

案7 范文虎理中汤案

蒋老太太，痢下赤白，为重药所伤，痢仍不止，每日但进米粥几匙，脉沉而细。脾肾虚寒，关门不利所致也。炮姜1钱、白术3钱、甘草1钱、党参3钱、诃子肉3钱。

二诊：见效，尚需温补。人参1钱、南枣1枚、莲肉3粒，蒸熟服。

【原按】

本例脾阳不振，寒湿滞留，更兼年高体虚，且过服克伐之品，中阳虚惫，久病及肾。痢下不止，纳少，脉沉细，此皆肾阳虚寒，脾胃不足之证。一诊用理中汤加诃子肉，温中散寒，健脾涩肠。见效后，因元气未复，故二诊用人参、南枣、莲肉补气健脾之品，旺其生化之源。

摘自：张子久，张迪蛟.著名老中医范文虎治疗痢疾的经验［J］.上海中医药杂志，1983，(7)：7-8.

案8　范文虎四逆散案

圆通和尚，腹痛下利，里急后重，痢下赤白，湿热痢疾也，清浊淆乱，升降失常故尔。柴胡2钱、白芍2钱、甘草2钱、枳壳2钱、薤白1两。二诊：痢下见痊，续原方，而获全愈。

【原按】

四逆散加薤白治疗泄痢下重者，出自《注解伤寒论·卷六》，谓"泄痢下重者，先以水五升，煮薤白三升，煮取三升，去滓，以散三方寸匕，内汤中，煮取一升半，分温再服"。魏士千曰："泄痢下重者，里急后重也。"此系下焦气滞，故加薤白以泄之，所谓"和气则后重自除"也。范老用四逆散加薤白治痢，每以枳壳易枳实，且遵原意，以薤白1两，煎汤代水。方中柴胡疏通胸胁胀满，兼治寒热，枳壳顺气宽中，二味协同，升清降浊。芍药、甘草除血痹，缓挛痛，更有薤白通阳理气导滞。《食医心镜》有"赤白痢下，薤白一握，同米煮粥，日食之。"陈藏器亦有"赤痢不止，薤白同黄柏煮汁服之"的说法。说明薤白治痢，渊源已久，今增其量，且煎汤代水，更能发挥其治内之功效。本方多用于暴痢初起，其症轻浅者；及痢下里急后重明显之证，倘泄泻而见泄痢下重者，用之亦能取效。

摘自：张子久，张迪蛟. 著名老中医范文虎治疗痢疾的经验 [J]. 上海中医药杂志，1983，(7)：7-8.

案9 范文虎白头翁汤案

邵老婆婆。湿热郁久成痢，热偏重也，已1月有余，神疲乏力，脉细而弱。前医以肉豆蔻、诃子、扁豆之类治之，痢下愈益加重，腹痛，痢下皆成紫黑脓血，日下50余行，烦热口渴，病势极其危险。白头翁3钱、北秦皮3钱、黄柏3钱、川连3钱、驴胶珠3钱。

二诊：下利稍减，津耗液损，舌已见糜，虚甚之故也。白头翁3钱、北秦皮3钱、川连3钱、黄芩3钱、麦冬3钱、人参3钱、霍山石斛4钱。

三诊：稍瘥，守前法。白头翁3钱、北秦皮3钱、川连3钱、黄芩3钱、人参3钱、霍山石斛3钱、麦冬3钱。

四诊：痢下继续好转，脉仍细弱，舌红少苔，面色少华，元气虚，一时难复也。莲子肉3钱、人参3钱、五味子3钱、麦冬3钱、枸杞3钱、枣仁3钱、川连2钱。

【原按】

湿热成痢，法当清热化湿、导滞和血为先。然前医却投以肉豆蔻、诃子、扁豆等一派固涩之品，以致止涩太早，留邪为患。热毒不祛，迁延日久，正气日虚，邪热益甚，其势危殆！此皆前医辨证不明所致，正如《景岳全书》所说："泻痢中虚实寒热，若四者不明，则杀人甚易。"

至此患者热毒炽盛，内壅肠胃，伤及血分，且正虚邪陷，亟当标本兼顾。方用白头翁汤，以清热凉血解毒，其加阿胶珠者，取其滋阴清热、止血除烦之功。因用药对的，药后渐见起色。惟邪热见挫，津液耗伤，正气虚甚，故复加人参、麦冬、石斛等益气养阴生津之品。终以生脉散等甘柔和营之药以善其后,以奏全功。

摘自:张子久,张迪蛟. 著名老中医范文虎治疗痢疾的经验 [J]. 上海中医药杂志,1983,(7):7-8.

案10 范文虎黄连阿胶汤案

徐君,热痢日久,津枯液涸,心肝火炽。炒黄芩3钱、川连1钱、鸡子黄2枚、阿胶3钱、生白芍3钱。

【原按】

本案所用之方,系仲景治少阴病阴虚阳亢、心烦不得卧的"黄连阿胶汤"。是病热痢日久,耗津损液,肾水不足可知,水不济火,心火有余;水不涵木,肝阳上亢,故曰"心肝火炽"。面对一派阴虚阳亢的临床见症,范老仅以"热痢日久,津枯液涸,心肝火炽"十二字就概括了主要病证和病机。移用黄连阿胶汤治痢,乃异病同治之法。《医宗必读》谓"黄连阿胶汤……治温毒下利脓血"。《卫生宝鉴》亦有"热毒入胃,下利脓血,治用仲景黄连阿胶汤"之说。范老运用此法,亦可谓得伤寒方之妙义。总之,本方具有养阴和营,泄热除烦,止血止痢的功效,用于患病日久,邪热未净,而阴虚液少的症候,颇合机宜。

摘自:张子久,张迪蛟. 著名老中医范文虎治疗痢疾的经验 [J]. 上海中医药杂志,1983,(7):7-8.

结　语

痢疾以痢下赤白脓血,腹痛,里急后重为临床特征。主要病因是外感时邪疫毒,内伤饮食不洁。病位在肠,与脾胃有密切关系。病机为湿热、疫毒、寒湿结于肠腑,气血壅滞,脂膜血络受损,化为脓血,大肠传导失司,发为痢疾。

外感时邪疫毒，可用桂枝加葛根汤；湿热痢，可用白头翁汤、桂枝加芍药汤、桂枝加大黄汤、调胃承气汤等；寒湿痢，可用附子泻心汤；阴虚痢，可用黄连阿胶汤；虚寒痢，可用理中汤；寒热错杂，虚实夹杂者，宜通涩兼施、温清并用，可用乌梅丸。

下篇
常用经方篇

半夏泻心汤

【组成】半夏半升（洗） 黄芩 干姜 人参 甘草（炙）各三两 黄连一两 大枣十二枚（擘）

【用法】上七味，以水一斗，煮取六升，去滓；再煎取三升，温服一升，日三服。

【功用】和中降逆，消痞散结。

【主治】

1. 伤寒五六日，呕而发热者，柴胡汤证具，而以他药下之，柴胡证仍在者，复与柴胡汤。此虽已下之，不为逆，必蒸蒸而振，却发热汗出而解。若心下满而硬痛者，此为结胸也，大陷胸汤主之；但满而不痛者，此为痞，柴胡不中与之，宜半夏泻心汤。（149）

2. 呕而肠鸣，心下痞者，半夏泻心汤主之。（《金匮要略》，第十七，10）

【方解】

本方专为伤寒误下而成寒热错杂之心下痞证而设。方用半夏为君，消痞散结，和胃降逆；臣以干姜，温胃消痞以和阴；黄连、黄芩清泻里热以和阳；佐以人参、大枣、甘草，即可补虚和中，又可防芩、连、姜、夏之偏性；甘草为使，调和诸药。诸药共用，且"去滓再煎"以成其和解之功。

【名家临证要点】

本方原为治疗柴胡证误下而致的心下痞（痰气痞）而设。"心下痞"是临床常见的一种病证，病人往往诉说胃脘堵塞，如有物内阻，严重者只能端坐而不能俯身。脾胃虚弱、气机升降失常是形成心下痞的发病基础，脾气不升则寒从内生，胃气不降则热从内起，如此导致了寒热之气错杂于中焦，故又称为"寒热错杂痞"。本方是治疗寒热错杂痞的代表方，本方集寒热补消之药于一体，能清上温下、辛开苦降甘调，进而调和脾胃功能，恢复气机之升降。喻嘉言曰："泻心诸方，开结，荡热，益虚"，可算是高度概括。临床用于消化系统疾病，尤其是黏膜相关疾病时，"去滓再煎"能明显提高其临床疗效。

姜春华教授喜用半夏泻心汤佐陈皮理气止呕，加白芍配甘草可治腹痛。刘渡舟、陈亦人教授常加茯苓通阳利水，枳实行气除痞，可以提高疗效。

黄煌教授将典型的半夏泻心汤证概括为："上呕、中痞、下肠鸣。"患者常见上腹部满闷不适，有轻度胀痛，但按之无抵抗感，可伴有恶心、呕吐、腹泻或烦热感，多梦失眠等症状。

乌梅丸

【组成】乌梅三百枚　细辛六两　干姜十两　黄连十六两　当归四两　附子六两（炮，去皮）　蜀椒四两（出汗）　桂枝六两（去皮）　人参六两　黄柏六两

【用法】上十味，异捣筛，合治之。以苦酒渍乌梅一宿，去核，蒸之五斗米下，饭熟捣成泥，和药令相得，内臼中，与蜜杵二千下，丸如梧桐子大，先食饮服十丸，日三服，加至二十丸。禁生冷、滑物、臭食等。

【功用】清上温下，安蛔止痛。

【主治】

1. 伤寒脉微而厥，至七八日肤冷，其人躁，无暂安时者，此为脏厥，非蛔厥也。蛔厥者，其人当吐蛔。今病者静，而复时烦者，此为脏寒。蛔

上入其膈，故烦，须臾复止；得食而呕，又烦者，蛔闻食臭出，其人常自吐蛔。蛔厥者，乌梅丸主之。又主久利。(338)

2. 蛔厥者，乌梅丸主之。(《金匮要略》，第十九，8)

【方解】

方中重用味酸之乌梅，取其酸能安蛔，使蛔静则痛止，为君药。蛔动因于肠寒，蜀椒、细辛辛温，辛可伏蛔，温可祛寒，共为臣药。黄连、黄柏性味苦寒，苦能下蛔，寒能清解因蛔虫上扰，气机逆乱所生之热；附子、桂枝、干姜皆为辛热之品，既可增强温脏祛寒之功，亦有辛可制蛔之力；当归、人参补养气血，且合桂枝以养血通脉，以解四肢厥冷，均为佐药。以蜜为丸，甘缓和中，为使药。本方的配伍特点：一是酸苦辛并进，使"蛔得酸则静，得辛则伏，得苦则下"；二是寒热并用，邪正兼顾。

【名家临证要点】

柯韵伯："仲景制乌梅丸方，寒热并用，攻补兼施，通理气血，调和三焦，为平治厥阴之主方""制乌梅丸以收火，是曲直作酸之义，佐苦寒以和阴，主温补以存阳，是肝家调气之法也"。乌梅丸对厥阴寒热错杂所致之厥热往来，胃腹疼痛，呕吐下利诸病证，常可收到显著效果。

李士懋教授应用乌梅丸所掌握的主要指征有：①脉弦，按之减。脉弦而无力，当知为肝之阳气不足，其中可兼濡、滑、缓、细、数等；②具有厥阴肝经之症状，如：脘胁胀痛、呕吐嗳气、胸痛心悸、头昏厥、痉痛转筋、阴痛囊缩、懈怠无力、寒热交作等，或仅见一症。脉证合参、灵活选用，故功效卓著。

李士懋教授进一步指出乌梅丸的应用指征首当凭脉。厥阴病肝木虚寒，其脉当弦，且不任重按，但由于临床个体的差异，随着病机的变化，又可出现许多兼脉。若脉兼滑数，则热象偏重，可加大黄连、黄柏用量；脉兼缓或拘急或紧是阳虚寒重，可加大椒、附用量，或加吴茱萸、肉桂等；脉兼虚无力，是肝气不足，可加黄芪以补之；脉兼细者，属肝阴不足，可加白芍，山茱萸等补肝之体；脉兼濡软者，是脾虚不运，加茯苓、白术、泽泻等以运脾化湿；脉兼濡滞者，为瘀血阻滞，可用桃红、丹参祛瘀通络。总之，厥阴肝木虚寒，其病机变化多端，但从脉象来看，必见弦而按之无力之脉，无论兼脉如何，都可选用乌梅丸，再以兼脉为凭加减运用。

姚荷生教授认为乌梅丸为厥阴病主方。肝风内动是厥阴病证的重要病机。阴阳错杂（寒热错杂、虚实互见）与风气内动是厥阴主证的统一病理基础。（酸）敛肝息风是厥阴主方的独特治法。内扰他脏是厥阴风动的显象特征。

但厥阴风动，因其发病机制之独特，其显象特点也与一般风证不同。首先，其风性为阴阳动荡而乘虚内窃之贼，不仅有寒热混杂之处，而且正居半实半虚之间，故其动摇之势虽甚，但终不如实风之有力而能外彻体窍、引动筋脉，只能乘虚内扰、攻冲于胸腹脏器之间。因此，其少见诸暴强直等外征，而以自觉之内症为主要表现。其次，其风源于肝，而肝为将军之官而禀性刚暴，自病也喜恃强凌弱而"善干他脏"（叶天士语），故其内动风象，每以他脏受害之状显露。仲景以"消渴，气上撞心，心中疼热，饥而不欲食，食则吐蛔，下之，利不止"为厥阴提纲，正是要特别显示这种扑朔迷离的风象特点：即阴阳动荡则肝风内扰诸脏。若风气横犯中土、消津耗营，则消渴易饥，甚至传为风消，风木克脾土、气伤胃逆则呕逆不食，甚至吐蛔；若上逆心胸，夹热冲心，则自觉气上撞心，甚至入肺而欲发奔豚；若下迫腹中，夹寒乘脾，则下利不止，甚至及肾而成久利；若肝风同夹寒热而攻冲于内，则心中或脘腹某处拘急绞痛而同时灼热，甚至彼此相争而厥热并发或厥热往复。因此，厥阴提纲例症，虽然遍及三焦诸脏，但正如叶桂所强调的此"全是肝病""皆肝厥内风"所致。

除提纲所述诸症外，临床因内脏经脉相传而致厥阴经脉之胁痛；因木土生克相传之脘腹痞胀、腹痛、呕吐、呕逆、吞酸、便血，亦当重视与主症互参。否则因追问不详，辨证不清，而使乌梅丸得不到正确应用。但临证之时，无论何种疾病，只要诊断出其证属厥阴阴阳寒热错杂，风邪内动提纲的主症，即可应用乌梅丸。然因其症状表现复杂，临证应随症加减。

　　大体而言，风甚者重用酸收，或加白芍、木瓜。热重者，重用连柏，酌减辛热，或加黄芩、芦荟，或用连梅汤（黄连、乌梅、麦冬、生地、阿胶）。寒重者，重用附姜，稍减苦寒，或加吴茱萸、肉桂，或用椒梅汤（蜀椒、乌梅、干姜、半夏、枳实、人参、白芍、黄连、黄芩）。虚重者，重用参归；阳气虚弱重用参附，减酸苦之品；阴血亏虚，重用归梅，除辛燥之品，或用人参乌梅丸（人参、乌梅、莲子、炙甘草、山药、木瓜）。如中焦脾胃症状突出者，可用加减乌梅丸（乌梅、桂枝、川椒、黄连、干姜、半夏、吴茱萸、茯苓、白芍），或安胃丸（乌梅、川椒、附子、桂枝、干姜、黄柏、黄连、人参、川楝子、陈皮、青皮、白芍）。若兼太阳表寒，仍佐桂、辛，合当归四逆汤之意。兼少阳气郁，可加柴胡、枳壳，合小柴胡汤之意。兼阳明腑热，可加大黄、枳实，合小承气汤之意。兼阳明寒饮，可加吴茱萸、生姜，合吴茱萸汤之意。兼少阴虚寒，可重用附子，加甘草，合四逆汤之意。兼少阴虚热，可重用黄连，加阿胶、生地，合黄连阿胶汤之意。兼太阴寒湿，重用干姜、人参，加白术，合理中丸之意。兼厥阴气逆，可加柴胡、枳实、白芍，合四逆散之意。

　　可见乌梅丸酸苦辛甘齐备，立法配伍合理，加减化裁灵活，临证如能谨守阴阳错杂、寒热相兼、风邪内动的病机，领会酸收息风之妙用，则能打破安蛔止痢之束缚，变通其法，广而用之。

柴胡桂枝汤

【组成】柴胡四两　桂枝一两半（去皮）　黄芩一两半　人参一两半　甘草

一两（炙）　半夏二合半（洗）　芍药一两半　大枣六枚（擘）　生姜一两半（切）

【用法】上九味，以水七升，煮取三升，去滓，温服一升。本云人参汤，作如桂枝法，加半夏、柴胡、黄芩，复如柴胡法。今用人参作半剂。

【功用】和解少阳，兼以解表。

【主治】

伤寒六七日，发热、微恶寒、肢节烦疼、微呕、心下支结、外证未去者，柴胡桂枝汤主之。（146）

【方解】

本方由小柴胡汤与桂枝汤合方减半量组成。方用小柴胡汤和解少阳枢机，扶正祛邪；用桂枝汤解肌祛风，调和营卫，以解太阳未尽之表邪。诸药合用共成太少表里双解之剂。

桂枝汤重于解肌，柴胡汤重于和里，仲景用此二方最多，可为表里之权衡，随机应用，无往不宜。即如肢节烦疼，太阳之邪虽轻未尽；呕而支结，少阳之病机已甚，乃以柴胡冠于桂枝之上，即可开少阳微结，不必另用开结之方，佐以桂枝，即可以解太阳未尽之邪，仍用人参、白芍、甘草，以奠安营气，即为轻剂开结之法。

【名家临证要点】

柴胡桂枝汤是小柴胡汤与桂枝汤的合方，既具小柴胡汤解郁利枢之功，又兼桂枝汤调和营卫、调理气血阴阳之能。

刘渡舟教授应用此方治疗脾胃疾病。刘老认为，柴胡桂枝汤由小柴胡汤与桂枝汤合方而成，小柴胡汤在《伤寒论》中是治疗少阳病的主方，而少阳多郁，郁则气机升降出入之机失于活泼，必将影响脾胃的升降功能而导致一系列消化不良的症状。张仲景在小柴胡汤的主治证中，较多地叙述了脾胃症状，如"心烦喜呕，默默不欲饮食"，在其或然证中也提到了"或腹中痛"。关于小柴胡汤治疗脾胃病的机制，《伤寒论》第230条有明确的论述，即"上焦得通，津液得下，胃气因和"。桂枝汤在《伤寒论》中虽然是治疗太阳中风证的方剂，但由于其具有调和营卫、调和阴阳、调和脾胃的作用，因此，本方也适用于太阴病的治疗。治疗太阴腹满时痛的桂枝加芍药汤就是由本方倍芍药而成。在柴胡桂枝汤的主治证中也有"微呕、心下支结"的描述，所以，本方也是一首很好的治疗脾胃疾病的方剂。临证之时，需加入白及、三七等活血止痛药。

此外，刘渡舟教授也常应用此方治疗肝硬化。刘老常用柴胡桂枝汤减去本方去大枣、人参，加鳖甲、牡蛎、红花、茜草、土鳖等软坚化瘀之药，治疗慢性肝炎、肝脾肿大及早期肝硬化等，出现腹胀、胁痛如针刺、面色黧黑、舌质紫暗或有瘀斑等症，坚持久服，常有良效。

摘自：刘渡舟. 经方临证指南［M］. 天津：天津科学技术出版社，1993：95.

柴胡桂枝干姜汤

【组成】柴胡半斤　桂枝三两（去皮）　干姜二两　栝楼根四两　黄芩三两　牡蛎二两（熬）　甘草二两（炙）

【用法】上七味，以水一斗二升，煮取六升，去滓，再煎取三升，温服一升，日三服，初服微烦，复服汗出便愈。

【功用】和解少阳，温化水饮。

【主治】

伤寒五六日，已发汗而复下之，胸胁满微结、小便不利、渴而不呕、但头汗出、往来寒热、心烦者，此为未解也，柴胡桂枝干姜汤主之。(147)

【方解】

本方为小柴胡汤加减而成，方中柴胡、黄芩，外疏内清，以和解少阳，又加干姜、桂枝温阳化饮，牡蛎软坚散结，栝楼根清热化痰，生津止渴，炙甘草调和诸药。诸药相伍，共奏和解少阳，温化水饮之功。

"初服微烦"是痰饮未化，姜、桂反助其热，故令复服。待痰化饮消之后，阳气得以外达，则汗出而愈。

【名家临证要点】

柴胡桂枝干姜汤是小柴胡汤的变方，治疗邪传少阳、枢机不利、三焦气寒、津液不布病证。因本方内含有甘草干姜汤及桂枝甘草汤二个基本方，柴胡桂枝干姜汤常用来治疗少阳气郁而兼脾阳不足或心阳不足之病变。

甘草干姜汤是温补中央的基本方，理中汤和四逆汤都是在此方基础上加味而成。因此，柴胡桂枝干姜汤既能清解少阳胆热，又能温补太阴脾寒，故刘渡舟教授用此方治疗少阳胆热兼有太阴脾寒证（简称"胆热脾寒"）常能获令人满意的疗效。胆热脾寒的临床特点是既有胸胁苦满或疼痛、口苦咽干、心烦等症，又有脘腹胀满、大便稀溏、不欲饮食等症。这与大柴胡汤治疗少阳病而兼阳明腑实对照而言，恰有寒热虚实鉴别意义。临床上"胆热脾寒"证多见于慢性肝胆疾患中，由于长期服用清利肝胆之药而导致脾气虚寒，或日久杂治，以致寒热错杂，舍此方则无他法，用此方则无不有立竿见影之功，真可谓是万世之绝方。

摘自：刘渡舟. 经方临证指南 [M]. 天津：天津科学技术出版社，1993：99.

理中汤（人参丸）

【组成】人参　干姜　甘草（炙）　白术各三两

【用法】上四味，捣筛，蜜和为丸，如鸡子黄许大。以沸汤数合，和一丸，研碎，温服之，日三服，夜二服，腹中未热，益至三四丸，然不及汤。汤法：以四物依两数切，用水八升，煮取三升，去滓，温服一升，日三服。若脐上筑者，肾气动也，去术，加桂四两；吐多者，去术，加生姜三两；下多者，还用术；悸者，加茯苓二两；渴欲得水者，加术，足前成四两半；腹中痛者，加人参，足前成四两半；寒者，加干姜，足前成四两半；腹满者，去术，加附子一枚。服汤后如食顷，饮热粥一升许，微自温，勿发揭衣被。

【功用】温中散寒，健脾补虚。

【主治】

1. 霍乱，头痛、发热、身疼痛、热多欲饮水者，五苓散主之；寒多不用水者，理中丸主之。(386)

2. 大病差后，喜唾，久不了了，胸上有寒，当以丸药温之，宜理中丸。(396)

3. 胸痹，心中痞，留气结在胸，胸满，胁下逆抢心，枳实薤白桂枝汤主之；人参汤亦主之。(《金匮要略》，第九，5)

【方解】

本方功在建中补虚，调理脾胃，主要应用于中焦虚寒证的治疗。人参配甘草补益脾气，和中扶正；干姜合甘草温中散寒，振奋中阳；人参伍白术益气健脾又燥湿；干姜得白术，温中燥湿且健脾。四药相得益彰，实有温补脾土，散寒燥湿，燮理中焦之功，共具补、温、燥之用，使太阴之虚可补，寒可温，温可燥，俾脾气渐升，中焦始运，众症悉平。

太阴脾虚兼寒湿内盛，其治疗用理中丸以健脾补虚为本，并温燥寒湿以治其标。仲景言："自利不渴者，属太阴，以其脏有寒故也，当温之，宜服四逆辈。"理中汤再加附子已含四逆汤之意；兼外感加桂枝成桂枝人参汤；出现虚胀痞满，郁结伤脾可加青皮行气疏肝；出现痛泻，脾气郁滞不舒，木乘土位，可加吴茱萸；津液不归正化出现口干可改干姜为炮姜，化辛为苦，取守而不走之意；出现痰饮咳嗽可加茯苓、半夏等。

【名家临证要点】

理中丸（理中汤）以理中焦，为中焦太阴脾家虚寒而设，具有脾阳弱而寒湿盛两大特点。临床运用理中汤，随症加减较多。如兼见胃寒气逆，恶心呕吐者，加丁香、吴茱萸，名为丁萸理中汤；兼见胃寒吐蛔者，加乌梅、川椒，名为椒梅理中汤；兼见寒湿下注而腰痛肢重者，加苍术、附子，名为苍附理中汤；兼见湿邪蕴郁，小便不利者，加茯苓、泽泻，名为苓泽理中汤；兼见大肠湿热，虽下利但黏滞不爽者，加黄连，名为连理汤。如《柳选四家医案·肿胀门》所载："因记当年侍先生时，问理中之变换如何？曰：理中是足太阴极妙之方，加以中宫之阳气不舒，用干姜者取其散；少腹之阳气下陷，用炮姜者取其守；其变换在大便之溏与不溏。湿甚而无汗者用茅术，湿轻而中虚者用冬术；其变换在舌苔之浊与不浊。此本方之变换也。设脾家当用理中，而胃家有火，则古人早定连理一方矣。设气机塞滞，古人早定治中一方矣。设脾家当用理中，而其人真阴亏者，景岳早有理阴煎矣。其肾中真阳衰者，加附子固然矣；其衰之甚者，古人又有启峻一方矣。此外，加木瓜则名和中，必兼肝病；加枳实、茯苓，治胃虚夹实。古人成方，苟能方方如此用法，何患不成名医哉！因附录之，以为用理中之法。"

此外，服用理中丸治疗太阴虚寒下利证，一定要遵循"温服之，日三服，夜二服，腹中未热，益至三四丸"的服药方法，不可不深究。

四逆散

【组成】 甘草（炙） 枳实（破，水渍，炙干） 柴胡 芍药

【用法】 上四味，各十分，捣筛，白饮和服方寸匕，日三服。咳者，

加五味子、干姜各五分，并主下利；悸者，加桂枝五分；小便不利者，加茯苓五分；腹中痛者，加附子一枚，炮令坼；泄利下重者，先以水五升，煮薤白三升，煮取三升，去滓，以散三方寸匕，内汤中，煮取一升半，分温再服。

【功用】疏散气机，透达郁阳。

【主治】

少阴病，四逆，其人或咳，或悸，或小便不利，或腹中痛，或泄利下重者，四逆散主之。（318）

【方解】

四逆散用药四味，柴胡解郁行气，和畅气机，透达郁阳；枳实行气散结；芍药和血利阴；甘草缓急和中。合而成方，使气机调畅，郁阳得伸而四逆可除。在或然症中，若咳者加五味子、干姜以温肺敛肺；若兼有寒气上逆凌心则见心悸，加桂枝温通心阳；若水气不化而见小便不利，则加茯苓淡渗利水；兼阳虚中寒腹中痛，加附子温阳暖土散寒止痛；气机阻滞见泄利下重则加薤白通阳行气。

【名家临证要点】

本方实有疏肝理脾、和营消满之功效，是临床常用之方。陈瑞春教授认为，四逆散可加疏肝药、行气药、化痰药、软坚药、清热药等同用，亦可与小陷胸汤、良附丸、左金丸、小柴胡汤、金铃子散、六君子汤等合用，临床上凡与肝的脏腑、经络有关的病变，诸如胃脘痛、肋间神经痛、便秘、慢性肠炎、腹痛、肝硬化等均可以本方加味运用。

摘自：陈瑞春．经方临床运用举隅［J］．江西中医药，2001，32（1）：2-3

桂枝汤

【组成】桂枝三两（去皮） 芍药三两 甘草二两（炙） 生姜三两（切）

大枣十二枚（擘）

【用法】上五味，哎咀三味，以水七升，微火煮取三升，去滓，适寒温，服一升。服已须臾，啜稀粥一升余，以助药力。温覆令一时许，遍身絷絷，微似有汗者益佳，不可令如水流漓，病必不除。若一服汗出病差，停后服，不必尽剂。若不汗，更服依前法；又不汗，后服小促其间，半日许，令三服尽。若病重者，一日一夜服，周时观之。服一剂尽，病证犹在者，更作服。若汗不出，乃服至二三剂。禁生冷、黏滑、肉面、五辛、酒酪、臭恶等物。

【功用】解肌祛风，调和营卫。

【主治】

1. 太阳中风，阳浮而阴弱。阳浮者，热自发，阴弱者，汗自出。啬啬恶寒，淅淅恶风，翕翕发热，鼻鸣干呕者，桂枝汤主之。（12）

2. 太阳病，头痛，发热，汗出，恶风，桂枝汤主之。（13）

3. 太阳病，下之后，其气上冲者，可与桂枝汤。方用前法。若不上冲者，不得与之。（15）

4. 太阳病，初服桂枝汤，反烦不解者，先刺风池、风府，却与桂枝汤则愈。（24）

5. 太阳病，外证未解，脉浮弱者，当以汗解，宜桂枝汤。（42）

6. 太阳病，外证未解，不可下也，下之为逆，欲解外者，宜桂枝汤。（44）

7. 太阳病，先发汗不解，而复下之，脉浮者不愈，浮为在外，而反下之，故令不愈。今脉浮，故在外，当须解外则愈，宜桂枝汤。（45）

8. 病常自汗出者，此为荣气和，荣气和者，外不谐，以卫气不共荣气和谐故尔。以荣行脉中，卫行脉外。复发其汗，荣卫和则愈。宜桂枝汤。（53）

9. 病人脏无他病，时发热，自汗出，而不愈者，此卫气不和也。先其时发汗则愈，宜桂枝汤。(54)

10. 伤寒不大便六七日，头痛有热者，与承气汤。其小便清者，知不在里，仍在表也，当须发汗。若头痛者，必衄。宜桂枝汤。(56)

11. 伤寒，发汗已解，半日许复烦，脉浮数者，可更发汗，宜桂枝汤。(57)

12. 太阳病，发热汗出者，此为荣弱卫强，故使汗出，欲救邪风者，宜桂枝汤。(95)

13. 阳明病，脉迟，汗出多，微恶寒者，表未解也，可发汗，宜桂枝汤。(234)

14. 病人烦热，汗出则解，又如疟状。日晡所发热者，属阳明也。脉实者，宜下之；脉浮虚者，宜发汗。下之与大承气汤，发汗宜桂枝汤。(240)

15. 太阴病，脉浮者，可发汗，宜桂枝汤。(276)

16. 下利腹胀满，身体疼痛者，先温其里，乃攻其表。温里宜四逆汤，攻表宜桂枝汤。(372)

17. 吐利止，而身痛不休者，当消息和解其外，宜桂枝汤小和之。(387)

18. 下利，腹胀满，身体疼痛者，先温其里，乃攻其表。温里宜四逆汤，攻表宜桂枝汤。(《金匮要略》，第十七，36)

19. 师曰：妇人得平脉，阴脉小弱，其人渴，不能食，无寒热，名妊娠，桂枝汤主之。(《金匮要略》，第二十，1)

20. 产后风，续之数十日不解，头微痛，恶寒，时时有热，心下闷，干呕汗出。虽久，阳旦证续在耳，可与阳旦汤。即桂枝汤方，见下利中。(《金匮要略》，第二十一，8)

【方解】

本方功效解肌发表、调和营卫，为治疗营卫不和诸证的代表方。方中桂枝辛温，解肌祛风以治卫强；芍药酸苦而凉，敛阴和营以疗营弱。桂芍等量相配，共收调和营卫之功。生姜辛散，以助桂枝疏解卫分之邪；大枣味甘，以助芍药顾护营阴。甘草调和诸药，与桂枝生姜相合，辛甘发散卫阳；与芍药大枣相合，酸甘化生营阴。同时甘草又有补中益气的作用，起到扶正祛邪，顾护胃气的作用。

【名家临证要点】

刘渡舟《伤寒论十四讲》"应当指出，仲景先抛出桂枝汤并非偶然之举，而是用以说明治病的原则在于调和阴阳，桂枝汤滋阴和阳，故为群方之首——它的特点是以调和中焦脾胃阴阳为主，故可以调节气血、营卫等的不和"。桂枝汤可和脾胃、调阴阳、温中补虚、滋壮气血。

陈瑞春教授认为桂枝汤内可健运脾胃，外可调和营卫，既温在里之寒，又散在表之寒，其妙者温而不燥，平淡之中有奇功。如治腹泻，若腹痛泻剧，可加白术、茯苓；泄泻不甚则加神曲、木香，兼呕加陈皮、半夏。如此加减化裁，其效优于藿香正气散。

小陷胸汤

【组成】黄连一两　半夏半升（洗）　瓜蒌实大者一枚

【用法】上三味，以水六升，先煮瓜蒌，取三升，去滓，内诸药，煮取二升，去滓，分温三服。

【功用】清热涤痰开结。

【主治】

小结胸病，正在心下，按之则痛，脉浮滑者，小陷胸汤主之。（138）

【方解】

小陷胸汤由黄连、半夏、瓜蒌三味药组成。黄连苦寒,清泄心下之热结;半夏辛温,化痰涤饮,消痞散结;瓜蒌实甘寒滑润,既能助黄连清热泻火,又能助半夏化痰开结,同时还有润便导下的作用。三药合用,使本方具有辛开苦降、清热涤痰开结的功效。方中黄连味苦能泄,半夏辛散主降气,瓜蒌实润肠通便,共同形成痰热下趋之势,所以《伤寒杂病论》有服小陷胸汤,"微解下黄涎即愈"的说法。

【名家临证要点】

本方以心下不适,按压时有疼痛感,呕恶,吐黄痰,脉浮滑,舌红苔黄厚等为辨证要点。刘渡舟教授认为:①瓜蒌实在本方起主要作用,其量宜大,并且先煎;②服本方后,大便泻下黄色黏涎,乃是痰涎下出的现象;③本方可用于治疗胃炎、消化性溃疡等属痰热凝结者,常与温胆汤合用。若兼见少阳证胸胁苦满者,可与四逆散、小柴胡汤等合方,效如桴鼓。

小柴胡汤

【组成】 柴胡半斤　黄芩三两　人参三两　半夏半升(洗)　甘草(炙)生姜各三两(切)　大枣十二枚(擘)

【用法】 上七味,以水一斗二升,煮取六升,去滓,再煎取三升,温服一升,日三服。若胸中烦而不呕者,去半夏、人参,加瓜蒌实一枚;若渴,去半夏,加人参合前成四两半,栝楼根四两;若腹中痛者,去黄芩,加芍药三两;若胁下痞硬,去大枣,加牡蛎四两;若心下悸,小便不利者,去黄芩,加茯苓四两;若不渴,外有微热者,去人参,加桂枝三两,温覆微汗愈;若欬者,去人参、大枣、生姜,加五味子半升、干姜二两。

【功用】和解少阳，开郁利枢。

【主治】

1. 太阳病，十日以去，脉浮细而嗜卧者，外已解也，设胸满胁痛者，与小柴胡汤；脉但浮者，与麻黄汤。(37)

2. 伤寒五六日，中风，往来寒热，胸胁苦满，嘿嘿不欲饮食，心烦喜呕。或胸中烦而不呕，或渴，或腹中痛，或胁下痞硬，或心下悸、小便不利，或不渴、身有微热，或欬者，小柴胡汤主之。(96)

3. 血弱气尽，腠理开，邪气因入，与正气相搏，结于胁下，正邪分争，往来寒热，休作有时，嘿嘿不欲饮食，脏腑相连，其痛必下，邪高痛下，故使呕也，小柴胡汤主之。(97)

4. 伤寒四五日，身热、恶风、颈项强、胁下满、手足温而渴者，小柴胡汤主之。(99)

5. 伤寒，阳脉涩，阴脉弦，法当腹中急痛，先与小建中汤，不差者，与小柴胡汤主之。(100)

6. 伤寒中风，有柴胡证，但见一证便是，不必悉具。凡柴胡汤病证而下之，若柴胡证不罢者，复与柴胡汤，必蒸蒸而振，却复发热汗出而解。(101)

7. 太阳病，过经十余日，反二三下之。后四五日，柴胡证仍在者，先与小柴胡。呕不止、心下急（一云呕止小安）、郁郁微烦者，为未解也，与大柴胡汤下之则愈。(103)

8. 妇人中风，七八日续得寒热，发作有时，经水适断者，此为热入血室，其血必结，故使如疟状，发作有时，小柴胡汤主之。(144；《金匮要略》，第二十二，1)

9. 伤寒五六日，头汗出、微恶寒、手足冷、心下满、口不欲食、大便硬、脉细者，此为阳微结，必有表，复有里也。脉沉，亦在里也。汗出，为阳微；假令纯阴结，不得复有外证，悉入在里，此为半在里半在外也。脉虽沉紧，不得为少阴病。所以然者，阴不得有汗，今头汗出，故知非少阴也，可与小柴胡汤；设不了了者，得屎而解。(148)

10. 伤寒五六日，呕而发热者，柴胡汤证具，而以他药下之，柴胡证仍在者，复与柴胡汤。此虽已下之，不为逆，必蒸蒸而振，却发热汗出而解。若心下满而硬痛者，此为结胸也，大陷胸汤主之。但满而不痛者，此为痞，柴胡不中与之，宜半夏泻心汤。(149)

11. 阳明病，发潮热，大便溏，小便自可，胸胁满不去者，与小柴胡汤。(229)

12. 阳明病，胁下硬满，不大便，而呕，舌上白胎者，可与小柴胡汤，上焦得通，津液得下，胃气因和，身濈然汗出而解。(230)

13. 阳明中风，脉弦浮大，而短气，腹都满，胁下及心痛，久按之，气不通，鼻干，不得汗，嗜卧，一身及目悉黄，小便难，有潮热，时时哕，耳前后肿。刺之小差，外不解，病过十日，脉续浮者，与小柴胡汤。(231)

14. 本太阳病，不解，转入少阳者，胁下硬满，干呕不能食，往来寒热，尚未吐下，脉沉紧者，与小柴胡汤。(266)

15. 呕而发热者，小柴胡汤主之。(379；《金匮要略》，第十七，15)

16. 得病六七日，脉迟浮弱，恶风寒，手足温，医二三下之，不能食，而胁下满痛，面目及身黄，颈项强，小便难者，与柴胡汤，后必下重。本渴饮水而呕者，柴胡汤不中与也，食谷者哕。

伤寒差以后，更发热，小柴胡汤主之。脉浮者，以汗解之，脉沉实者，以下解之。(394)

17. 诸黄，腹痛而呕者，宜柴胡汤。必小柴胡汤。(《金匮要略》，第十五，21)

18. 产妇郁冒，其脉微弱，不能食，大便反坚，但头汗出。所以然者，血虚而厥，厥而必冒，冒家欲解，必大汗出。以血虚下厥，孤阳上出，故头汗出。所以产妇喜汗出者，亡阴血虚，阳气独盛，故当汗出，阴阳乃复。大便坚，呕不能食，小柴胡汤主之。(《金匮要略》，第二十一，2)

【方解】

本方为少阳枢机之剂，乃仲景开郁利气之首方。其药物组成可分为三组：一组柴胡配黄芩。柴胡微苦寒，感一阳春升之气而生，能直入少阳，升足少阳之清气，既解少阳经中之邪，又能疏利肝胆气机而推动六腑之气，具有推陈致新的作用，黄芩苦寒，善于清泄少阳胆腑火热。柴芩相配，一升一降，经腑同治，能使少阳气郁得达，火郁得发，郁开气活，则枢机自利。二是生姜配半夏，既能和胃止呕，又因为姜、夏味辛能散，有助于柴胡疏解少阳之郁滞。三是人参、大枣与甘草相配，味甘补中，一方面能鼓舞胃气以助少阳枢转之力，另一方面还能预补脾胃之气，以杜绝少阳邪气内传之路。全方既有祛邪之品，又有扶正之药，集寒热补泻于一体之中，具有升达少阳生气，疏解肝胆气郁的作用，能开郁调气而利升降出入之枢。枢转气活，则内外上下，表里阴阳之气得以通达和利，气血津液随之周流而布达于身体各部，从而气机调畅，脏腑安和。

摘自：刘渡舟．经方临证指南［M］．天津：天津科学技术出版社，1993：89.

【名家临证要点】

小柴胡汤以利肝胆枢机为能事，故凡肝胆气机不疏之证，如呕吐、胃脘痛、便秘、胁痛、黄疸等皆可据症使用。

仲景凡用小柴胡汤治疗范围包括以下几个方面：①少阳病，往来寒热，胸胁苦满，默默不欲饮食，心烦喜呕及口苦，咽干，目眩等；②少阳病兼太阳表证；③少阳病兼阳明里证；④少阳病兼脾家气血不和；⑤厥阴病外出少阳；⑥阳微结证；⑦伤寒解后，更发热或胸满胁痛；⑧热入血室证；⑨黄疸病，腹痛而呕吐；⑩外感热病，呕而发热者；⑪妇人产后郁冒证。

可见，小柴胡汤治疗范围之广，是任何方剂不能比拟的。临床医家，若能领悟少阳为枢之奥义，掌握小柴胡汤解郁利枢的作用，反复实践，逐渐体会，即可以执柴胡剂而治百病，起沉疴，去顽疾。因此说，小柴胡汤擅开肝胆之郁，故能推动气机而使六腑通畅，五脏安和，阴阳平衡，气血谐和，其功甚捷，而其治又甚妙。无麻桂而能发汗，无硝黄而能通便，无苓术而能利水，无常山、草果而能治疟。所谓不迹其形而独治其因，郁开气活，其病可愈。

摘自：刘渡舟. 经方临证指南［M］. 天津：天津科学技术出版社，1993：89.

大柴胡汤

【组成】柴胡半斤　黄芩三两　芍药三两　半夏半升（洗）　生姜五两（切）　枳实四枚（炙）　大枣十二枚（擘）

【用法】上七味，以水一斗二升，煮取六升，去滓，再煎，温服一升，日三服。一方加大黄二两。若不加，恐不为大柴胡汤。

【功用】和解少阳，通下里实。

【主治】

1. 太阳病，过经十余日，反二三下之，后四五日，柴胡证仍在者，先与小柴胡汤。呕不止，心下急，郁郁微烦者，为未解也，与大柴胡汤，下之则愈。（103）

2. 伤寒十余日，热结在里，复往来寒热者，与大柴胡汤。（136）

3. 伤寒发热，汗出不解，心中痞硬，呕吐而下利者，大柴胡汤主之。（165）

4. 按之心下满痛者，此为实也，当下之，宜大柴胡汤。（《金匮要

略》，第十，12)

【方解】

本方由小柴胡汤去人参、甘草加大黄、枳实、芍药而成。大黄配枳实，已具承气之功，以泻阳明实热；芍药配大黄，酸苦涌泄为阴，又能于土中伐木，平肝胆之火逆；枳实配芍药，为枳实芍药散，能破气和血。最妙之处在于重用生姜，既能和胃止呕，又能以其辛散上行之性牵制大黄峻猛速下之力，所以具有载药上行以和胃气的作用。诸药配合，共奏和解少阳、通下里实之功，实为少阳阳明双解之剂。

【名家临证要点】

大柴胡汤，为仲景群方中开郁泄火之第一方。既能开肝胆之郁，又能下阳明之实，既治气分，又调血分。仲景用大柴胡汤治疗"呕不止，心下急，郁郁微烦者""热结在里，复往来寒热者""心中痞硬，呕吐而下利者""按之心下满痛者"等病证，当有口苦、舌红苔黄、脉弦等症伴随。

刘渡舟教授常用本方来治疗属于肝胆脾胃不和、气血凝滞不利所致的多种急腹症（如急性胆囊炎、胆石症、急性胰腺炎、溃疡病穿孔、急性阑尾炎、慢性阑尾炎急性发作等）。凡属于气火交郁的实性病变，其腹胀或腹痛往往都比较急迫剧烈，均可用大柴胡汤治疗，尤其是疼痛偏于胁腹两侧者，疗效更佳。

生姜泻心汤

【组成】生姜四两（切）　甘草三两（炙）　人参三两　干姜一两　黄芩三两　半夏半升（洗）　黄连一两　大枣十二枚（擘）

【用法】上八味，以水一斗，煮取六升，去滓，再煎取三升。温服一升，日三服。

【功用】消食和胃，散水消痞。

【主治】

伤寒汗出解之后，胃中不和，心下痞硬，干噫食臭，胁下有水气，腹中雷鸣下利者，生姜泻心汤主之。(157)

【方解】

本方为半夏泻心汤减干姜二两，加生姜四两而成。方中重用生姜为君，以开胃气，辟秽浊，散水气；生姜气薄，走而不守，干姜气厚，守而不走，二者合用既能宣散水气，又能温补中州。半夏、黄芩、黄连辛开苦降，可以帮助生姜调和胃气；参、草、枣甘以补中，可以配合干姜温脾补虚。诸药合用，脾升胃降，水气因散，其痞自消。

【名家临证要点】

本方为"胃中不和、胁下有水气"之"水气痞"而设。重用生姜四两，以消水散饮。水气可停留于胁下，临床可见胁下胀满或疼痛等症。此外，水气的临床表现还有小便不利、下肢浮肿等。因而，临床上凡见有心下痞、嗳气、下利、腹中鸣响、胁下疼痛，或下肢浮肿、小便不利者，服用本方多有良效。如果水气为患较甚，可酌加茯苓，以增强健脾利水的作用，疗效更佳。

本方的辨证要点为胁下有水气，临床表现当为胁下疼痛及腹中肠鸣。刘渡舟教授在使用本方时通常加茯苓以健脾利水。

黄连汤

【组成】黄连三两　甘草三两（炙）　干姜三两　桂枝三两（去皮）　人参二两　半夏半升（洗）　大枣十二枚（擘）

【用法】上七味，以水一斗，煮取六升；去滓，温服，昼三夜二。

【功用】清上温下，和胃降逆。

【主治】

伤寒，胸中有热，胃中有邪气，腹中痛，欲呕吐者，黄连汤主之。(173)

【方解】

本方由半夏泻心汤去黄芩加桂枝而成，方中黄连清在上之热，干姜温在下之寒；半夏和胃降逆止呕；桂枝辛散，交通上下寒热阴阳；参、草、枣，益胃和中，培护正气。诸药合用共奏调和脾胃，止呕止痛之功。

【名家临证要点】

本方由半夏泻心汤去黄芩加桂枝而成。半夏泻心汤治疗寒热杂糅，痞于心下，中夹痰气而以呕吐为主，故方中姜、夏、芩、连并用，借助辛开苦降以消心下寒热之痞；黄连汤治寒热之邪分踞于上下，症以腹中痛、欲呕吐为主，故重用黄连清胸胃之热以坚胃阴，妙在加桂枝下气降冲、宣通上下以温寒邪。

此外，本方只煎一次，不必去滓重煎，有别于半夏泻心汤等类方，是取轻清的寒热之气，以分走上下，而不取其重浊之辛苦味，以开泄痞满。服法为"昼三夜二"，要少量频服，可免药后呕吐，利于提高疗效。

旋覆代赭汤

【组成】旋覆花三两　人参二两　生姜五两　代赭石一两　甘草三两（炙）　半夏半升（洗）　大枣十二枚（擘）

【用法】上七味，以水一斗，煮取六升，去滓，再煎取三升。温服一升，日三服。

【功用】和胃降逆，化痰下气。

【主治】

伤寒发汗、若吐、若下，解后，心下痞硬，噫气不除者，旋覆代赭汤主之。(161)

【方解】

本方为治痰气痞之方，方中旋覆花下气消痰，软坚散结消痞；代赭石重镇降逆，二药共用，降气消痰，和胃降逆之功更巨。再佐以半夏、生姜化痰散结消痞，参、枣、草健脾补虚。诸药合用，共奏补脾益胃，降逆化痰之功。

【名家临证要点】

本方为治疗痰气痞之方。以旋覆花为主，旋覆花能升能降，既能疏肝利肺，又能消散凝结之痰气，特别适用于妇女因情绪波动而引起的肝胃失和病变。

桂枝人参汤

【组成】桂枝四两（别切）　甘草四两（炙）　白术三两　人参三两　干姜三两

【用法】上五味，以水九升，先煮四味，取五升；内桂，更煮取三升，去滓，温服一升，日再夜一服。

【功用】温中解表。

【主治】

太阳病，外证未除而数下之，遂协热而利，利下不止，心下痞硬、表里不解者，桂枝人参汤主之。(163)

【方解】

本方由理中汤加桂枝而成。方中人参、干姜、白术、甘草为理中汤之义，可温中补虚，除湿止利；桂枝辛温发散，既可解表，又可助理中汤散寒。诸药合用共奏温中解表，表里同治之功。

【名家临证要点】

桂枝人参汤由理中汤加桂枝而成，其病机为脾阳不足兼风寒表邪，表里俱寒；且里重于表。当有恶寒发热、胃脘痞硬、下利稀溏、腹痛喜温喜按、手足不温、舌淡苔白、脉浮而迟等症状。"心下痞硬"为人参证。

麦门冬汤

【组成】麦门冬七升　半夏一升　人参三两　甘草二两　粳米三合　大枣十二枚

【用法】上六味，以水一斗二升，煮取六升，温服一升，日三夜一服。

【功用】清养肺胃，止逆下气。

【主治】

火逆上气，咽喉不利，止逆下气，麦门冬汤主之。（《金匮要略》，第七，10）

【方解】

方中重用麦冬为君，甘寒清润，既养肺胃之阴，又清肺胃虚热。人参益气生津为臣。佐以甘草、粳米、大枣益气养胃，合人参益胃生津，胃津充足，自能上归于肺，此正"培土生金"之法。肺胃阴虚，虚火上炎，不仅气机逆上，而且进一步灼津为涎，故又佐以半夏降逆下气，化其痰涎，虽属温燥之品，但用量很轻，与大剂麦门冬配伍，则其燥性减而降逆之用存，且能开胃行津以润肺，又使麦门冬滋而不腻，相反相成。甘草并能润肺利咽，调和诸药，兼作使药。

【名家临证要点】

对于胃阴不足，胃脘灼热而痛，口干呕逆者，亦可用本方加减。治胃及十二指肠溃疡、慢性萎缩性胃炎，属胃阴不足，气逆呕吐者。

橘皮竹茹汤

【组成】橘皮二升　竹茹二升　大枣三十枚　生姜半斤　甘草五两　人参一两

【用法】上六味，以水一斗，煮取三升，温服一升。日三服。

【功用】降逆止呕，益气清热。

【主治】

哕逆者，橘皮竹茹汤主之。（《金匮要略》，第十七，23）

【方解】

本方为呃逆气虚有热的治疗主方。方中橘皮辛苦温，行气和胃以止呃；竹茹甘寒，清热安胃以止呕，二药相合，既能降逆止呕，又可清热安胃，共为君药。生姜为呕家圣药，助君药和胃降逆止呕；人参益气补中，与橘皮相合，使行中有补，同为臣药。甘草、大枣益气健脾养胃，合人参补中以疗胃虚，甘草又能调和药性，功兼佐药。

本方以甘寒之竹茹与辛温之橘皮、生姜相伍，清而不寒；以益气养胃之人参、大枣、甘草与行气和胃之橘皮相合，则补而不滞。

【名家临证要点】

本方证的主要病机是气虚夹热、胃气上逆，症见呃逆、呃声低微而不连续，并伴见虚烦不安，少气口干，手足心热等热征。现在临床常用于慢性消化道疾病，或治妊娠恶阻、幽门不全梗阻及胃炎等引发的呕吐以及神经性呕吐、腹部手术后呃逆不止，属胃虚夹热之证。

吴茱萸汤

【组成】吴茱萸一升（洗）　人参三两　生姜六两（切）　大枣十二枚（擘）

【用法】上四味，以水七升，煮取二升，去滓，温服七合，日三服。

【功用】温中和胃，降逆止呕。

【主治】

1. 食谷欲呕，属阳明也，吴茱萸汤主之。得汤反剧者，属上焦也。（243）

2. 少阴病，吐利，手足逆冷，烦躁欲死者，吴茱萸汤主之。（309）

3. 干呕，吐涎沫，头痛者，吴茱萸汤主之。（378）

4. 呕而胸满者，茱萸汤主之。（《金匮要略》，第十七，8）

5. 干呕吐涎沫，头痛者，茱萸汤主之。（《金匮要略》，第十七，9）

【方解】

本方中吴茱萸气辛而味苦，气味俱厚而能降，为厥阴寒邪上逆之专药，治呕吐头痛最佳；佐以生姜之辛散，温胃而散饮；合参、枣甘温补中，益气以扶虚。四药相合，共奏温中补虚、暖肝和胃，散饮降逆之功。本方肝胃并治，温补兼行，主以温中降逆，佐以益气护阴。

本方与理中丸均有温中祛寒之功，但理中丸主治脾胃虚寒，侧重于脾虚不化，证以腹痛下利为主；本方主治肝胃虚寒，侧重于胃虚气逆，其证以脘痛呕吐为主。本方能温肝暖胃补中，也可用于治疗少阴虚寒所致的"少阴吐利"及厥阴肝寒上逆所致之头痛。

【名家临证要点】

本方在《伤寒论》中主要用于治疗阳明病"食谷欲呕"；少阴病"吐利，手足厥冷，烦躁欲死"；厥阴病的"干呕吐涎沫，头痛者"。涉及阳明、少阴、厥阴三经病变，但以肝胃虚寒而气逆为其病机核心。审证要点为：呕吐酸水或多涎，舌淡嫩，苔白润或水滑，脉弦或迟而无力。临床上治疗呕吐、胃痛、头痛、呕逆、胁脘胀满等病症属肝胃虚寒、寒饮气逆者。本证往往在夜半子时发作为甚，且伴有寒战。

临证之时，吴茱萸汤常加当归，因当归性温而润，为肝经血分之药，寓有气血兼治、温寒而不耗血之妙。胃脘痛甚者加高良姜、香附；胁脘胀甚者加厚朴、半夏；气窜气逆合用苓桂枣甘汤；头目眩晕、心下逆满者合用苓桂术甘汤等。

大黄黄连泻心汤

【组成】大黄二两　黄连一两

（臣亿等看详：大黄黄连泻心汤，诸本皆二味；又后附子泻心汤，用大黄、黄连、黄芩、附子，恐是前方中亦有黄芩，后但加附子也。故后云附子泻心汤，本云加附子也。）

【用法】上二味，以麻沸汤二升渍之，须臾绞去滓，分温再服。

【功用】泄热消痞。

【主治】

1. 心下痞，按之濡，其脉关上浮者，大黄黄连泻心汤主之。(154)

2. 伤寒大下后复发汗，心下痞、恶寒者，表未解也。不可攻痞，当先解表，表解乃可攻痞；解表宜桂枝汤，攻痞宜大黄黄连泻心汤。(164)

【方解】

大黄、黄连苦寒，寒则清泄邪热，苦则泻心消痞，二药合用，气畅热清痞消。

【名家临证要点】

大黄黄连泻心汤是治疗火热邪气痞结于心下而致"火热痞"的一张名方。本方对于火热邪气引起的出血疗效甚佳。此方亦是唐容川《血证论》中治疗血病的第一张方。不过，唐容川使用的是煎煮方法，其是从《金匮要略·惊悸吐衄下血胸满瘀血病篇》中的"泻心汤"而来。泻心汤的药物组成及剂量与大黄黄连泻心汤都一样，但仲景用煎煮方法，要求顿服，治疗因"心气不足"所致的吐血、衄血，目的在于取其味厚力大而清泄血分之热。而本方不取煎煮而以麻沸汤浸渍，绞汁饮之，主要目的是取药物寒凉之气以清中焦无形之邪热，而不取其苦泄之味以防直走胃肠。如《医宗金鉴》云："观其以滚沸如麻之汤，渍大黄、黄连，须臾绞去滓，仅得其无形之气，不重其有形之味，是取其气味俱薄，不大泻下。虽曰攻痞，而用攻之妙，不可思议也。"

附子泻心汤

【组成】大黄二两　黄连一两　黄芩一两　附子一枚（炮，去皮，破，别煮取汁）

【用法】上四味，切三味，以麻沸汤二升渍之，须臾绞去滓，内附子汁，分温再服。

【功用】泄热消痞，扶阳固表。

【主治】

心下痞，而复恶寒、汗出者，附子泻心汤主之。（155）

【方解】

本方专为热痞而兼阳虚者而设。方中大黄、黄连、黄芩泄热消痞，附子扶阳固表。以麻沸汤渍大黄、黄连、黄芩，以取气之清轻上走以消心下热痞；附子另煮取其辛热厚味以扶阳固表。全方共用，则热痞可消，卫阳得固。

【名家临证要点】

本方由大黄黄连泻心汤加黄芩、炮附子而成。其病机为火热邪气内盛而人体真阳又虚。究其原因，为心下火热邪气更盛（较大黄黄连泻心汤而言），则壮火（邪火）"食气""散气"。邪火不断蚕食人体的"少火"，因而逐渐导致阳气虚衰。阳愈衰则火愈盛，火愈盛则阳愈衰。因火热邪气痞结于中，气机升降失常，故肾水不上滋心火，心火不下温肾水，造成上热下寒之证。加黄芩清泄痞结于中之邪热，附子扶阳固表。本方的煎煮方法为：以麻沸汤渍寒药，别煮附子取汁。

芍药甘草汤

【组成】芍药　甘草（炙）各四两

【用法】上二味，以水三升，煮取一升五合，去滓，分温再服。

【功用】酸甘化阴，柔筋缓急。

【主治】

伤寒脉浮，自汗出，小便数，心烦，微恶寒，脚挛急，反与桂枝，欲攻其表，此误也。得之便厥，咽中干，烦躁吐逆者，作甘草干姜汤与之，以复其阳。若厥愈足温者，更作芍药甘草汤与之，其脚即伸；若胃气不和谵语者，少与调胃承气汤；若重发汗，复加烧针者，四逆汤主之。（29）

【方解】

方中芍药酸苦，养血敛阴，柔肝止痛；甘草补中缓急。二药合用，酸甘化阴，滋阴养血，缓急止痛，专治阴虚筋脉失养所致的拘急之证。

【名家临证要点】

本方之药精简不繁，却具有酸甘合化为阴之妙，有柔肝合脾、滋阴养血、缓解筋脉拘急之功，善于治疗血脉不利所致的拘急疼痛。兼见脉弦舌红者，多有良效。以阴血不足，筋脉失养拘急为辨证要点。常用于治疗胃脘痛、腹痛、胁痛、便秘等。

小建中汤

【组成】桂枝三两（去皮） 甘草二两（炙） 大枣十二枚（擘） 芍药六两 生姜三两（切） 胶饴一升

【用法】上六味，以水七升，煮取三升，去滓，内饴，更上微火消解，温服一升，日三服。呕家不可用建中汤，以甜故也。

【功用】温中补虚，调和气血。

【主治】

1. 伤寒，阳脉涩，阴脉弦，法当腹中急痛，先与小建中汤，不差者，小柴胡汤主之。（100）

2. 伤寒二三日，心中悸而烦者，小建中汤主之。（102）

【方解】

小建中汤由桂枝汤倍用芍药加饴糖组成。方中重用饴糖甘温补中，配以甘草、大枣补益脾胃，安奠中州，中气得复则气血生化有源；倍用芍药配甘草、大枣酸甘化阴，以养血和营，缓急止痛；桂枝、生姜温通心脾阳气，与甘草相合，辛甘化阳以温阳养心；诸药协同，共起建中补虚而气血阴阳双补，具平衡阴阳、协调营卫、缓急止痛等多种作用。中气建则邪自解，实有安内攘外之功。但素多湿热之人，不可服本方。因本方为甘温之剂，服之则助湿生热，会加重呕吐。

【名家临证要点】

刘渡舟教授认为，小建中汤是在桂枝汤调和脾胃、调和气血阴阳的基础上，倍用芍药酸甘益阴以柔肝，加用饴糖甘温补中以缓急。故本方在补益脾胃之中兼能平肝胆之气，又能缓解筋脉之拘急。临床用小建中汤不但能治疗由于脾胃虚弱、气血不足、阴阳失调所致的心中悸而烦，腹中急痛等证，还可以治疗由于肝胆气机不利所致的胁痛。即"肝苦急，急食甘以缓之"。此外，治疗因肝胆疾患导致脾气虚弱而见有肝脾证候者，可以先服小建中汤，然后用小柴胡汤去黄芩加芍药则疗效更佳。

仲景用于治疗土虚木乘之腹痛、气血两虚之悸烦、阴阳不和之虚劳发热、营卫不和之虚黄、妇人里急腹痛等病证。审证要点为：腹中时痛、喜温喜按，或虚劳心中悸动、虚烦不宁、面色无华。

甘草干姜汤

【组成】甘草四两（炙）　干姜二两

【用法】上二味，以水三升，煮取一升五合，去滓，分温再服。

【功用】温中复阳。

【主治】

伤寒脉浮，自汗出，小便数，心烦，微恶寒，脚挛急，反与桂枝，欲攻其表，此误也。得之便厥，咽中干，烦躁吐逆者，作甘草干姜汤与之，以复其阳。若厥愈足温者，更作芍药甘草汤与之，其脚即伸；若胃气不和谵语者，少与调胃承气汤；若重发汗，复加烧针者，四逆汤主之。(29)

【方解】

方中甘草补中益气，干姜温中复阳，二药同用，辛甘化阳，使中阳得复，则厥愈足温。炙甘草用量为干姜一倍，意在避免过用干姜升散太过而加重原有之津液不足。

【名家临证要点】

甘草干姜汤的病机以脾阳虚寒为主，证候特点以脉迟、舌淡苔白、不渴为特征。临床多用于寒性胃脘痛、顽固性口中多涎唾、胃中虚冷所致之泛酸等。

调胃承气汤

【组成】大黄四两（去皮，清酒洗）　甘草二两（炙）　芒硝半升

【用法】上三味，以水三升，煮取一升，去滓，内芒硝，更上火微煮令沸，少少温服之（29）；温顿服之（207）。

【功用】泄热和胃，润燥软坚。

【主治】

1. 伤寒脉浮，自汗出，小便数，心烦，微恶寒，脚挛急，反与桂枝，欲攻其表，此误也。得之便厥，咽中干，烦躁吐逆者，作甘草干姜汤与之，以复其阳。若厥愈足温者，更作芍药甘草汤与之，其脚即伸；若胃气不和谵语者，少与调胃承气汤；若重发汗，复加烧针者，四逆汤主之。（29）

2. 发汗后，恶寒者，虚故也；不恶寒，但热者。实也，当和胃气，与调胃承气汤。（70）

3. 太阳病未解，脉阴阳俱停，必先振栗汗出而解。但阳脉微者，先汗出而解；但阴脉微者，下之而解。若欲下之，宜调胃承气汤。（94）

4. 伤寒十三日，过经谵语者，以有热也，当以汤下之。若小便利者，大便当硬，而反下利，脉调和者，知医以丸药下之，非其治也。若自下利者，脉当微厥，今反和者，此为内实也，调胃承气汤主之。（105）

5. 太阳病，过经十余日，心下温温欲吐，而胸中痛，大便反溏，腹微满，郁郁微烦，先此时自极吐下者，与调胃承气汤。若不尔者，不可与。但欲呕，胸中痛，微溏者，此非柴胡汤证，以呕，故知极吐下也。调胃承气汤。（123）

6. 阳明病，不吐不下，心烦者，可与调胃承气汤。（207）

7. 太阳病三日，发汗不解，蒸蒸发热者，属胃也，谓胃承气汤主之。(248)

8. 伤寒吐后，腹胀满者，与调胃承气汤。(249)

【方解】

本方为缓下热结之剂。方中大黄苦寒，攻积导滞，荡涤肠胃，推陈致新，泻热去实。芒硝咸寒辛苦，润燥软坚，泻热导滞。硝黄合用，清胃热，润胃燥，泻热通便。甘草甘缓和中，既可缓硝黄峻下之力，使之作用于胃，又可护胃和中，使燥热之邪去而中州之气不伤。

【名家临证要点】

归纳仲景原文，调胃承气汤证的主治病证为：不恶寒但发热，或蒸蒸发热，谵语（或兼下利），或心烦，或心下温温欲吐而胸中痛，大便反溏，郁郁微烦，腹微满或腹胀满。据此可见，调胃承气汤证的病位主要偏重在胃，而不在肠。

调胃承气汤是针对胃气不和（胃中燥热）而用。"调胃"为其首任，兼可承顺胃肠之气机。调胃承气汤中虽硝、黄并用，但不配伍枳实和厚朴，反而佐用炙甘草，这便使调胃承气汤的泻下之力顿减，而转为调和胃中燥热之邪为首功。柯韵伯《伤寒来苏集》中指出调胃承气汤是："热已入胃，便和其胃，调胃之名以此"，又云："此自用甘草，是和胃之义，此见调胃承气汤是和剂而非下剂也。"吴仪洛《伤寒分经》中云调胃承气汤是"和其津液而止""此亦和法，非下法也"。

临床多用于牙龈肿痛、口舌糜烂、口臭气热、头晕耳鸣、吐血、心烦失眠、烦躁谵语、尿黄热痛，脉见滑数有力，舌苔黄，属胃中燥热有余者。

摘自：裴永清，伤寒论临床应用五十论［M］．北京：学苑出版社，1999：145

小承气汤

【组成】大黄四两　厚朴二两（炙，去皮）　枳实三枚（大者，炙）

【用法】上三味，以水四升，煮取一升二合，去滓，分温二服。初服汤当更衣；不尔者尽饮之。若更衣者，勿服之。

【功用】轻下热结。

【主治】

1. 阳明病，脉迟，虽汗出不恶寒者，其身必重，短气，腹满而喘，有潮热者，此外欲解，可攻里也。手足濈然汗出者，此大便已硬也，大承气汤主之；若汗多，微发热恶寒者，外未解也；（一法与桂枝汤）其热不潮，未可与承气汤；若腹大满不通者，可与小承气汤，微和胃气，勿令至大泄下。(208)

2. 阳明病，潮热、大便微硬者，可与大承气汤；不硬者，不可与之。若不大便六七日，恐有燥屎，欲知之法，少与小承气汤，汤入腹中，转矢气者，此有燥屎也，乃可攻之；若不转矢气者，此但初头硬，后必溏，不可攻之，攻之必胀满不能食也。欲饮水者，与水则哕，其后发热者，必大便复硬而少也，以小承气汤和之；不转矢气者，慎不可攻也。(209)

3. 阳明病，其人多汗，以津液外出，胃中燥，大便必硬，硬则谵语，小承气汤主之。若一服谵语止者，更莫复服。(213)

4. 阳明病，谵语、发潮热、脉滑而疾者，小承气汤主之。因与承气汤一升，腹中转气者，更服一升；若不转气者，勿更与之。明日又不大便，脉反微涩者，里虚也，为难治，不可更与承气汤也。(214)

5. 太阳病，若吐、若下、若发汗后，微烦，小便数、大便因硬者，与小承气汤，和之愈。(250)

6. 得病二三日，脉弱，无太阳柴胡证，烦躁、心下硬；至四五日，虽能食，以小承气汤，少少与，微和之，令小安；至六日，与承气汤一升。若不大便六七日，小便少者，虽不受食（一云不大便）但初头硬，后必溏，未定成硬，攻之必溏；须小便利，屎定硬，乃可攻之，宜大承气汤。(251)

7. 下利谵语者，有燥屎也，宜小承气汤。（374;《金匮要略》，第十七，41）

【方解】

本方为大承气汤减量去芒硝而成，方中大黄泄热通便，为君药；枳实、厚朴行气除满，以助大黄泻下之功。去芒硝者，痞、满、实具而燥不明显也。诸药合用共奏轻下热结之功。

【名家临证要点】

本方适用于阳明腑实轻证，症见痞、满、实俱现，但燥象不显者；现多用于肠道梗阻、胃肠功能紊乱等引起的大便不通等。

大承气汤

【组成】大黄四两（酒洗）　厚朴半斤（炙，去皮）　枳实五枚（炙）　芒硝三合

【用法】上四味，以水一斗，先煮二物，取五升，去滓；内大黄，更煮取二升，去滓；内芒硝，更上微火一两沸，分温再服。得下，余勿服。

【功用】峻下热结。

【主治】

1. 阳明病，脉迟，虽汗出不恶寒者，其身必重，短气，腹满而喘，有潮热者，此外欲解，可攻里也。手足濈然汗出者，此大便已硬也，大承气

汤主之；若汗多，微发热恶寒者，外未解也；（一法与桂枝汤）其热不潮，未可与承气汤；若腹大满不通者，可与小承气汤，微和胃气，勿令至大泄下。(208)

2. 阳明病，潮热、大便微硬者，可与大承气汤；不硬者，不可与之。若不大便六七日，恐有燥屎，欲知之法，少与小承气汤，汤入腹中，转矢气者，此有燥屎也，乃可攻之；若不转矢气者，此但初头硬，后必溏，不可攻之，攻之必胀满不能食也。欲饮水者，与水则哕，其后发热者，必大便复硬而少也，以小承气汤和之；不转矢气者，慎不可攻也。(209)

3. 伤寒若吐、若下后不解，不大便五六日，上至十余日，日晡所发潮热，不恶寒，独语如见鬼状；若剧者，发则不识人，循衣摸床，惕而不安（一云顺衣妄撮怵惕不安），微喘直视，脉弦者生，涩者死。微者，但发热谵语者，大承气汤主之。若一服利，则止后服。(212)

4. 阳明病，谵语、有潮热、反不能食者，胃中必有燥屎五六枚也；若能食者，但硬耳。宜大承气汤下之。(215)

5. 汗（汗一作卧）出谵语者，以有燥屎在胃中，此为风也。须下者，过经乃可下之；下之若早，语言必乱，以表虚里实故也。下之愈，宜大承气汤。(217)

6. 二阳并病，太阳证罢，但发潮热，手足漐漐汗出、大便难而谵语者，下之则愈，宜大承气汤。(220)

7. 阳明病，下之，心中懊憹而烦，胃中有燥屎者，可攻。腹微满，初头硬，后必溏，不可攻之。若有燥屎者，宜大承气汤。(238)

8. 病人烦热，汗出则解；又如疟状，日晡所发热者，属阳明也。脉实者，宜下之；脉浮虚者，宜发汗。下之与大承气汤，发汗宜桂枝汤。(240)

9. 大下后，六七日不大便，烦不解，腹满痛者，此有燥屎也。所以然

者，本有宿食故也，宜大承气汤。(241)

10. 病人小便不利，大便乍难乍易，时有微热，喘冒（一作息）不能卧者，有燥屎也，宜大承气汤。(242)

11. 得病二三日，脉弱，无太阳柴胡证，烦躁、心下硬；至四五日，虽能食，以小承气汤，少少与，微和之，令小安；至六日，与承气汤一升。若不大便六七日，小便少者，虽不受食（一云不大便），但初头硬，后必溏，未定成硬，攻之必溏；须小便利，屎定硬，乃可攻之，宜大承气汤。(251)

12. 伤寒六七日，目中不了了，睛不和，无表里证，大便难，身微热者，此为实也。急下之，宜大承气汤。(252)

13. 阳明病，发热、汗多者，急下之，宜大承气汤。方三十七。(253)

14. 发汗不解，腹满痛者，急下之，宜大承气汤。方三十八。(254)

15. 腹满不减，减不足言，当下之，宜大承气汤。方三十九。(255)

16. 阳明少阳合病，必下利。其脉不负者，为顺也；负者，失也。互相克贼，名为负也。脉滑而数者，有宿食也，当下之，宜大承气汤。(256)

17. 少阴病，得之二三日，口燥咽干者，急下之，宜大承气汤。(320)

18. 少阴病，自利清水，色纯青，心下必痛，口干燥者，可下之，宜大承气汤。(321)

19. 少阴病，六七日，腹胀、不大便者，急下之，宜大承气汤。(322)

20. 痉为病，胸满口噤，卧不着席，脚挛急，必齘齿，可与大承气汤。(《金匮要略》，第二，13)

21. 腹满不减，减不足言，当须下之，宜大承气汤。(《金匮要略》，第十，13)

22. 问曰：人病有宿食，何以别之？师曰：寸口脉浮而大，按之反涩，尺中亦微而涩，故知有宿食，大承气汤主之。(《金匮要略》，第十，21)

23. 脉数而滑者,实也,此有宿食,下之愈,宜大承气汤。(《金匮要略》,第十,22)

24. 下利三部脉皆平,按之心下坚者,急下之,宜大承气汤。(《金匮要略》,第十七,37)

25. 下利,脉迟而滑者,实也,利未欲止,急下之,宜大承气汤。(《金匮要略》,第十七,38)

26. 下利,脉反滑者,当有所去,下乃愈,宜大承气汤。(《金匮要略》,第十七,39)

27. 下利已瘥,至其年月日时复发者,以病不尽故也,当下之,宜大承气汤。(《金匮要略》,第十七,40)

28. 下利,不欲食者,有宿食也,当下之,宜大承气汤。(《金匮要略》,第十,23)

29. 病解能食,七八日更发热者,此为胃实,大承气汤主之。(《金匮要略》,第二十一,3)

30. 产后七八日,无太阳证,少腹坚痛,此恶露不尽。不大便,烦躁发热,切脉微实,再倍发热,日晡时烦躁者不食,食则谵语,至夜即愈,宜大承气汤主之。热在里,结在膀胱也。(《金匮要略》,二十一,7)

【方解】

本方为峻下热结之剂,方中大黄苦寒泄热通便,为君药;芒硝能助大黄泄热,又能软坚润燥,为臣药。厚朴、枳实行气散满,消痞破结,可助大黄芒硝药力下行,用为佐使。诸药共享,共奏峻下热结之功。

【名家临证要点】

本方主治阳明腑实证而见痞满燥实者,现多用于肠道梗阻、急性感染等引起的大便不通、腹满而胀等证属里实热证者。亦可用于热病过程中的高热、神昏等的治疗。本方为泻下峻剂,体虚者慎用。

白头翁汤

【组成】 白头翁二两　黄柏三两　黄连三两　秦皮三两

【用法】 上四味，以水七升，煮取二升，去滓，温服一升；不愈，更服一升。

【功用】 清热燥湿，凉肝止痢。

【主治】

1. 热痢下重者，白头翁汤主之。（371；《金匮要略》，第十七，43）
2. 下利欲饮水者，以有热故也，白头翁汤主之。（373）

【方解】

本方主要用于湿热痢疾。方中白头翁性味苦寒，清肠热，疏肝凉血，乃治疗热毒痢疾之要药。秦皮苦寒兼涩，长于清肝胆湿热、涩肠止痢，与白头翁共奏清热解毒、凉肝止痢之效。黄连、黄柏清热燥湿，尤善清下焦湿热，坚阴厚肠。

由于邪入厥阴，疏泄不利，湿热内蕴，下迫于肠，而见下利。湿热内蕴，气机不畅，因而厥阴下利伴有里急后重。后重既是厥阴热痢的一个重要特征，也是厥阴下利的辨证要点。厥阴肝藏血，热迫血分，湿热壅滞，灼伤阴络，腐败为脓，故便脓血，也是厥阴热痢的又一特征。从下重、便脓血两症来看，厥阴热痢实际包括了现代医学所说的痢疾。治用白头翁汤清热燥湿，凉肝止痢。

【名家临证要点】

白头翁汤为厥阴病热痢口渴下重而设。厥阴热痢，病位在肝。由于厥阴邪气从阳化热，加之肝失疏泄，而致气滞湿聚，热与湿合，则成湿热互蕴之变。其审证要点为：下利后重、便脓血、口渴欲饮。临床上用以治疗菌痢、毒痢、阿米巴痢疾等辨证属厥阴湿热下利之证者。

姚荷生教授认为："本病（即白头翁汤证）因机虽偏于热，但肝为风木之脏，肝风内动，下迫肠间更为突出，其机理为肝藏血而为刚脏，风性劲急而善行，肝风上扰则掉眩不宁而为痉厥，下迫疏泄不畅而为窘迫特甚，不但可以从大便体现有时并可从小便癃闭中得之。"由此可知，姚老认为，肝风夹热而病势下迫者，既可以下迫大肠而并发后阴之热痢，也可下迫膀胱而并发前阴之热淋。

小半夏汤

【组成】半夏一升　生姜半斤

【用法】上二味，以水七升，煮取一升半，分温再服

【功用】和胃止呕，散饮降逆。

【主治】

1. 呕家本渴，渴者为欲解，今反不渴，心下有饮之故也，小半夏汤主之。（《金匮要略》，第十二，28）

2. 黄疸病小便色不变，欲自利，腹满而喘，不可除热，热除必哕，哕者，小半夏汤主之。（《金匮要略》，第十五，20）

3. 诸呕吐，谷不得下者，小半夏汤主之。（《金匮要略》，第十七，12）

【方解】

是方用生半夏降逆止呕，生姜和胃散痞。

【名家临证要点】

小半夏汤为止呕之祖方及主方，原用于痰饮所致的呕吐，现代医家用本方治疗诸多原因引起的呕吐，如梅尼埃病、急慢性胃炎、肝炎、胰腺

炎、尿毒症以及妊娠期呕吐、神经性呕吐等。如呕吐剧烈者，可加生姜汁或旋覆花；兼脾胃虚弱者，可加党参、白术；中焦有寒者，可加干姜、丁香；夹有微热者，可加竹茹、黄连。

小半夏加茯苓汤

【组成】半夏一升　生姜半斤　茯苓三两

【用法】上三味，以水七升，煮取一升五合，分温再服

【功用】和胃止呕，引水下行。

【主治】

1. 卒呕吐，心下痞，膈间有水，眩悸者，小半夏加茯苓汤主之。(《金匮要略》，第十二，30)

2. 先渴后呕，为水停心下，此属饮家，小半夏加茯苓汤主之。(《金匮要略》，第十二，41)

【方解】

是方用生半夏降逆止呕，生姜和胃散痞，加茯苓导水下行，以定眩悸。

【名家临证要点】

本证为支饮之一证。以呕为主症，伴有心下痞满，头目昏眩，心悸。由水停心下，支结膈间所致。本证较小半夏汤证饮停为重，故加茯苓以健脾利水，并可宁心止眩，一举数得。

茯苓泽泻汤

【组成】茯苓半斤　泽泻四两　甘草二两　桂枝二两　白术三两　生姜四两

【用法】上六味，以水一斗，煮取三升，内泽泻，再煮取二升半，温服八合，日三服

【功用】温阳利水，化饮降逆。

【主治】

胃反，吐而渴欲饮水者，茯苓泽泻汤主之。（《金匮要略》，第十七，18）

【方解】

本方是以苓桂术甘汤加泽泻、生姜组成，取仲景"病痰饮者，当以温药和之"之义。苓桂术甘汤是温阳化饮的祖方，通过健脾利水，淡渗利水和通阳化饮而治疗水饮病。本方则在其基础上加用泽泻以增强从小便渗利水湿的作用，增加生姜以止呕吐。

【名家临证要点】

本方功能健脾利水，化饮止呕。主治胃有停饮、中阳不运所致的反复呕吐，渴欲饮水，愈吐愈渴，愈渴愈吐等。现代多用于治疗胃炎、慢性胃肠炎、胃神经官能症、胃窦炎、幽门水肿所致之呕吐、糖尿病性胃轻瘫等符合本方证者。

茵陈蒿汤

【组成】茵陈蒿六两　栀子十四枚（擘）　大黄二两

【用法】上三味，以水一斗二升，先煮茵陈减六升，内二味，煮取三升，去滓，分三服，小便当利，尿如皂角汁状，色正赤，一宿腹减，黄从小便去也。

【功用】清利湿热，利胆退黄。

【主治】

1. 阳明病，发热汗出者，此为热越，不能发黄也。但头汗出，身无

汗，剂颈而还，小便不利，渴饮水浆者，此为瘀热在里，身必发黄，茵陈蒿汤主之。（236）

2. 伤寒七八日，身黄如橘子色，小便不利，腹微满者，茵陈蒿汤主之。（260）

3. 谷疸之为病，寒热不食，食即头眩，心胸不安，久久发黄，为谷疸，茵陈蒿汤主之。（《金匮要略》，第十五，13）

【方解】

本方君以茵陈蒿清热利湿退黄，为疗黄疸要药；臣以栀子清热除烦，利湿退黄，二药合用，使湿热从小便而出；佐大黄活血化瘀，泄热退黄，通利谷道，三药合用使湿热从大小便而解。

【名家临证要点】

茵陈蒿汤是治疗湿热发黄的主方，临床用本方可治疗各种黄疸，特别是肝胆疾患所引起的黄疸。刘渡舟教授应用此方常用加减法如下：若兼胁肋胀满或疼痛者，加柴胡、黄芩；恶心呕吐者，加半夏、生姜；湿毒盛而形剧者，加土茯苓、草河车、凤尾草；两足发热者，加知母、黄柏。

此外，临床应用本方还需注意以下几点：其一，湿热黄疸，其病多缠绵难愈，所以不可操之过急，治疗时务必使湿热邪气尽去方能罢手，否则病情反复，将更加难于治疗。如小便黄赤者，服药后必须以尿色变清为准；大便灰白者，服药后必须以大便转为黄色为准。其二，湿热为患，有的病人周身乏力、疲惫不堪，切勿错认为虚证而妄投补益之品，仍需清热利湿，体力方能逐渐恢复。

栀子豉汤

【组成】栀子十四个（擘）　香豉四合（绵裹）

【用法】上二味，以水四升，先煮栀子，得二升半，内豉，煮取一升半，去滓，分为二服，温进一服，得吐者，止后服。

【功用】清热除烦，宣发郁热。

【主治】

1. 发汗后，水药不得入口为逆，若更发汗，必吐下不止。发汗吐下后，虚烦不得眠，若剧者，必反复颠倒，心中懊憹，栀子豉汤主之。(76)

2. 发汗若下之而烦热，胸中窒者，栀子豉汤主之。(77)

3. 伤寒五六日，大下之后，身热不去，心中结痛者，未欲解也，栀子豉汤主之。(78)

4. 阳明病，脉浮而紧，咽燥口苦，腹满而喘，发热汗出，不恶寒反恶热，身重。若发汗则躁，心愦愦反谵语。若加温针，必怵惕烦躁不得眠。若下之，则胃中空虚，客气动膈，心中懊憹，舌上胎者，栀子豉汤主之。(221)

5. 阳明病，下之，其外有热，手足温，不结胸，心中懊憹，饥不能食，但头汗出者，栀子豉汤主之。(228)

6. 下利后更烦，按之心下濡者，为虚烦也，宜栀子豉汤。(375；《金匮要略》，第十七，44)

【方解】

方中栀子味苦性寒，泄热除烦，降中有宣；香豉体清气寒，升散调中，宣中有降，二药相合，共奏清热除烦之功。

【名家临证要点】

栀子豉汤为"虚烦"火郁证而设。其病机为火热邪气蕴郁，而使胸膈气机阻塞不利。火当清之，郁当发之，故用栀子豉汤清宣郁火。可用于火郁之呕吐、胃痛等。

栀子生姜豉汤

【组成】栀子十四个（擘）　生姜五两　香豉四合（绵裹）

【用法】上三味，以水四升，先煮栀子、生姜，取二升半，内豉，煮取一升半，去滓，分二服，温进一服，得吐者，止后服。

【功用】清宣郁热，降逆止呕。

【主治】

发汗吐下后，虚烦不得眠，若剧者，必反复颠倒，心中懊憹，栀子豉汤主之；若少气者，栀子甘草豉汤主之；若呕者，栀子生姜豉汤主之。(76)

【方解】

栀子苦寒，清透郁热，解郁除烦；香豉气味轻薄，既能解表宣热，载栀子于上，又能和降胃气于中。二药相伍，清中有宣，宣中有降，为清宣胸中郁热，治虚烦懊憹之良方。若在栀子豉汤证上，兼中气不足而短气者，则加炙甘草以益气和中，即为栀子甘草豉汤；若兼热扰于胃而呕吐者，则加生姜以降逆止呕，即为栀子生姜豉汤。应指出的是，以上三方煎法中，皆是香豉后下，取其气味轻薄，更能发挥其轻浮宣散之效。

甘草泻心汤

【组成】甘草四两（炙）　黄芩三两　干姜三两　半夏半升（洗）　大枣十二枚（擘）　黄连一两　人参三两

（臣亿等谨按上生姜泻心汤法，本云理中人参黄芩汤，今详泻心以疗痞。痞气因发阴而生，是半夏、生姜、甘草泻心三方，皆本于理中也，其方必各有人参，今甘草泻心中无者，脱落之也。又按千金并外台秘要治伤寒䘌，用此方，皆有人参，知脱落无疑。）

【用法】上六味，以水一斗，煮取六升，去滓；再煎取三升，温服一升，日三服。

【功用】和胃补中，消痞止利。

【主治】

1. 伤寒中风，医反下之，其人下利，日数十行，谷不化，腹中雷鸣，心下痞硬而满，干呕心烦不得安。医见心下痞，谓病不尽，复下之，其痞益甚。此非结热，但以胃中虚，客气上逆，故使硬也。甘草泻心汤主之。（158）

2. 狐惑之为病，状如伤寒，默默欲眠，目不得闭，卧起不安，蚀于喉为惑，蚀于阴为狐，不欲饮食，恶闻食臭，其面目乍赤、乍黑、乍白。蚀于上部则声喝，甘草泻心汤主之。（《金匮要略》，第三，10）

【方解】

本方亦为半夏泻心汤的变方，由半夏泻心汤加炙甘草二两而成。方中重用炙甘草以温中补脾，佐以人参、大枣，更加其补脾之功；干姜、半夏温中散寒，和胃止呕；芩、连苦寒清胃中邪热。诸药合用，辛开苦降，健脾补虚，共奏补中和胃消痞之功。

甘草泻心汤、半夏泻心汤、生姜泻心汤三者均为治疗心下痞硬的方剂。但半夏泻心汤证以胃气上逆为主，生姜泻心汤证夹有水饮食滞，甘草泻心汤证脾胃虚弱较重。临床应用时，应详加鉴别而用。

【名家临证要点】

本方为治脾胃气虚痞利俱盛而设，现多用于消化道疾病、白塞综合征等辨证为寒热错杂，脾胃虚弱者。如泄泻、痞满、呕吐、呃逆、胃痛、便秘等。

苓桂术甘汤

【组成】茯苓四两　桂枝　白术各三两　甘草二两

【用法】上四味，以水六升，煮取三升，分温三服，小便则利。

【功用】健脾渗湿，通阳利水。

【主治】

1. 伤寒若吐若下后，心下逆满，气上冲胸，起则头眩，脉沉紧，发汗则动经，身为振振摇者，茯苓桂枝白术甘草汤主之。(67)

2. 心下有痰饮，胸胁支满，目眩，苓桂术甘汤主之。(《金匮要略》，第十二，16)

3. 夫短气有微饮，当从小便去之，苓桂术甘汤主之；肾气丸亦主之。(《金匮要略》，第十二，17)

【方解】

本方重用茯苓为君淡渗利水；臣以桂枝辛温通阳，振奋阳气以消饮邪，与君药相合可温阳化饮；并佐白术健脾燥湿，甘草和中益气，两药相伍又能补土制水。四药合用，使中阳复而气化行，脾运健而饮邪去。

【名家临证要点】

苓桂术甘汤为"水气上冲"而设。刘渡舟教授善用本方治疗属于水气上冲的心脏病（包括冠心病，风湿性心脏病等）。水气为病，涉及范围很广，而与肝、胃、肠等脏腑也有密切的关系。如岳美中用此方治疗痰饮之呕吐（幽门痉挛）；周凤梧取此方通阳利水，治疗津液不行之便秘。

五苓散

【组成】猪苓十八铢（去皮）　泽泻一两六铢　白术十八铢　茯苓十八铢

桂枝半两（去皮）

【用法】上五味，捣为散，以白饮和服方寸匕，日三服。多饮暖水者，汗出愈。如法将息（现代用法：改散作汤，水煎二次温服）。

【功用】通阳化气利水，外散风寒。

【主治】

1. 若脉浮，小便不利，微热，消渴者，五苓散主之。(71)

2. 发汗已，脉浮数，烦渴者，五苓散主之。(72)

3. 伤寒，汗出而渴者，五苓散主之。(73)

4. 中风发热，六七日不解而烦，有表里证，渴欲饮水，水入则吐者，名曰水逆，五苓散主之。(74)

5. 本以下之，故心下痞，与泻心汤，痞不解，其人渴而口燥烦，小便不利者，五苓散主之。(156)

6. 假令瘦人，脐下有悸，吐涎沫而癫眩，此水也，五苓散主之。(《金匮要略》，第十二，31)

7. 渴欲饮水，水入则吐者，名曰水逆，五苓散主之。(《金匮要略》，第十三，5)

8. 脉浮，小便不利，微热消渴者，宜利小便发汗，五苓散主之。(《金匮要略》，第十三，4)

【方解】

五苓散由猪苓、泽泻、白术、茯苓、桂枝组成。制成散剂，取其发散之义。猪苓、茯苓、泽泻，导水下行，通利小便；白术健脾气，助脾运湿；桂枝辛温，通阳化气以行水，并兼以解表。五味合方，外解表邪，内通水腑，助膀胱气化，使水有出路，对于水湿内停而病证偏表者，可加减使用。本方既可用作散剂，也可作汤剂服用。临床应用时须注意在服药期间，应多饮暖水，以助药力，散水邪而行津液。

【名家临证要点】

五苓散原为太阳蓄水证而设。仲景在第 156 条用五苓散治心下痞（又称"水痞"），这一经验值得借鉴。其辨证论治之要点在于小便不利和舌苔水滑，脉沉弦。裴永清教授以五苓散为主，时而加生姜（取茯苓甘草汤之义），治疗这类因水饮内停的"心下痞"证（常被诊断为"慢性胃炎"），收效满意，继以健脾丸善后。

五苓散临床应用相当广泛，略加化裁，或与其他方剂合用，可以用来治疗多种水湿蕴郁的病证。本方加茵陈，名为"茵陈五苓散"，治疗湿邪内郁而小便不利的黄疸证；本方加寒水石、生石膏、滑石，名为"桂苓甘露饮"，治疗湿邪郁而化热的小便不利，烦热而口渴；本方去桂枝，加人参、肉桂，名为"春泽煎"，治疗年高体弱，正气不足，中气虚衰，心功能不全而小便不利者；本方加苍术、附子，名为"苍附五苓散"，治疗素体阳虚，寒湿内生，见腰眼发凉，两足发冷，腰腿酸重，小便不利等证；本方合平胃散，名为"胃苓汤"，治疗平素喜食厚味肥甘，久而湿浊内停，而使胃脘胀满，小便不利。本方加川楝、木通、小茴香，是陈修园治疗疝气的经验方，临床证明，凡疝气而见小便不利，舌苔白滑者，用之甚佳。叶天士曾说"通阳不在温而在利小便"。五苓散通阳而利小便，可谓治湿第一方，临床凡治湿邪为病，宜多从五苓散着眼。裴永清教授用此方治疗水痞。

茵陈五苓散

【组成】 茵陈蒿末　十分　　五苓散　五分　方见痰饮中

【用法】 上二物和，先食饮方寸匕，日三服。

【功用】 泄湿清热退黄。

【主治】

黄疸病，茵陈五苓散主之。(第十五 18)

【方解】

本方为除湿退黄之剂。方中茵陈蒿能清热利湿除黄，五苓散功能化气利水，健脾胜湿。诸药合用，湿热黄疸中湿偏盛者，用之甚效。

【名家临证要点】

本方功能清热利湿退黄，对肝炎等原因引起的黄疸，症见身黄、目黄，小便黄少，色泽鲜明如橘子色，形寒发热，肢体困倦，腹满，食欲不振，苔腻等，辨证属湿热内蕴、湿重于热的阳黄证，均有较好的治疗效果。另，加减化裁后亦可用于其他证型的黄疸。

干姜黄芩黄连人参汤

【组成】干姜　黄芩　黄连　人参各三两

【用法】上四味，以水六升，煮取二升，去滓，分温再服。

【功用】苦寒降泄，辛温通阳。

【主治】

伤寒本自寒下，医复吐下之，寒格，更逆吐下；若食入口即吐，干姜黄芩黄连人参汤主之。(359)

【方解】

本方主治上热下寒之呕吐。古人云："食入口即吐为有火也。"方中用黄芩、黄连苦寒降泄胃热，热轻则胃气得降，干姜辛温通阳以祛下寒，寒祛则脾气得升；辛开苦降，脾胃升降功能得以调整，诸症可除。人参益气补中，助中焦以复转输功能，吐利俱止。

【名家临证要点】

干姜黄芩黄连人参汤治疗上热下寒、寒热格拒多导致的"食入口即吐",这种呕吐俗称"火吐",来势较猛,入口即吐,不能停留。但本方证有别于单纯的火热邪气所致的大黄甘草汤证之呕吐。本方证之呕吐是在"下寒"的基础上产生的,因此发生呕吐的同时往往伴有腹痛下利等下寒症状。

大半夏汤

【组成】 半夏二升（洗完用） 人参三两 白蜜一升

【用法】 上三味,以水一斗二升,和蜜扬之二百四十遍,煮药取升半,温服一升,余分再服。

【功用】 补中降逆。

【主治】

胃反呕吐者,大半夏汤主之。(《金匮要略》,第十七,15)

【方解】

方中重用半夏以开结降逆止呕；人参扶助正气,以补益胃气之虚；白蜜补虚、和胃、润燥,又能减缓半夏辛燥之性。方中温燥化浊与甘润补虚并用,是治疗虚寒胃反病的基本方剂。

本方与小半夏汤均为治疗呕吐的常用方,均以半夏为主药。但本方所治疗之呕吐为胃气虚寒不能腐熟水谷所致胃反呕吐,以朝食暮吐,暮食朝吐为主要症状；而小半夏汤所治疗的呕吐支饮上溢所致之呕吐,其呕吐以频吐清水涎沫而不渴为其特征。

【名家临证要点】

本方为治疗呕吐的常用方,多用于治疗胃气虚寒不能腐熟水谷的各种呕吐,以朝食暮吐、暮食朝吐为主症。临床多用于治疗幽门梗阻、贲门失弛缓、糖尿病胃轻瘫、妊娠恶阻及其他表现有顽固性呕吐的疾病。

黄芩汤

【组成】黄芩三两　芍药二两　甘草二两（炙）　大枣十二枚（擘）

【用法】上四味，以水一斗，煮取三升，去滓，温服一升，日再，夜一服。

【功用】清热止痢。

【主治】

太阳与少阳合病，自下利者，与黄芩汤；若呕者，黄芩加半夏生姜汤主之。（172）

【方解】

本方为"万世治痢之祖方"，方中黄芩清热，芍药敛阴，甘草、大枣益气和中，调补正气。芍药、甘草相配还可以缓急止痛。全方合用，热除阴敛而痢自止。

【名家临证要点】

本方为"万世治痢之祖方"，为太阳与少阳合病之热痢证而设。但仍以邪热郁于少阳为主。少阳胆气郁而不疏，最易横犯胃肠，上逆于胃则呕吐，下迫于肠则下利。少阳疏泄不利，气机不畅，故下利往往伴有大便不爽、下重难通、肛门灼热等症。后世治痢疾名方"芍药汤"即从黄芩汤演化而来。本方的服法为"日再，夜一服"，旨在使药力均匀持久，临床运用之时不可不察。

黄芩加半夏生姜汤

【组成】黄芩三两　甘草二两（炙）　芍药二两　半夏半升　生姜三两

大枣二十枚

【用法】上六味，以水一斗，煮取三升，去滓，温服一升，日再，夜一服。

【功用】清热止痢止呕。

【主治】

1. 太阳与少阳合病，自下利者，与黄芩汤；若呕者，黄芩加半夏生姜汤主之。(172)

2. 干呕而利者，黄芩加半夏生姜汤主之。(《金匮要略》，第十七，11)

【方解】

本方为黄芩汤之加味变方，为治疗干呕与下利并见之方。方中以黄芩汤清热止痢为主，辅以半夏、生姜和胃降逆。

【名家临证要点】

本方为太阳少阳合病的热痢兼呕之证而设。

真武汤

【组成】茯苓　芍药　生姜各三两（切）　白术二两　附子一枚（炮，去皮，破八片）

【用法】上五味，以水八升，煮取三升，去滓，温服七合，日三服。

【功用】温阳利水。

【主治】

1. 太阳病发汗，汗出不解，其人仍发热，心下悸，头眩，身瞤动，振振欲擗地者，真武汤主之。(82)

2. 少阴病，二三日不已，至四五日，腹痛，小便不利，四肢沉重疼

痛，自下利者，此为有水气，其人或咳，或小便利，或下利，或呕者，真武汤主之。(316)

【方解】

真武汤方由炮附子、芍药、茯苓、白术和生姜组成。方中炮附子温振少阴阳气，肾阳复则下焦气化启动，自能蒸腾水邪，使水有所主；白术苦温燥湿，健脾制水，使水有所制；茯苓淡渗利水，佐白术健脾，脾机运转，则水湿下渗；生姜宣散水气，助附子布阳；芍药活血脉、利小便，并兼制姜、附燥烈之性，使水有所去。五味合用，共奏温阳利水之功。

【名家临证要点】

真武汤，又称玄武汤。玄武为北方镇水之神，因本方有扶阳祛寒镇水之功，所以名为真武汤。用于少阴阳虚有寒、水气不化，即"阳虚水泛"证。临床表现有心悸、腹痛、下利、小便不利、四肢沉重疼痛，甚则水肿或咳、喘、呕等。

临床常用此方治疗慢性胃炎、胃下垂、胃及十二指肠溃疡，症见胃脘疼痛，泛恶欲呕，时吐涎沫，畏寒喜暖，手足清冷，脉沉弱，舌淡苔白滑，可以本方加党参、吴茱萸、大枣、砂仁。郭惟一教授用此方治疗脾肾阳虚、寒凝少腹之腹痛。

肾气丸

【组成】 干地黄八两　薯蓣（山药）　山茱萸各四两　泽泻　牡丹皮　茯苓各三两　桂枝　附子（炮）各一两

【用法】 上八味，末之，炼蜜和丸梧子大，酒下十五丸，日再服。

【功用】 化气利水。

【主治】

1. 崔氏八味丸：治脚气上入，少腹不仁。(《金匮要略》，第五)

2. 虚劳腰痛，少腹拘急，小便不利者，八味肾气丸主之。(《金匮要略》，第六，15)

3. 夫短气有微饮，当从小便去之，苓桂术甘汤主之；方见上。肾气丸亦主之。(《金匮要略》，第十二，17)

4. 男子消渴，小便反多，以饮一斗，小便一斗，肾气丸主之。(《金匮要略》，第十三，3)

5. 问曰：妇人病，饮食如故，烦热不得卧而反倚息者，何也？师曰：此名转胞，不得溺也，以胞系了戾，故致此病。但利小便则愈，宜肾气丸主之。(《金匮要略》，第二十二，19)

【方解】

本方功能补肾阴，助肾阳，利水邪。方中附子温阳补火；桂枝温通阳气，二药相合，补肾阳而助气化。干地黄滋阴补肾生精，配伍山茱萸、山药补肝养脾益精，以使阴生阳长。泽泻、茯苓利水渗湿，配桂枝又善温化痰饮；丹皮活血散瘀，伍桂枝可调血分之滞，此三味寓补于泻，可制纯补留邪之患。诸药合用，助阳化气，滋阴生气，补而不滞。

【名家临证要点】

刘炳凡教授用此方治疗呕吐、呃逆之症。概食入反出，受纳无权，为无火之象，症见于胃而根在于肾，归于肾虚气衰。肾阳虚而阻气上冲，故治以温肾纳气佐以重镇降逆。

葛根汤

【组成】葛根四两　麻黄三两（去节）　桂枝二两（去皮）　芍药二两　甘草二两（炙）　生姜三两（切）　大枣十二枚（擘）

【用法】上七味，以水二斗，先煮麻黄、葛根，减二升，去沫，内诸药，煮取三升，去滓，温服一升，覆取微似汗，不须啜粥，余如桂枝汤法将息及禁忌。

【功用】发汗解表，生津舒经。

【主治】

1. 太阳病，项背强几几，无汗恶风，葛根汤主之。(31)

2. 太阳与阳明合病者，必自下利，葛根汤主之。(32)

3. 太阳病，无汗而小便反少，气上冲胸，口噤不得语，欲作刚痓，葛根汤主之。(《金匮要略》，第二，12)

【方解】

葛根汤具有发汗解肌，疏通太阳经脉的作用。方中葛根味甘气凉，能起阴气而生津液，滋筋脉而舒其牵引，故以为君。麻黄和生姜可以开玄府腠理之闭塞，祛风而去汗，故以为臣。寒热具轻，故少佐桂芍同甘枣以和里。葛根汤的轻重介于麻黄汤和桂枝汤之间，为调和表里之剂。葛根汤与麻黄汤专于攻表不同，葛根与桂枝同为解肌和里之药，故有汗无汗，下利不下利皆可用。

【名家临证要点】

李士懋教授取此方温阳散寒，治疗寒邪犯胃之胃痛。

温经汤

【组成】吴茱萸三两　当归二两　川芎二两　芍药二两　人参二两　桂枝二两　阿胶二两　生姜二两　牡丹皮二两（去心）　甘草二两　半夏半升　麦门冬一升（去心）

【用法】上十二味，以水一斗，煮取三升，分温三服。亦主妇人少腹寒，久不受胎，兼取崩中去血，或月水来过多，及至期不来。

【功用】温经散寒、祛瘀养血。

【主治】

问曰：妇人年五十所，病下利，数十日不止，暮即发热，少腹里急，腹满，手掌烦热，唇口干燥，何也？师曰：此病属带下，何以故？曾经半产，瘀血在少腹不去。何以知之？其证唇口干燥，故知之。当以温经汤主之。(《金匮要略》，第二十二，9)

【方解】

方用吴茱萸、桂枝为君，用以温经散寒，通利血脉。当归、川芎活血祛瘀以生新，牡丹皮祛瘀通经并退热，共为臣药。阿胶、麦门冬、芍药滋阴养血，并能止血；人参、甘草补气健脾，又能统血；冲任二脉均与足阳明胃经相通，半夏通降胃气而散结，有助于祛瘀通经；生姜，温胃降逆而散寒，又能助生化，共为佐药。甘草调和诸药，兼为使药。

【名家临证要点】

刘渡舟教授用取温经汤温下和中，治疗呕发下焦之神经性呕吐。

当归四逆汤

【组成】当归三两　桂枝三两（去皮）　芍药三两　细辛三两　甘草二两（炙）　通草二两　大枣二十五枚（擘）

【用法】上七味，以水八升，煮取三升，去滓，温服一升，日三服。

【功用】温经散寒，养血通脉。

【主治】

手足厥寒，脉细欲绝者，当归四逆汤主之。(351)

【方解】

本方证由营血虚弱，寒凝经脉，血行不利所致。素体血虚而又经脉受寒，寒邪凝滞，血行不利，阳气不能达于四肢末端，营血不能充盈血脉，遂呈手足厥寒、脉细欲绝。此手足厥寒只是指掌至腕、踝不温，与四肢厥逆有别。治当温经散寒，养血通脉。本方以桂枝汤去生姜，倍大枣，加当归、通草、细辛组成。方中当归甘温，养血和血；桂枝辛温，温经散寒，温通血脉，为君药。细辛温经散寒，助桂枝温通血脉；白芍养血和营，助当归补益营血，共为臣药。通草通经脉，以畅血行；大枣、甘草，益气健脾养血，共为佐药。重用大枣，既合归、芍以补营血，又防桂枝、细辛燥烈太过，伤及阴血。甘草兼调药性而为使药。全方共奏温经散寒，养血通脉之效。本方的配伍特点是温阳与散寒并用，养血与通脉兼施，温而不燥，补而不滞。

【名家临证要点】

熊魁梧教授取此方养血和营，温中散寒，行气止痛，治疗寒凝经脉之腹痛。

麻黄汤

【组成】麻黄三两（去节）　桂枝二两（去皮）　甘草一两（炙）　杏仁七十个（去皮尖）

【用法】上四味，以水九升，先煮麻黄，减二升，去上沫，内诸药，煮取二升半，去滓，温服八合，覆取微似汗，不须啜粥。余如桂枝法将息。

【功用】辛温发汗，宣肺平喘。

【主治】

1. 太阳病，头痛，发热，身疼，腰痛，骨节疼痛，恶风，无汗而喘者，麻黄汤主之。(35)

2. 太阳与阳明合病，喘而胸满者，不可下，宜麻黄汤。(36)

3. 太阳病，十日以去，脉浮细而嗜卧者，外已解也，设胸满胁痛者，与小柴胡汤；脉但浮者，与麻黄汤。(37)

4. 太阳病，脉浮紧，无汗发热，身疼痛，八九日不解，表证仍在，此当发其汗。服药已微除，其人发烦目瞑，剧者必衄，衄乃解。所以然者，阳气重故也。麻黄汤主之。(46)

5. 脉浮者，病在表，可发汗，宜麻黄汤。(51)

6. 脉浮而数者，可发汗，宜麻黄汤。(52)

7. 伤寒脉浮紧，不发汗，因致衄者，麻黄汤主之。(55)

8. 脉但浮，无余证者，与麻黄汤。若不尿，腹满加哕者，不治。(232)

9. 阳明病，脉浮，无汗而喘者，发汗则愈，宜麻黄汤。(235)

【方解】

本方为发汗峻剂，方中麻黄发汗解表，宣肺平喘；桂枝解肌祛风，助麻黄发汗；杏仁宣肺降气，助麻黄平喘；炙甘草调和诸药，缓麻桂之性，防过汗伤正。

【名家临证要点】

范中林用麻黄汤治疗太阳阳明腹泻。

柴胡加龙骨牡蛎汤

【组成】柴胡四两　龙骨　黄芩　生姜（切）　铅丹　人参　桂枝（去皮）茯苓各一两半　半夏二合半（洗）　大黄二两　牡蛎一两半（熬）　大枣六枚（擘）

【用法】上十二味，以水八升，煮取四升，内大黄，切如棋子，更煮一两沸，去滓，温服一升。本云，柴胡汤，今加龙骨等。

【功用】和解少阳，通阳泄热，重镇安神。

【主治】

伤寒八九日，下之，胸满烦惊，小便不利，谵语，一身尽重，不可转侧者，柴胡加龙骨牡蛎汤主之。(107)

【方解】

柴胡加龙骨牡蛎汤是由小柴胡汤去甘草，加龙骨、牡蛎、桂枝、茯苓、铅丹、大黄而成。因邪入少阳，故以小柴胡汤以和解少阳，宣畅枢机，扶正祛邪。加桂枝通达郁阳；加大黄泄热和胃；加龙骨、牡蛎、铅丹重镇安神；加茯苓淡渗利水，宁心安神；去甘草，免其甘缓留邪。诸药相合，寒温同用，攻补兼施，安内解外，使表里错杂之邪，得以速解。方中铅丹虽能镇惊安神，然而本品有毒，用之宜慎，目前临床本品内服较为少见，若需用之，以少量暂服为妥，若需久服或大量应用，则应以生铁落、磁石等品代用为宜。

【名家临证要点】

柴胡加龙骨牡蛎汤为病入少阳，邪气弥漫，烦惊谵语之证而设。本方和解少阳、通阳泄热、重镇安神。姜春华教授用此方治疗胁痛。黄煌教授用此方治疗慢性胃炎。

旋覆花汤

【组成】旋覆花三两　葱十四茎　新绛少许

【用法】上三味，以水三升，煮取一升，顿服之。

【功用】行气活血，通阳散结。

【主治】

1. 肝着，其人常欲蹈其胸上，先未苦时，但欲饮热，旋覆花汤主之。

(《金匮要略》，第十一，7)

2. 寸口脉弦而大，弦则为减，大则为芤，减则为寒，芤则为虚，虚寒相搏，此名曰革，妇人则半产漏下，旋覆花汤主之。(《金匮要略》，第二十二，11)

【方解】

方中旋覆花微咸性温，舒郁宽胸，善通肝络而行气散结降逆，助以葱十四茎，芳香宣泄开痹，辛温通阳散结，更以少许新绛行血而散瘀。

【名家临证要点】

"肝着"是肝脏受邪而疏泄失职，其经脉气血瘀滞，着而不行所致，证见胸胁部痞闷不舒，甚或胀痛、刺痛。患者性格内向，肝气郁结，不得疏泄，气郁导致血滞，故胁肋疼痛。以手按揉可使气机舒展，气机通利则舒，故喜温按。张仲景以旋覆花汤论治肝着证，此方具有疏肝解郁、活血通络之功，临床加减运用广泛，凡属营气痹塞、经脉瘀阻的内科杂证，均可运用本方治疗。

厚朴生姜半夏甘草人参汤

【组成】厚朴半斤（炙，去皮）　生姜半斤（切）　半夏半升（洗）　甘草二两　人参一两

【用法】上五味，以水一斗，煮取三升，去滓，温服一升，日三服。

【功用】温运健脾，消滞除满。

【主治】

发汗后，腹胀满者，厚朴生姜半夏甘草人参汤主之。(66)

【方解】

厚朴生姜半夏甘草人参汤由厚朴、生姜、半夏、甘草和人参组成。方

中厚朴苦温，善消腹胀，燥湿温运；生姜辛温宣散，走而不守，擅宣阳行阴；半夏燥湿开结，降气化浊；三药合用，辛开苦降，宽中除满。人参、甘草健脾益气以复运化之职。本方为消补兼施，标本同治之剂，方中消滞之厚朴、生姜、半夏的用量远大于培补之人参、甘草的用量，实寓治标宜急，治本宜缓之义。

【名家临证要点】

现代多应用本方治疗吐泻后腹胀满、慢性胃炎、慢性胃肠炎、溃疡病、慢性胃肠功能紊乱等；慢性肝炎、早期肝硬化。以脾虚气滞腹胀者，效果最佳。本方药物用量，厚朴、生姜应大，人参、甘草宜小，反之则胀满难除。半夏之量居中，一般用10g即可。若气虚甚者，可加白术、茯苓，以增强健脾益气之力。若夹湿者，可加苍术、陈皮、茯苓以健脾利湿。

厚朴三物汤

【组成】 厚朴八两　大黄四两　枳实五枚

【用法】 上三味，以水一斗二升，先煮二味，取五升，内大黄，煮取三升，温服一升，以利为度。

【功用】 行气除满。

【主治】

痛而闭者，厚朴三物汤主之。(《金匮要略》，第十，11)

【方解】

方中重用厚朴行气除满，与枳实相配，其效更捷；大黄通便以除积滞。

【名家临证要点】

从组成药味分析，本证除腹痛、便秘以外，当有腹满且胀甚于痛。其病机为气滞不行，实热内结。治宜行气除满，通腑泄热。厚朴三物汤厚朴为君，取其行气导浊，使气机通畅，脾胃运化功能正常。现常用以治疗腑气不通之急腹症。应用厚朴三物汤除因证变通剂量外，还可配伍，如加玄明粉，寓大承气汤之意，散结；加增液汤生津润燥，增水行舟。所治病证，多属急证、重证。因此辨证要准要谨慎，密切观察病人。经临床观察，加味厚朴三物汤对由慢性胃炎、消化性溃疡引起的胃脘胀痛，痛连双胁，嗳气泛酸，属气滞型胃脘痛者，能使气机通畅，瘀热下泄，从而达到制酸，保护胃黏膜，改善局部病灶血液循环，减少炎症渗出，促进炎症和溃疡病灶的吸收和愈合等目的。另外，厚朴、枳实皆有促进肠蠕动作用，像肠套叠引起的肠道化脓性病变应禁用或慎用。

桂枝加芍药汤

【组成】桂枝三两（去皮）　芍药六两　甘草二两（炙）　大枣十二枚（擘）生姜三两（切）

【用法】上五味，以水七升，煮取三升，去滓，温分三服。

【功用】通阳益脾，活血和络。

【主治】

本太阳病，医反下之，因尔腹满时痛者，属太阴也，桂枝加芍药汤主之；大实痛者，桂枝加大黄汤主之。(279)

【方解】

本方由桂枝汤倍用芍药而成，其中桂枝、生姜辛散通络，甘草、大枣健脾益气。四药相伍又有辛甘化阳之意。重用芍药一以与甘草相配缓急止痛，一以增其活血散结之功。诸药合用，共奏其温散和络，缓急止痛，健脾益气之功。

【名家临证要点】

本方主治太阳病误下而致邪陷太阴腹满时痛。现在多用于多种胃病引起的胃痛、痢疾等证属太阴腹痛者。

桂枝加大黄汤

【组成】桂枝三两（去皮）　芍药六两　大黄二两　甘草二两（炙）　大枣十二枚（擘）　生姜三两（切）

【用法】上六味，以水七升，煮取三升，去滓，温服一升，日三服。

【功用】和络止痛，兼通实滞。

【主治】

本太阳病，医反下之，因尔腹满时痛者，属太阴也，桂枝加芍药汤主之；大实痛者，桂枝加大黄汤主之。（279）

【方解】

本方由桂枝加芍药汤再加大黄组成。方中桂枝、生姜辛散通络，甘草、大枣健脾益气。四药相伍又有辛甘化阳之意。重用芍药一以与甘草相配缓急止痛，一以增其活血散结之功。再加大黄一以增强其活血化瘀、通经活络之功；一以导滞通便，去其阻滞气机之源。诸药合用，和络止痛之功强于桂枝加芍药汤，且可通泄实滞。

【名家临证要点】

本方主治太阳误下，邪陷太阴腹大实痛者，其临床应用于桂枝加芍药汤相似，现多用于治疗胃肠炎、胃痛等属太阴证者。

栀子厚朴汤

【组成】栀子十四个（擘）　厚朴四两（炙，去皮）　枳实四枚（水浸，炙令黄）

【用法】上三味，以水三升半，煮取一升半，去滓，分二服，温进一服，得吐者，止后服。

【功用】清热除烦，消痞宽中。

【主治】

伤寒下后，心烦腹满，卧起不安者，栀子厚朴汤主之。(79)

【方解】

栀子厚朴汤，方中栀子苦寒，清热除烦；厚朴苦温，行气除满；枳实苦寒，破结消痞。其取栀子清热除烦，而不用豆豉者，是本证邪热较栀子豉汤为甚，非豆豉之宣透所能及。又因未至阳明腑实，则勿须大黄之攻下，然毕竟已入里及腹，故用厚朴、枳实以利气除满。

【名家临证要点】

栀子厚朴汤具有清宣郁热、利气消满的作用。此方既可被看作是小承气汤的变方，即由小承气汤去大黄加栀子而成；亦可被看作是栀子豉汤与小承气汤合方化裁而成。三者鉴别如下：火郁胸膈、气机不利选用栀子豉汤（栀子、豆豉）；火郁胸膈、迫及脘腹选用栀子厚朴汤（栀子、厚朴、枳实）；热入胃肠、腑实已成选用小承气汤（大黄、厚朴、枳实）。

黄芪建中汤

【组成】桂枝三两（去皮）　甘草二两（炙）　大枣十二枚　芍药六两　生姜三两　胶饴一升　黄芪一两半

【用法】上七味，以水七升，煮取三升，去滓，内饴，更上微火消解。温服一升，日三服。呕家不可用建中汤，以甜故也。气短胸满者，加生姜；腹满者，去枣，加茯苓一两半；及疗肺虚损不足，补气加半夏三两。

【功用】温中补虚。

【主治】

虚劳里急，诸不足，黄芪建中汤主之。(《金匮要略》，第六，14)

【方解】

本方由小建中汤加黄芪而成，主治由小建中汤证发展成脾气虚衰者，故于小建中汤内加甘温之黄芪，健脾补虚，扶助阳气。《金匮要略心典》说："急者缓之必以甘，不足者补之必以温，而充虚塞空，则黄芪尤有专长也。"

【名家临证要点】

本方与小建中汤同属温中补虚之剂，而本方的补益中气之功更强，故《金匮要略》在"虚劳里急"后又加"诸不足"三字。且本方虽气血并补，阴阳并调，但其功偏于温补，在临床上常用于胃脘痛等证属脾胃虚寒，气虚较重者。

小建中汤是在桂枝汤调和脾胃、调和气血阴阳的基础上，倍用芍药酸甘益阴以柔肝，加用饴糖甘温补中以缓急。故本方在补益脾胃之中兼能平肝胆之气，又能缓解筋脉之拘急。临床用小建中汤不但能治疗由于脾胃虚弱、气血不足、阴阳失调所致的心中悸而烦、腹中急痛等证，还可以治疗由于肝胆气机不利所致的胁痛，即"肝苦急，急食甘以缓之"。此外，治疗因肝胆疾患导致脾气虚弱而见有肝脾证候者，可以先服小建中汤，然后用小柴胡汤去黄芩加芍药则疗效更佳。

仲景用于治疗土虚木乘之腹痛、气血两虚之悸烦、阴阳不和之虚劳发热、营卫不和之虚黄、妇人里急腹痛等病证。审证要点为：腹中时痛、喜温喜按或虚劳心中悸动、虚烦不宁、面色无华。

炙甘草汤

【组成】甘草四两（炙）　生姜三两（切）　人参二两　生地黄一斤　桂枝

三两（去皮）　阿胶二两　麦门冬半升（去心）　麻仁半升　大枣三十枚（擘）

【用法】上九味，以清酒七升，水八升，先煮八味，取三升，去滓，纳胶烊消尽，温服一升，日三服。

【功用】通阳复脉，滋阴养血。

【主治】

伤寒脉结代，心动悸，炙甘草汤主之。(177)

【方解】

本方为心阴阳两虚所致的心悸而设。方中炙甘草补中益气，以充气血生化之源。人参、大枣补中气，滋化源；生地、阿胶、麦冬、麻仁滋心阴，养心血，充血脉；桂枝、生姜温心阳，通血脉；清酒温通血脉，行药力。诸药合用，滋而不腻，温而不燥，使气血充足，阴阳调和，则心动悸、脉结代皆得其平。

【名家临证要点】

黄煌教授用此方治疗慢性浅表性胃炎。

葛根黄芩黄连汤

【组成】葛根半斤　甘草二两（炙）　黄芩三两　黄连三两

【用法】上四味，以水八升，先煮葛根减二升，内诸药，煮取二升，去滓，分温再服。

【功用】表里两解，清热止痢。

【主治】

太阳病，桂枝证，医反下之，利遂不止，脉促者，表未解也；喘而汗出者，葛根黄芩黄连汤主之。(34)

【方解】

本方为治疗热痢兼表之方，方中葛根轻清升发，生津止痢，又可透邪。黄芩、黄连清热，厚肠胃，坚阴止痢；炙甘草甘缓和中，调和诸药。四药配伍，清热止痢，坚阴厚肠，兼以透表。

【名家临证要点】

葛根黄芩黄连汤证病机为表里皆热。"协热利"的表现是表证占三分，里证占七分。辨证要点为外有身热，内见下利，大便黏秽，肛门灼热，并伴有口渴、舌红、脉数等。虽为表里双解之剂，但以清里止痢为主。故用于热痢、热性腹泻，不论有无表证，皆可应用。若兼腹痛者，酌加白芍、木香缓急止痛。若兼呕吐，可酌加半夏、陈皮、竹茹以降逆止呕。若湿热下注甚者，可酌情合用白头翁汤或黄芩汤之属。

当归芍药散

【组成】当归三两　芍药一斤　茯苓四两　白术四两　泽泻半斤　川芎半斤（一作三两）

【用法】上六味，杵为散，取方寸匕，酒和，日三服。

【功用】疏肝健脾，活血化瘀，健脾利湿。

【主治】

1. 妇人怀娠，腹中绞痛，当归芍药散主之。(《金匮要略》，第二十，5)

2. 妇人腹中诸疾痛，当归芍药散主之。(《金匮要略》，第二十二，17)

【方解】

方以芍药为君，擅养血柔肝，缓急止痛，又能通血脉，利小便，一药多用，故重用为君。川芎，辛温，善走血海而活血祛瘀；泽泻，甘淡性寒，入肾与膀胱而利水渗湿，二药助君药疏其血郁，利其水邪，以消除血与津液的滞塞，为臣药。当归，辛甘而温，养血活血，合芍药补血以治肝血不足；白术，苦温尚能燥湿，使湿从内化；茯苓，甘淡尚可渗湿。三药共为佐使。

【名家临证要点】

本方两次见于《金匮要略》，一见于《妇人妊娠病篇》，一见于《妇人杂病篇》，具有调和肝脾、活血利湿之效。本方是肝脾同治，血水同调，临床应用颇为广泛。本方调和肝脾，但以调肝为主，故肝经所过之处疾病，如腹痛等皆可考虑用治。

乌头桂枝汤

【组成】 乌头五枚

【用法】 上一味，以蜜二斤。煎减半，去滓，以桂枝汤五合解之，得一升后，初服二合，不知，即服三合，又不知，复加至五合。其知者如醉状。得吐者，为中病。

【功用】 温经散寒，通阳宣痹。

【主治】

寒疝腹中痛，逆冷，手足不仁，若身疼痛，灸刺诸药不能治，抵挡乌头桂枝汤主之。(《金匮要略》，第十，19)

【方解】

方中乌头大辛大热，祛散沉寒；桂枝助阳通络，解肌发表；白芍固腠理和血脉，二者一治卫强，一治营弱，散中有收，发中有补，使表邪得解，营卫调和；生姜辛温，既助桂枝辛散表邪又和胃止呕；大枣益气补中；甘草合桂枝则辛甘化阳以实卫，合白芍则酸甘化阴以和营。

【名家临证要点】

赵守真用此方治疗寒疝腹痛。

干姜附子汤

【组成】干姜一两　附子一枚（生用，去皮，切八片）

【用法】上二味，以水三升，煮取一升，去滓，顿服。

【功用】急救回阳。

【主治】

下之后，复发汗，昼日烦躁不得眠，夜而安静，不呕，不渴，无表证，脉沉微，身无大热者，干姜附子汤主之。(61)

【方解】

本方为四逆汤去甘草而成。方中大辛大热的姜附同用，以救急回阳，俾阳长阴消，阳气归根，则阴气自敛，寒邪自消。附子生用，破阴回阳之力更强。本方煎煮一次，顿服，意使药力集中，回阳效果迅速。

【名家临证要点】

干姜附子汤证的病机为阳虚阴盛。可用于虚寒性胃痛、腹痛、腹泻等。

乌头赤石脂丸

【组成】蜀椒一两　乌头一分（炮）　附子半两（炮）　干姜一两　赤石脂一两

【用法】上五味，末之，蜜丸如桐子大，先食服一丸，日三服。不知，稍加服。

【功用】温阳散寒，峻逐阴邪。

【主治】

心痛彻背，背痛彻心，乌头赤石脂丸主之。(《金匮要略》，第九，9)

【方解】

方中乌头长于起沉寒痼冷，并可使在经的风寒得以疏散；附子长于治在脏的寒湿。乌、附、椒、姜均为大辛大热，协同配伍，逐寒止痛力极强；赤石脂温涩调中，收敛阳气，以免辛热之品，散而无制，使寒去而不伤正，如此则阴邪散，攻冲平，心痛得止。

【名家临证要点】

何任用此方治疗沉寒痼冷之胃痛、腹痛等。

桂枝茯苓丸

【组成】桂枝　茯苓　牡丹（去心）　桃仁（去皮尖，熬）　芍药各等分

【用法】上五味，末之，炼蜜和丸，如兔屎大，每日食前服一丸。不知，加至三丸。

【功用】活血化瘀，缓消癥块。

【主治】

妇人宿有癥病，经断未及三月，而得漏下不止，胎动在脐上者，为癥痼害。妊娠六月动者，前三月经水利时，胎也。下血者，后断三月衃也。所以血不止者，其癥不去故也，当下其癥，桂枝茯苓丸主之。（《金匮要略》，第二十，2）

【方解】

是方桂枝升举阳气，以止漏血之下，茯苓淡渗其小便，使气得分而血行之力衰，牡丹、桃仁、芍药滋阴收血，俱用酸寒，血酸可收，而血凉可止也。蜜炼为丸，以缓治之，为邪癥计，何非为胎计乎？下癥全无猛厉之品，其投鼠忌器之谓乎？明此，则凡有胎而兼患积聚之邪者，可以推用其法也。（《金匮要略方论本义》清·魏荔彤）

【名家临证要点】

此方常用于治疗肝硬化等辅助治疗。

枳术汤

【组成】枳实七枚　白术二两

【用法】上二味，以水五升，煮取三升，分温三服，腹中软，即当散也。

【功用】行气散结，补脾制水。

【主治】

心下坚大如盘，边如旋盘，水饮所作，枳术汤主之。(《金匮要略》，第十四，32)

【方解】

是方枳实苦以降泄，消痞行水，白术补脾气，化水湿，消中兼补，使气行饮化，则心下痞坚得以消散。

【名家临证要点】

本方主治气滞水停之证。脾虚气滞，失于转输，水湿内停。其特征是心下痞满而坚，故应行气消痞为治。本方枳实用量倍于白术，意在以消为主，寓补于消之中。后世张元素从此汤方中化出枳术丸方，将白术用量倍于枳实，以补为主，寓消于补，并改汤为丸，意在缓消，用于脾虚气滞，饮食停聚之证，与本证之水气交阻不同，应当区别。

此方常用于治疗胃下垂、胃肠动力紊乱等胃肠疾患。

下瘀血汤

【组成】大黄二两　桃仁二十枚　䗪虫二十枚（熬，去足）

【用法】上三味，末之，炼蜜和为四丸，以酒一升，煎一丸，取八合，顿服之。新血下如豚肝。

【功用】破血逐瘀。

【主治】

师曰：产妇腹痛，法当以枳实芍药散；假令不愈者，此为腹中有干血着脐下，宜下瘀血汤主之；亦主经水不利。(《金匮要略》，第二十一，6)

【方解】

血之干燥凝着者，非润燥荡涤不能去也，芍药枳实不能治，需用大黄荡逐之。桃仁润燥缓中破经，䗪虫下血，用蜜补不足止痛，和药缓大黄之急，尤为润也。与抵当同类，但少缓而。（明·赵以德《金匮玉函经二注》）

【名家临证要点】

原文中本方主要用治经血不利或经水一月再发，症见瘀血之实证，如慢性肝炎、肝癌术后复发、肝硬化、肝硬化（失代偿期）、顽固性呃逆、肠腹瘀血等。但此为破血之剂，难免有伤正气，且久虚则瘀，故临床可配合补气养血之品同用。

麻黄连翘赤小豆汤

【组成】麻黄二两（去节）　连轺二两（连翘根是）　杏仁四十个（去皮尖）　赤小豆一升　大枣十二枚（擘）　生梓白皮（切）一升　生姜二两（切）　甘草二两（炙）

【用法】上八味，以潦水一斗，先煮麻黄再沸，去上沫，内诸药，煮取三升，去滓，分温三服，半日服尽。

【功用】清热利湿，解表散邪。

【主治】

伤寒瘀热在里，身必黄，麻黄连翘赤小豆汤主之。(262)

【方解】

本方为表里双解之剂，方中麻黄、杏仁、生姜辛散表邪，三味相配，开提肺气以利水湿；连翘、赤小豆、生梓白皮清泄湿热；甘草、大枣调和脾胃。诸药共用，可清泄湿热，表里双解。方用潦水煎煮，取其味薄不助湿之意。

【名家临证要点】

本方主治湿热发黄兼表者，临床用于急性黄疸初起，荨麻疹或其他皮肤瘙痒，脉浮表不解者。

栀子柏皮汤

【组成】肥栀子十五个（擘）　甘草一两（炙）　黄柏二两

【用法】上三味，以水四升，煮取一升半，去滓，分温再服。

【功用】清解里热，泄湿退黄。

【主治】

伤寒身黄发热，栀子柏皮汤主之。(261)

【方解】

本方用于湿热发黄，热重于湿者，方中栀子苦寒清泄三焦之热，为君药；黄柏苦寒清下焦湿热；甘草和中健脾，益气补虚，并可牵制栀子、黄柏苦寒伤胃之弊。共奏清泄里热，兼以祛湿之功。

【名家临证要点】

一般而言，栀子柏皮汤适用于治疗凡湿热黄疸不是表里之证，或用茵陈蒿汤等清热利湿之后，黄疸未尽，而人体正气已损，阴分尚有伏热如见五心烦热等症。

柏叶汤

【组成】柏叶　干姜各三两　艾三把

【用法】上三味，以水五升，取马通汁一升，合煮，取一升，分温再服。

【功用】温中助阳止血。

【主治】

吐血不止者，柏叶汤主之。(《金匮要略》，第十六，14)

【方解】

方中侧柏叶苦涩，微寒，其气清降，能折其上逆之势以收敛止血。干姜辛热，温中止血；艾叶苦辛温，温经止血，二药合用，能振奋阳气以摄血。马通汁能引血下行以止血。全方寒热并用，阴阳互济，相辅相成，而偏于温中，为治疗虚寒性吐血的代表方剂。

马通汁即马粪绞汁，临床多以童便代之。干姜、艾叶用焦艾叶、炮姜炭止血效果更佳。

【名家临证要点】

本方多用于治疗虚寒性的出血证，阴虚火盛迫血妄行者，不可用之。现在多用于上消化道出血，便血等临床辨证属虚寒者。

桃花汤

【组成】赤石脂一斤（一半全用，一半筛末）　干姜一两　粳米一升

【用法】上三味，以水七升，煮米令熟，去滓，温服七合，内赤石脂

末方寸匕，日三服。若一服愈，余勿服。

【功用】温涩固脱。

【主治】

1. 少阴病，下利便脓血者，桃花汤主之。（306；《金匮要略》，第十七，42）

2. 少阴病，二三日至四五日，腹痛，小便不利，下利不止，便脓血者，桃花汤主之。（307）

【方解】

本方为治疗虚寒性下利便脓血的主方。方中重用赤石脂，温中涩肠固脱以止泻痢；干姜温中散寒，与赤石脂相配，温脾涩肠，止血止痢；粳米益胃和中。三药合用，共奏温中散寒，涩肠止痢之功。

【名家临证要点】

桃花汤是专门为治疗少阴虚寒下利，久病入络，由气分深入血分，以致脾肾阳虚，气不摄血的下利便脓血证而设。本证临床特征如下：其一，大便稀溏，滑脱不禁，脓血杂下，但血色晦暗不泽，其气腥冷不臭，无里急后重及肛门灼热感；其二，伴见腹痛绵绵而喜温按；其三，由于久利而伤津液，所以往往小便不利。本方对久利、久泻凡属虚寒滑脱者，均可应用。

鳖甲煎丸

【组成】鳖甲十二分（炙）　乌扇三分（烧）　黄芩三分　柴胡六分　鼠妇三分（熬）　干姜三分　大黄三分　芍药五分　桂枝三分　葶苈一分　石韦三分（去毛）　厚朴三分　牡丹五分（去心）　瞿麦二分　紫葳三分　半夏一分　人参一分　䗪虫五分（熬）　阿胶三分（炙）　蜂窠四分（熬）　赤硝十二分　蜣

螂六分（熬）　桃仁二分

【用法】上二十三味，为末。取锻灶下灰一斗，清酒一斛五斗，浸灰，候酒尽一半，着鳖甲于中，煮令泛烂如胶漆，绞取汁，内诸药，煎为丸，如梧子大，空心服七丸，日三服。

【用法】活血化瘀，软坚散结。

【主治】

病疟，以月一日发，当以十五日愈；设不差，当月尽解；如其不差，当如何？师曰：此结为癥瘕，名曰疟母，急治之，宜鳖甲煎丸。（《金匮要略》，第四，2）

【方解】

鳖甲煎丸攻补兼施，扶正消癥，有破瘀消痞，杀虫治疟的功效，针对疟病反复发作，迁延日久，疟邪假血依痰，聚于胁下，结成痞块而成的疟母。由于癥瘕痰瘀结于胁下，气血运行受阻，而正气又渐衰，抗病能力下降，故方中用鳖甲为主药，消癥块，除寒热；乌扇（射干）、桃仁、丹皮、芍药、紫葳、赤硝、大黄祛瘀通滞；鼠妇、䗪虫、蜂窝、蜣螂消坚杀虫；葶苈、石韦、瞿麦利水道；柴胡、桂枝、半夏、厚朴、黄芩、干姜理气机，调寒热；人参阿胶补养气血；灶下灰，主癥坚瘕积；清酒助行药势，合而成为治疗疟母的主方。

【名家临证要点】

此方用于治疗肝硬化等。

薏苡附子败酱散

【组成】薏苡仁十分　附子二分　败酱五分

【用法】上三味，杵为末，取方寸匕，以水二升，煎减半，顿服。

【功用】排脓消肿。

【主治】

肠痈之为病，其身甲错，腹皮急，按之濡，如肿状，腹无积聚，身无热，脉数，此为腹内有痈脓，薏苡附子败酱主之。(《金匮要略》，第十八，3)

【方解】

本方为治疗肠痈日久伤阳之方。方中薏苡仁性味甘淡寒，清热利湿，排脓消肿，故重用为君；败酱草辛苦寒，泄热解毒，散结排脓，尤善治热毒肠痈。与薏苡仁相配，增强排脓消痈之功，使脓溃结散痈消，是为臣药；又以附子之辛热，以行郁滞之气，既利于消肿排脓，又利于腑气运转；此外因久病损伤阳气，附子还能温助阳气。三药相合，共奏温阳化湿，消痈排脓之功。

【名家临证要点】

本方主治肠痈患者失治误治而致的热毒积聚、肉腐化脓，症见腹部皮肤紧张，按之濡软。而由于肉腐化脓，而营血内耗不能营养皮肤，故还可见到肌肤甲错等症。现在多用之为治疗阑尾炎脓已成的主方，视具体证型而加用活血化瘀、排脓解毒等药。另外，对于溃疡性结肠炎、克罗恩病、胸腔脓肿、肝脓肿等用本方加减治疗，亦每有效验。

大黄牡丹皮汤

【组成】大黄四两　牡丹一两　桃仁五十枚　瓜子半升　芒硝三合

【用法】上五味，以水六升，煮取一升，去滓，内芒硝，再煎沸，顿服之，有脓当下，如无脓，当下血。

【功用】泻热破瘀，散结消肿。

【主治】

肠痈者，少腹肿痞，按之即痛如淋，小便自调，时时发热，自汗出，

复恶寒,其脉迟紧者,脓未成,不可下也,当有血。脉洪数者,脓已成,不可下也,大黄牡丹汤主之。(《金匮要略》,第十八,4)

【方解】

本方为治疗湿热肠痈初期之方。方中大黄苦寒降泄,其泻火解毒,荡涤肠中热毒之力尤强,且能活血化瘀以通滞,最宜于热结瘀滞之内痈;桃仁苦平入血,破血逐瘀,配大黄,使泻热逐瘀、解毒散结中又能通降下行,使瘀热之邪从下而解,共用为君。芒硝清热泻下,软坚散结,协助大黄荡涤实热而泻下;丹皮凉血散瘀,消肿疗痈,助君药活血逐瘀通滞,同为臣药。冬瓜仁清肠中湿热,排脓散结消痈,善治内痈,是为佐药。

全方集苦寒泻下、清热除湿、活血散结三法而成,其中以泻下作用为强,旨在荡涤湿热瘀滞从大便而解。

【名家临证要点】

本方是治疗急性阑尾炎的专方,肠痈未成脓、轻度化脓及阑尾周围脓肿,不论老幼、妊娠期,均可应用。另外,亦常用于肠梗阻、急性胆道感染、胆道蛔虫、胰腺炎、急性盆腔炎、输卵管结扎后感染等辨证属湿热瘀滞者。

本方适用于肠痈脓未成者,若脓已成,不宜用之,当用薏苡附子败酱散。

大黄附子汤

【组成】 大黄三两　附子三枚(炮)　细辛二两

【用法】 上三味,以水五升,煮取二升,分温三服;若强人煮取二升半,分温三服。服后如人行四五里,进一服。

【功用】 温中散寒,通下止痛。

【主治】

胁下偏痛,发热,其脉紧弦,此寒也,以温药下之,宜大黄附子汤。(《金匮要略》,第十,15)

【方解】

方中附子辛热,温里散寒;细辛辛温宣通,散寒止痛,协附子使寒邪宜散;大黄苦寒,荡涤积结,协附子、细辛破结滞之寒邪。三药合用,共奏温中散寒、通下止痛之功。

【名家临证要点】

大黄附子汤为寒实内结之胁腹作痛而设,具有温通止痛作用,所治之证主要为寒凝厥阴、阳气被郁之腰胁少腹疼痛。条文中的"胁下"应该包括腰、胁和小腹,上述部位为足厥阴肝经循行之处。周杨俊谓"寒邪之在中下二焦,非下则实不去,非温则寒不开"。临床凡痼冷积于中下二焦成实,诸如胆道结石、胆囊炎、肠梗阻、细菌性痢疾、慢性肾衰等,加减运用得宜,常获良效。临床运用该方时,还应有面色青白、畏寒、腹痛连及肛尻、大便不畅、舌白脉紧等症凭藉。

附子粳米汤

【组成】附子一枚(炮)　半夏半升　甘草一两　大枣十枚　粳米半升

【用法】上五味,以水八升,煮米熟,汤成,去滓,温服一升,日三服。

【功用】温经散寒,降逆止痛。

【主治】

腹中寒气,雷鸣切痛,胸胁逆满,呕吐,附子粳米汤主之。(《金匮要略》,第十,10)

【方解】

方中附子温下散寒以止腹痛，复用半夏化湿降逆，并止呕吐，更用粳米、甘草、大枣扶助中气，以缓急迫。

【名家临证要点】

本方多用于胃脘疼痛伴痞满呕吐，四肢厥冷，脉细而迟的患者。其具有温中散寒、和胃降逆之功，故该方也可用于妊娠恶阻而见脾胃虚寒者。一般将方中的甘草改为炙甘草，粳米炒后使用，更能增强其温中和胃的功效。临床见病久食少，体力较差，胃气虚弱，脾阳亏损，元气不足者可用附子粳米汤加减。